不安でたまらない人たちへ

やっかいで病的な癖を治す

ジェフリー・M・シュウォーツ

吉田利子＝訳

BRAIN LOCK
by
Jeffrey M. Schwartz, M.D.

Published by arrangement with Harper,
an imprint of HarperCollins Publishers,
through Japan UNI Agency, Inc., Tokyo

はじめに（一九九六年）

一九四七年のある夜、ハワード・ヒューズが女優のジェーン・グリアとロサンゼルスのサンセット大通りにあるレストラン、シロで食事をしていた。途中、ヒューズはちょっと失礼とトイレに立った。驚いたことに、彼はそれっきり一時間半も戻ってこなかった。ようやくあらわれたとき、グリアはさらに仰天した。彼は頭から爪先までずぶぬれだったのだ。

「いったい、どうしたの？」彼女にたずねられて、ヒューズは答えた。「シャツとズボンにケチャップがとんだので、洗いに行ったのさ」。彼は洗った服をトイレのひとつにかけてしばらく乾かした。それから身につけたのだが、「ドアのノブにさわれないので、トイレから出られなかった。それで、だれか入ってくるのを待っていた」と。

パット・ブロースクとの共著『ハワード・ヒューズ――語られなかった物語』を書いたピーター・H・ブラウンによると、ジェーン・グリアは二度とヒューズとデイトしなかったという。

ハワード・ヒューズは変人ではあったが、狂っていたわけではない。彼は典型的な強度の強迫性障害（ＯＣＤ）に苦しんでいた。一九七六年に亡くなるころには、重い症状のために身動きならなくなっていた。晩年はアカプルコのプリンセス・ホテル最上階のスイートに閉じこもり、黴菌《ばいきん》を恐れて病院にいるような暮らしをしていた。どの窓にも遮光《しゃこう》カーテンをめぐらしていた。日光が恐ろしい黴菌を媒介するのではないかと怖かったのだ。ティッシュで両手をつつんだ使用人が食事を運ぶのだが、その食事も正確に計量され、切り分けられていなければならなかった。

彼が人前にあらわれないのは麻薬依存症のせいだとか、梅毒だとか、狂気のせいだとか噂が乱れ飛んだ。じっさいには、重症の強迫性障害の症状と考えれば、彼の奇矯な行動は容易に理解できる。

気の毒なことに、ハワード・ヒューズが生きていたころには、ＯＣＤの治療法はなかった。この病気が脳機能に関連する障害だと判明するのは、その死から十年たってからである。

ＯＣＤがいかに恐るべき怪物かをわかってもらうために、わたしは患者によくハワード・ヒューズの話をする。この怪物は譲歩すればするほど、飢えてたけりたつ。巨万の富をもってしても、またおおぜいの使用人を使って、ＯＣＤに命じられる奇妙な儀式をきちんと遂行しても、ヒューズは病気から逃れられなかった。結局、脳から送られるまちがったメッセージが彼を圧倒してしまった。

ヒューズほど重くなくても、あなたがOCDに苦しむおおぜいの患者のひとりなら、この本を読めば、病とどう闘い、どう打倒すべきかがおわかりになるだろう。OCDは恐ろしい敵だが、やる気と強い意志をもっていれば克服できる。同時に脳のはたらきが理解でき、どうすればもっとうまくコントロールできるかもわかってくるはずだ。

また、四段階方式を実践して、OCDがひきおこす恐ろしい「ブレイン・ロック」を克服した勇気あるひとたちも紹介しよう。四段階方式で、脳のはたらきが変化することが科学的に証明されている。この方法をみなさんが活用できるように説明していこう。

まえがき（二〇一六年）

本書『不安でたまらない人たちへ』の基本的な考え方――強迫性障害（ＯＣＤ＝Obsessive-Compulsive Disorder）のひとたちは、じっさいに脳を変える自主的な行動療法で病気に勝つことができる――の正しさは、その後時間をかけて実証された。本書が最初に出版（一九九六年）されてから二十年、いまではこの考え方は神経科学の歴史のなかで標準的な発見として受け入れられている。

これは科学用語では脳の可塑性と言われるもので、環境の変化に対応して脳の構造や回路、化学作用あるいは機能に変化がもたらされるプロセスのことだ。そして、本書で説明している四段階方式を使って、脳の可塑性を自分で方向づけることによって、大勢のＯＣＤ患者が自分の脳を変化させてきた。

脳をスキャンしてみると、ＯＣＤに苦しんでいるひとたちの脳が文字どおり過剰な活動で発火し、非常にうっとうしい誤ったメッセージをしつこく送っていることがはっきりと見える。ここ二十年来の脳の研究で、これらの感情を適切な文脈に置いてみると（つまり――病気の症状だと――ありのままに思えば）、症状への異なった対応が可能になって、その結果、感情的な脳の構造（この部分がＯＣＤの刺激に反応する感情の処理に主要な役割をはたしている）を調整できる、という発見が確認されてきた。

本書初版刊行（原書）から二十年たったいまも（二〇一六年）、四段階方式には改訂の必要はない、とわたしはこころから信じている。本書で最初に提示されたマインドフルネス：認知療法は、いまでは外来患者のＯＣＤにたいする標準的治療として受け入れられている。

現在、わたしは引き続いて、ＯＣＤに苦しむひとたちを助けるための研究と治療を続けている。さらには、ＯＣＤのような神経精神病学的問題があるひとたちだけでなく、特定の病気とは診断されない問題を抱えたひとたちをも支援し、より高くより効率的なレベルで活動するために、四段階方式をさらに発展させることにも集中的にとりくんできた。

この方式は非常に有効であることが証明されており、たとえば、「賢明な仲裁者（Wise Advocate）」という考え方（これについては後半でもっとくわしく説明する）を取り入れることで、指導力をさらに伸ばしていけることがわかっている。要するに、どんなひとの場合でも、四段階方式は「真の自分（True Self）」に触れて理解する助けになることがわかったのである。

本書が出版されてから、わたしは世界の主要都市で開かれた会議で講演し、国連でも発言し、『トゥデーショー』や『グッドモーニング・アメリカ』『オプラ・ウィンフリー・ショー』を含め、視聴者の多いテレビ番組にも出演してきた。

この新しいまえがきでは、「ラベルを貼り替える」「原因を見直す」「関心の焦点を移す」「価値を見直す」という四段階方式の自己療法をさらにわかりやすく、はっきりと説明したいと思う。ＯＣＤ患者が「ラベルを貼り替える」段階では、やっかいな想念と衝動を事実のとおりに、つまり、これは強迫観念と強迫行為だと判定する。「原因を見直す」段階では、やっかいな想念は消えてはくれないだろう、なぜならＯＣＤという病気の症状だから、と認識する。「関心の焦点を移す」段階では、建設的で楽しい行動によって、やっかいでしつこい想念をはぐらかす。「価値を見直す」段階では、これらの想念を何の価値もない悩みや気まぐれだと無視することを学ぶ。

強迫観念の「ラベルを貼り替える」

この方式を実行した患者たちは、四段階方式を取り入れる前の人生について、往々にして悲痛な、しかし勇気ある物語を語ってくれた。幸いなことに、多くの物語は人びとを感動させ、勇気づける結果になった。このひとたちの経験を知れば、すべてのOCD患者が明るい未来を見通すことができるはずだ。

本書に登場するアンナは自殺しかけたことがある。彼女は何年も、夫が自分を裏切っているという強迫観念にかられていた。そして際限なく夫に質問を浴びせた。前のガールフレンドと最後に会ったのはいつ？　ヌード雑誌を見なかった？

結婚後二十五年たち、いまでは成人した二人の娘がいるアンナは、自分が治癒した――これは現実的ではない――とは考えていないが、病気を管理するのに必要な洞察を得ている。たいせつなのは、彼女にはサポートしてくれるパートナーがいることだ。「わたしが衝動にかられて質問をしても、夫は『わかっているだろう、それはOCDの質問だよ』と言うでしょう。相手をしてくれるひとは必要ですが、彼はふつう質問にはとりあいません。不健康だと知っているからです」

「生涯にわたってOCDに対処すること、それはメンテナンスの問題」だと気づいた彼女にとって、四段階方式は不可欠のツールで、いまでも実践を続けている。

リードは役者だが、OCDのせいでひどい舞台恐怖症になり、十五年間、演じることをあきらめていた。彼の場合は並みの舞台恐怖症ではなく、「すべて完璧に演技しなければならない」という考え方がひきおこす恐怖でパニックに陥るのだった。オーディションでは「自分が偽物だ、完璧でない、と見抜かれてしまう」と思いこんだ。

四段階方式を実践することで、リードの舞台恐怖症は緩和され、またオーディションに際して「価値を見直す」こともできるようになった。「以前は役を得るためにオーディションに参加していました。(低い自己評価と闘うために)承認と評価が必要でした。いまでは、その役に自分がもっているものを注ぎ込むために参加します。うまくいくかもしれないし、いかないかもしれない、それはわかっています。何が何でもかっこよく見せなければならないことはない。完璧である必要はないんです」

リードは自分のアイデンティティを病気と分けて考え、自分は「機械的な欠陥があるふつうの人間だ。エンジンに不調がある車を運転しているからって、自分に欠陥があるわけではないのと同じだ」と思えるようになった。この知識がなければ、病気と現実を分けるのは「雪嵐のなかで白熊を探すようなもの」だっただろう、と彼は言う。

リードはまた、四段階方式を活用して禁煙にも成功した。OCDのひとたちが強迫観念の苦しみから逃げようとして強迫行為をおこなうように、リードは禁煙の苦しみから逃げるためにタバコを吸っていた。そこで、彼は強迫観念の「ラベルを貼り替え」た。「これは自分ではない。ニコチンの習慣性で、化学的依存症だ」。そして、「原因を見直し」た。「なぜ、こんなにうっとうしくて、やっかいなのか? かつては喜びと結びつけていた長期的な習慣だからだ」。彼は健康であることに、「関心の焦点を移し」た。それから「自分はタバコがなくてもだいじょうぶだ」と価値を見直した。

ジェイクとキャリー夫妻は、どちらもＯＣＤを抱えている。まず助けを求めたのは、自分が暴力的な行為をするのではないかという根拠のない不安にかられていたキャリーだった。ジェイクの症状はＯＣＤだとキャリーが認識していたにもかかわらず、当人は長年、否認を続けていた。彼の強迫観念は、キャリーはもう自分を愛していない、なぜならハグやキスのすべてに情熱的に応えないから、というものだった。それから、キャリーがもっていた『不安でたまらない人たちへ』を読んで、自分も本のなかに出てくるひとたちと同じだと考えた。「わたしはいつも、そういうひとたち（強迫観念と強迫行為のあるひとたち）はほんとうに頭がおかしいんだ、自分は正常だ、と考えていました」と彼は言う。

ジェイクの否認は珍しいものではない。ＯＣＤはこそこそしていて卑劣だ。強迫観念も強迫行為も脳の化学的な問題ではなく本物だ、と思わせようとする。

ＯＣＤが最悪だったときには、ジェイクは一日に四十回も五十回もキャリーを試そうとした。働く母親として忙しいキャリーは、ときには肩をすくめてやり過ごした――皿は洗わなければならないし、子どもたちに登校の支度をさせなければならない。結婚して三十年たっているのだから、自分の愛を疑う必要はないのよ、とキャリーは夫に請け合った。だが、ジェイクはそれでは満足しなかった。彼は「自分にはもう未来に楽しみはない、われわれの愛は終わったのだ、と何日も思い悩みつづけた。決定的だったのは、そんなあなたとは暮らしていけない、と妻が言ったときだった。妻は離婚を望んでいた」

現在、二人の夫婦仲はもとに戻っている。キャリーが忙しいと言えば、ジェイクはそれを受け入れる。「あの想念が忍び寄るのが感じられますが、『ラベルを貼り替え』るんです——これはOCDだ。だいじょうぶ。先へ進もう。こいつは、嘘をついてぼくをだまそうとしているだけなんだ」

技術者としてフルタイムで働き、パートタイムで教師もしているジェイクは非常に忙しく、忙しくしていることが「関心の焦点を移す」のに役立つことに気づいた。「人々と接しているとき、あの想念はブロックされて、ほっとできるんです」

これは非常に前向きだ。ただし、良いことを考えようとするのは、「関心の焦点を移す」戦略としてはまずい。たとえば、死への恐怖を抱いているひとが、わたしは健康だと自分を安心させて「関心の焦点を移そう」とする。これのどこがまずいのか？このような考え方は逃げになりやすく、OCDの症状をひきおこしている死の想念を押しのけるだけになりがちだからだ。それは強迫観念を中立化しようとする試みであり、それもまた強迫行為なのである。あなたの「賢明な仲裁者」は、その想念はただの強迫観念だと指摘するだろう。そこで、あなたはその想念を受け入れ、良い行動へと関心の焦点を移す。

近年、わたしたちは『不安でたまらない人たちへ』で紹介した「公平な観察者（Impartial Spectator）」に耳を傾けることにますます重点を置くようになった。公平な観察者とは、シンプルにこころのなかにいる。患者たちは自主的な行動療法を通じて、自分自身の外に立って、いわば自分のこころを読むことを学ぶ。アンナは言っている。これは「自分の脳と距離を置くことです。わたしはいつも、実行しています」と。

これはマインドフルな気づきである。マインドフルネスという言葉は大衆文化に取り入れられて、意味があいまいになっているので、使用を控えるか、前進的なマインドフルネスと定義して使いたいと思う。単にいまの瞬間にいる、集中しているというだけでは、真のマインドフルネスではないし、マインドフルネスとは先入観をもたないということだけでもない。これらもマインドフルネスの重要な側面だが、マインドフルネスを実践するにあたっては、正しい評価と識別をおこなう必要がある。

マインドフルネスは行動であり、単なる脳の状態やひととしてのあり方だけではない。ただ自分の思考を観察するだけではなく、自分の選択と行為について価値判断を行い、オープンなこころで想念を受け入れ、判断して、それらについてどうするかを決定するのだ。

リードにとっては、「公平な観察者」を見つけることが、自分を病気と引き離し、「すっかりクリーンになった」自分のアイデンティティを取り戻す鍵だった。「自分に何が起こったとしても、自分が何なのか、何者なのかは変わらない。ＯＣＤは自分そのものではない。自分で自分はこうなんだと考えていただけだ」と彼は学んだ。四段階方式を実践する彼は言う。「わたしたちは、ＯＣＤがどんなふうにわたしたちを欺くかだけでなく、（偽りの自己意識にしがみつくことで）自分が自分をどう欺くかも学んでいる。わたしはＯＣＤをやっつけにきた。そしてマインドフルネスとともにある」と。

自分を「まったくの失敗者」だと考えたリードは、十五年間、演技をあきらめていた。しかし四段階方式の治療法によって、演技に戻る自信を得た。ＯＣＤの症状が――溜め込みを含め――完全に消えたわけではないが、彼は言う。「もう、『ぼくのＯＣＤ』ではない。ただのＯＣＤだ。こう考えることは、それを自分の心理から追い出し、機械的な誤作動として対処することの一部なんです」

「賢明な仲裁者」の助けを借りる

わたしたちは「賢明な仲裁者」という言葉も使いはじめた。これは二〇一二年に出版された、わたしとレベッカ・グラディング医学博士との共著『*You Are Not Your*

Brain（あなたはあなたの脳ではない）』で紹介した言葉だ。「賢明な仲裁者」とは、「公平な観察者」にたいするもうひとつの見方だが、こちらはじっさいに話をして、内なる対話をおこなうことができる。「賢明な仲裁者」は、あなたのなかにおり、ほんとうにあなたのことを案じて、あなたの味方をする愛情深いガイドなのだ。「賢明な仲裁者」は大所高所から見て、問題はあなたでもあなたのこころでもなく、あなたの脳だと知っている。またあなたが考え、感じていることを知って、その偽りの脳のメッセージはあなたではなく、ただのOCDだといつも気づかせてくれる。「賢明な仲裁者」は、何があなたの長期的な利益なのかにもとづいて合理的な決断ができるように、あなたを導き、支援する。

それが、四段階方式の最重要ポイントだ。困難な状況と取り組み、これはいつかは過ぎ去るこころの出来事だと見ることを可能にしてくれる。脳の回路を変えると、悪い想念や衝動、感情はOCDだと感じられるようになり、何が苦痛を生み出しているのかを理解できるようになる。

「賢明な仲裁者」と「公平な観察者」の協力を得て、身体と脳があなたにとって不利にではなく、有利に働くように教えるのだ。あなたは想念の「ラベルを貼り替え」（第一段階）、「原因を見直す」（第二段階）。ラベルを貼り替えることは、「何がわたしを悩ませているのか」という質問に答えることだ。ただのOCDの症状、偽りの脳のメッセージだ、と。原因を見直すと、なぜ、その想念が消えないのかがわかる。生理的なレベルの不安は脳がひきおこす医学的な条件に起因している、と気づかせてくれるのだ。

「賢明な仲裁者」の助けで、強迫観念に負けるのではなく、健全な行動に「関心の焦点を移す」(第三段階)ことができるようになる。やがては、不快な感じや行動にあまり注意を向けなくなり、そうした症状にかかわる脳の回路が弱くなっていく。こうして、脳のはたらきをほんとうに変えてしまう。これこそが真の、自ら方向付ける脳の可塑性なのである。

「ラベルの貼り替え」では、最初は――これはただの強迫観念あるいは強迫行為だ、と自分に言いきかせる――意識的な努力をしなければならない。しかし「ラベルの貼り替え」が重なれば重なるほど、このプロセスは自動的になる。最初の三段階――「ラベルを貼り替える」「原因を見直す」「関心の焦点を移す」――を常時、実践していると、第四段階の「価値の見直し」につながる。自分のOCDの想念や強迫行為は価値がないと気づくのだ。すると、「公平な観察者」が強化され、「賢明な仲裁者」との密接なつながりが形成される。

わたしたちは最近、「関心の焦点を移す」段階にサブカテゴリーを加えた――「星印の焦点移動」、あるいは「前進的なマインドフルネス」である。これは、症状をひきおこしている相手そのものととりくむことを意味する。汚れが不安だったら、ガーデニングに関心の焦点を移すのもいいかもしれない。そうすると、きっと不安になるだろうが、「関心の焦点を移す」ことで状況と正面から向き合い、それから建設的な活動に焦点を移して、それによって関心を方向転換させ、脳の回路を組み替えることになる。

前進的なマインドフルネスは、これまでの標準的な暴露反応妨害法よりも人間的で、受動性が少ない。暴露反応妨害法では、患者はOCDの症状に火をつける事柄と対決するように仕向けられるが、その結果である強迫行為はするな、とだけ命じられる。これとは対照的に前進的マインドフルネスでは、OCDに苦しむひとたちに、自分には何が起こっているのかをほんとうに理解させ、症状に反応する必要はない、とわからせる。「関心の焦点を移す」段階に前進的なマインドフルネスを活用するのである。キャリーはこれについて、「獣そのものを追尾する」と表現している。リードは「敵に武器弾薬を与えない」ことだと言う。

「関心の焦点を移す」ということ

わたしたちは、患者たちがどのように四段階方式を暮らしに適用し、つまるところ素人セラピストになったのか、ということから学びつづけている。本書ではとりあげなかったテーマのひとつは、四段階方式を職場に取り入れることだ。ここでの目標は、できることをおこない、OCDに捕まらないことだ。負けて仕事ができなくなるのではなく、自分自身にこう言いきかせるかもしれない。「オーケー、いまはこの表計算はできないが、今週のミーティングの準備をすることはできる」と。職場の活動が、「関心の焦点を移す」ステップの一部になるのだ。

すべてを確認せずにはいられない強迫行為があるマットは、以前、医療品の会社で働いていた。彼の仕事はクライアントの書類を管理することで、自分にはすべてを適切に処理する知的能力があることを知っていたが、何かまちがいをするのではないかという思いで、頭が変になりそうになっていた。「どうしても頭のなかから消えませんでした」と彼は言う。「あのお客に酸素は届いたのだろうか、と」

現在四十五歳のマットは、確認の強迫観念が始まった十代のころ、英国に住んでいて、当時、大学入試のストレスが強かったのは偶然ではなかった。強迫性障害のために大学を中退しなければならなくなったあとも、彼はほとんどだれにも問題を打ち明けなかった。そのうち消えてくれるだろうと願っていたのだ――「二十五年前の英国では、精神的な病気については口にしなかったのです」。セラピストはOCDと診断できなかった。

アメリカに移住後、出会ったセラピストに本書を勧められた。四段階方式を学んだ彼は、「新鮮な空気を呼吸したようだった」と言う。いまでも強迫観念はあるし、ドアの鍵や照明のスイッチを確認し、再確認してはいるが、ＯＣＤを「かなりうまくコントロールしている」という。

やっかいでしつこい想念が医療保険の分野でのいまの仕事を邪魔するときには、彼は目前の仕事に「関心の焦点を移す」。いまでは、「あのような想念が襲ってくると、ラベルを貼り替え、関心の焦点を仕事に移すんです。仕事がわたしのセラピーです。時間がたつにつれて、自動的にできるようになりました」。

アルコール依存症との闘い

ＯＣＤの患者たちの一部はアルコール依存症とも闘っている。四段階方式とアルコホーリクス・アノニマス（ＡＡ）の十二段階プログラムはよく似ている。どちらの病気の患者も衝動に対して無力だと感じる。アルコール依存症なら、「最初の一杯を飲みたくない。止められないことがわかっているから」と考えるだろう。

ＯＣＤのひとたちも同じだ。強迫観念と強迫行為に負けたら、逃れられないことを知っている。そして、あるＯＣＤ患者が皮肉な調子で述べたように、「ＯＣＤのおかげですばらしい週末を過ごしたなんてひとはだれもいない」。わたしたちはセラピーの際に、自分を病気からほんとうに切り離してみるように、とＯＣＤの人たちを励ましている。

映画製作者でアルコール依存症とOCDから回復しつつあるロジャーは、二つの病気から生じる依存症のサイクルを経験した。彼は言う。「OCDのわたしは、頭が変になるのを防ぐためには強迫行為をするしかない、いてもたってもいられない、と感じるのですが、この感じはAAのミーティングの参加者が語っているのと同じです」。強迫行為をする、あるいは一杯飲むのは、どちらも安全弁であり、どちらも破壊的行為なのだ。「酒を飲むのと同じで、OCDも強迫行為をすればするほど悪化する」と、ロジャーは知っている。そして、「強迫行為をしても少しも楽しくない。酒を飲めばいくらかは楽しみを得られますがね」と言う。

彼の強迫観念と強迫行為は子どものころに始まった。彼は芝生に伸びている散水用のホースに沿って歩き、もしホースからはずれたら恐ろしいことが起こるだろうと思いこんでいたのを覚えている。ベッドに横たわっているときには、壁紙の模様をいつまでも数えていた。

成人後、他人を傷つけるという一連の強迫観念が生じた。ひとつは、運転中にだれかを轢《ひ》くのではないか、ということだった——「最初、警察に電話しては、近所で交通事故がなかったかとたずねたものです」。だが、これは社会的に妙な目で見られるので、代わりに自分が走った道を確認するようになった。一日八時間も確認に費やすようになったとき、彼は数年間、運転を止めた。

OCDとの闘いで、「そうだったのか！」という瞬間が訪れたのは、脳をスキャンした画像を見たときだった。「わたしがやっていたのはすべて、脳を発火させることだった。いまでは、何が起こっているのかを正確に知っています」。彼は病気だったのだ。

彼はいまでも運転ルートを再確認するが、それもときたまで、せいぜい五分くらいだ。それに、「関心の焦点を移す」ことも学んだ。道路わきに車を停めて、脳が「冷える」のを待つこともある。それに、何かとんでもないことが起こったという感覚は誘惑的だが、やっぱり偽りであり、OCDの症状なのだ、と「価値を見直す」ことも覚えた。

ロジャーは、運転にかかわる強迫観念は自分自身の感覚を信用していないという意味だ、と気づいた。それで、同乗者がいれば、安心するために同乗者に確認せずにはいられなくなる。背後にパトカーがいればほっとする。もしだれかを轢いたら、パトカーに停車させられると思うからだ。「事実上、パトカーはわたしの監視役です。公平な観察者なんだとわかりましたよ」

意識的に四段階方式を実践することで――それに、独自の「公平な観察者」、つまりドライブレコーダーを前後に搭載することで――彼はすでに十五万マイルも走行している。「おかげで、関心の焦点を移すことができます。あとでレコーダーを見ればいいとわかっていますから。完璧な解決策ではありませんが、薬代わりの松葉づえ、補助輪のようなものです」。ロジャーの目標は、自身の「公平な観察者」を強化して、レコーダーが不要になることだ。

「関心の焦点を移す」のは、逃げ、回避とは違う。この違いは大きく、また重要である。OCDの症状をひきおこす場所やひと、状況を避けていると、OCDはさらに悪化する。回避そのものが強迫行為なのだ。何をしてもOCDの感情を消してしまうことはできないが、「関心の焦点を移す」ことで、OCDの症状をかわすことはできる。健全で適応的な活動をしながら、「これはただのOCDだ」と自分自身に言いきかせるのだ。「公平な観察者」あるいは「賢明な仲裁者」を活用して、自分にとって良い活動へと自分を方向づける。重要なのは、悪い想念は単に克服すべき障害にすぎない、と認めることだ。

OCDを含む脳の障害を治療する際に、専門家は「単なる化学作用だ。化学薬品で治療しよう」と考えがちだ。たしかに、医薬品――いちばん一般的なのはセロトニン取り込み阻害薬――は自主的な行動療法への道を容易にしてくれる場合があるし、強迫衝動の強さや頻度を緩和することもあるだろうが、こうしたやり方はあまりに受動的すぎる、とわたしたちは考えている。積極的な要素――「これはただのOCDだ」

という気づき——を付け加えることで、薬は徐々に減らしていける。薬は浮き輪のようなものだ。ほとんどの患者は、やがては服用量をかなり減らすことができる。そして四段階方式を実践している患者たちは、治療に積極的な役割をはたすことをたいせつにしている。

「賢明な仲裁者」が気づかせてくれるもの

ふつうOCDといえば、溜め込みとか、強迫的な手洗いなどのもっともありふれた症状と結びつける傾向があるが、わたしたちはほかにも多くの症状がある患者たちを見てきた。ひとりは果物に毒が混入され、自分の指紋が発見されるかもしれないと想像するので、スーパーマーケットで果物を買うことができなかった。さらに、電話コードのそばに置いた紙片が発火して、大勢の人たちが焼死するのではないかという不安もあった。

OCDに苦しむひとたちは、長年、症状を隠そうとしてきたと語る。強迫行為にたいする恥辱感はなおも非常にリアルだが、しかし病気であることはもう恥ではない。二十年前、OCDは誤解された病気で、統合失調症と診断されたことさえあった。OCDの診断——及び、これが脳の化学的なアンバランスに起因するという知識——は、患者たちにとって大きな救いとなった。

医学界でも世間でも、OCDへの理解は大いに深まっている。これにはハリウッドも一役買った――『アビエイター』でハワード・ヒューズを演じたレオナルド・ディカプリオが、皿の食べ物を置き直したり、自宅に無菌ゾーンを作っていたのを思い出していただきたい。

OCDの症状の多くがよく知られるようになったので、病気ではないひとたちが「あ、わたしもそうですよ」と言ったりするかもしれない。だが、わたしの患者のひとりはこう言った。「自分がOCDかなと思う人はたぶん、そうではない」。OCDがひきおこす強烈な苦痛は、ほんとうのOCD患者なら軽々しく扱ったり、口にしたりできるものではないのだ。じっさい、この苦しみのゆえに、一部の患者たちはOCDであることにスピリチュアルな成長の可能性を見出すことさえある――自分の病気を認識して、対応戦略を学んだあとに、だが。

マットは言う。「OCDによって、じっさい、わたしは以前より円熟した人間になりました。あれほどの経験をしたのですから、良いことにとても感謝できるのです」

アンナも言う。「OCDに対処するなかで学んだことによって、わたしは以前より良い人間になりました。わたしは自分の思考のプロセスを深く理解しましたが、ふつうのひとにはわかっていないかもしれませんね。おかげで、わたしはとても優しくなりました」。さらに、彼女は付け加える。「選ぶことができるなら、病気になることを選んだりはしないでしょう。でも、マインドフルで公平なやり方で自分の思考を評価するなどの実践によって、とても大きな精神力を養いました。どれも、ふつうの人生でも非常に有用なスキルですよね」

患者たちはわたしにたずねる。「このOCDで、わたしは頭が変になるのでしょうか？」答えはノーだ――「賢明な仲裁者」を使って、こんなのは筋が通っていない、誤った脳のメッセージにすぎない、と自分自身に気づかせているかぎりは、そうはならない。だからといって、OCDが完全に消えてくれるというのではない。しかし、対処する方法を学ぶことはできる。

あなたの「賢明な仲裁者」は気づかせてくれるだろう。「わたしの自己アイデンティティ全体は、これとは結びついてはいない。わたしの脳がわたしと残酷なゲームをしているだけなのだ」と。

カリフォルニア州ロサンゼルス、二〇一六年五月

ジェフリー・M・シュウォーツ医学博士

（共著者　ベヴァリー・ベイエット）

*本書は、二〇一七年に当社より刊行した『新装版 不安でたまらない人たちへ』を文庫化したものです。この新装版刊行時に原著者から新たな「まえがき」が追加されました。

不安でたまらない人たちへ　*　目次

序章　強迫性障害とは何か

だれにでも、ないほうがいい妙な癖、習慣やふるまいはある。だれでも、もっとうまく自分をコントロールできればいいのにと思う。だが、ある考えがすべてを押しのけてしまい、コントロールがきかず、当人の意志を押しつぶしてしまうとき、強い恐怖や不安を払いのけるための儀式がすべてを圧倒するとき、非常に深刻な事態が起こる。

それが、強迫性障害（OCD＝Obsessive-Compulsive Disorder）である。

OCDの患者は、空想のなかの破局を回避しようと、自己破壊的な奇妙な行動をするようになる。だが現実には、その行動と回避しようとする破局には何の関係もない。たとえば、家族のだれかが「死なないように」、一日に四十回シャワーを浴びる。飛行機の墜落を「防止する」ために、ある数字を必死になって避ける。強迫的な衝動にかられるといっても、衝動的な買い物好きや衝動的なギャンブラーとちがって、OCDの場合は儀式を遂行しても何の喜びも感じられない。それどころか、儀式はきわめて苦痛だ。

ＯＣＤが脳の生化学的アンバランスから起こり、薬を使わずに大きな治療効果をあげられることが、ほぼつきとめられている。本書で説明する四段階自己治療方式によって、ＯＣＤ患者の脳の化学的作用を変化させられることもわかっている。それだけでなくこの方式は、ＯＣＤほど深刻ではないがやっかいな各種の強迫的習慣や行動をコントロールするのにも使える（自分がＯＣＤかもしれないと思う読者は、第10章の診断リストで調べてみるといい。また、ＯＣＤでなくても、本書で説明する方式によって困った習慣ややっかいなふるまいをコントロールすることができるはずだ）。

簡単に言えば、ＯＣＤは強迫観念と強迫行為という症状をもつ、一生続く障害である。かつては変わった珍しい病気だと考えられていたが、じっさいには四十人にひとりがかかり、アメリカには五百万人以上の患者がいると推定されている。青年期あるいは成人後の早期に発症するのがふつうで、喘息や糖尿病よりも発症率が高い。患者の人生がめちゃめちゃになるだけでなく、彼らを愛するひとたちもたいへんな被害を被る。洗ったり、掃除したり、数えたり、確認したりという反復行動にとりつかれると、仕事に差しさわるし、結婚生活もうまくいかず、ひとともつきあいもむずかしくなる。家族はいらいらしたり怒ったりして、「やめなさいったら！」と叫ぶ。あるいは波風をたてないように、ばかばかしい儀式を手伝ったり、勧めたりする（これはたいへんにまずい）。

強迫観念とは何か

強迫観念とは、追いはらっても追いはらっても消えない、不安な考えやイメージである。強迫観念（obsession）という言葉は「包囲する」という意味のラテン語からきている。そのとおり、強迫観念は患者を包囲し、たまらない不安に陥れる。いくら消えろと祈っても消えてはくれない。少なくとも、長時間、あるいはコントロールのきく方法で消すことはできない。強迫観念にとりつかれた者は落ちこみ、不安になる。ふつうのいやな思いとはちがって、強迫観念は薄れないどころか、当人の意志に反してくりかえししつこく襲ってくる。たまらなく厭《いと》わしいものだ。

たとえば美人に出会って、彼女のことが心から離れなくなったとしよう。これは強迫観念ではない。「何度も思い返すこと《ルミネーション》」にすぎない。べつに不都合なことではなく、きわめて正常だし、楽しくさえある。カルヴァン・クラインのマーケティング部門がオブセッションという言葉を正確に理解していたら、香水の名は「オブセッション」ではなく「ルミネーション」になっていたかもしれない。

まちがったメッセージ

強迫観念は消えないから、無視することも非常にむずかしい。むずかしいが、不可能ではない。いまでは、ＯＣＤは脳の生化学的なはたらきに問題があることがわかっている。この問題を、「ブレイン・ロック」と呼ぶことにしよう。脳（ブレイン）の四つの主要な機構がロックされてしまい、まちがったメッセージを送りはじめるのだが、当人はそれがまちがっていることに気づかない。脳の信号処理中枢のひとつで、尾状核《びじょうかく》と被殻《ひかく》というふたつの機構からなる部分は、自動車でいえばギアシフトにあたると考えられている。尾状核は脳の前部のはたらき、つまり思考にとって、オートマティック車のトランスミッションのようなはたらきをする。身体の動きを制御する部分のトランスミッションである被殻とあいまって、尾状核は毎日の暮らしのなかで、思考と行動を効率的に調整している。ところが、ＯＣＤの患者の場合、尾状核のギアシフトがうまくはたらかず、脳の前部からのメッセージがここでひっかかってしまう。言いかえれば、脳のオートマティック・トランスミッションが故障している。脳の「ギアがひっかかって動かず」つぎの思考へのシフトがおこなわれない。

脳のギアが動かなくなると、「手を洗え」というメッセージが何度も送られるので、ほんとうは必要ないのに、また手を洗うことになる。あるいは、「鍵をもう一度確かめろ」と言うかもしれない。そうすると、何度も何度も確かめ、それでもまだドアには鍵がかかっていないのではないかという不安を振りはらえない。あるいは、理由もないのにものをしつこく数えたり、同じ言葉を何度も読まずにはいられなくなる。

行動療法の技法を応用すれば、こうした想念や衝動への対応を変化させられるし、脳のはたらきも変化する。行動療法によって、脳のオートマティック・トランスミッションがなめらかに動くようになるので、しつこくつきまとう衝動がやがては弱まっていく。カリフォルニア大学ロサンゼルス校医学部の患者ドッティは、問題は脳の生化学的アンバランスにあるのだと教えられたとき、ぱっと明るい表情になって、「わたしではない、ＯＣＤがさせるのね」という名文句を吐いた。ＯＣＤの患者の大半は、ここに気づくだけで気持ちが非常に軽くなる。

手を洗うとか、確認するというＯＣＤの儀式には、毎日何時間もかかる。患者の暮らしは悲惨だ。気が狂うのではないかと恐れるひともいる。自分の行動がふつうではないことを知っているからだ。たしかに、そうした行動は当人の性格や自己イメージにそぐわない。だが、四段階方式を学ぶまでは、脳のまちがった警報に反応せずにはいられない。

強迫行為とは何か

強迫行為とは、強迫観念がひきおこす恐怖や不安を取り除こうとしてOCDの患者がむなしく試みる行為である（左ページ以降のリスト参照）。OCDの患者はふつう、手を洗うとか確認する、ものを数える、ある数字をくりかえすという行為が無意味でばかげていることを知っている。だが、その衝動があまりに激しいので、精神的訓練を受けていない場合には衝動に負けて、強迫行為をくりかえしてしまう。不幸なことに、ばかげた行為は悪循環をひきおこす。いっときは安心するかもしれないが、強迫行為をくりかえせばくりかえすほど、強迫観念や強迫衝動はますます強く、抵抗しがたくなり、執拗になる。患者は結局、強迫観念とやっかいで衝動的な儀式的行為の両方に責めたてられる。医者の助けを求めるころには、OCD患者の多くが運命をのろい、自殺すら考えているのも不思議ではない。しかも従来の心理療法は、彼らをますます困惑させるばかりだった。

◆OCDの一般的な症状のチェックリスト

強迫観念（Obsession）

◎汚れや感染についての強迫観念

- 恐ろしい病気に感染するのではないかという根拠のない恐れ
- 汚れや黴菌（他人に黴菌をうつすのではないかという不安を含む）、家庭用洗剤などの環境汚染にたいする過剰な不安
- 身体からの排泄物や分泌物にたいする嫌悪
- 自分の身体にかんする強迫観念
- べとべとするものや痕跡にたいする異常な嫌悪

◎秩序やシンメトリーにたいする強迫観念

- ものを「きちんと整理」しなければならないという過剰な意識
- 自分のかっこうや環境をととのえなければならないという異常な心配

◎貯蔵、退蔵にたいする強迫観念

- 古新聞やゴミ箱から拾ったものなど役に立たないものを溜めこまずにはいられない思い

●「いつか必要になるかもしれない」、まちがって何かをなくしたり、捨てたりするかもしれないからと、何も捨てられなくなる気持ち

◎性的な事柄にたいする強迫観念

●不適切で許容されないと自分がみなしている性的な想念

◎反復儀式

●論理的な理由のない反復行動、習慣

●何度も質問をくりかえさずにはいられない感じ

●言葉や文句をくりかえし読んだり、書いたりしてしまう癖

◎無意味な疑い

●ローン返済とか小切手のサインといった習慣的なことをやり損なうかもしれないという根拠のない不安

◎宗教的な（良心的な）強迫観念

●やっかいで冒瀆的な、あるいは神聖を侵すような想念

●道徳や善悪にかんする過剰な不安

◎攻撃的な強迫観念

●火事のような恐ろしい悲劇をひきおこすのではないかという不安

●しつこくつきまとう暴力的なイメージ

●ひとを刺すとか撃つといった暴力的な考えを実行に移すのではないかという不安
●たとえば運転中にだれかを轢いたと思うような、ひとを傷つけたのではないかという不合理な不安

◎**迷信的な不安**
●ある数字や色が「幸運」だとか「不運」だという思いこみ

強迫行為（Compulsion）

◎**洗浄、清掃強迫**
●過剰に儀式的に手を洗ったり、シャワーを浴びたり、歯を磨いたりする行為
●皿など、家庭内にあるものが汚れているとか、洗っても「ほんとうにきれいに」ならないという不安

◎**ものごとを「正しく」しなければならないという整理整頓強迫**
●食料品貯蔵室の缶詰をアルファベット順に並べるとか、毎日、服をクローゼ

ットの同じ場所にかける、決まった日に決まった服を着るというように、身のまわりをシンメトリーに、完全に秩序だてなければならないという思いこみ

●「正しく」できるまで、しつこくくりかえさずにはいられない癖

◎**貯蔵あるいは収集強迫**

●何か「だいじな」ものが紛れこんでいるかもしれないと、家庭のゴミを細かく調べる癖

●無意味なものを集める癖

◎**確認強迫**

●ドアに鍵がかかっているか、電化製品などのスイッチが切れているか、くりかえし確認する癖

●だれかを轢いていないかと近辺を何度も車で走るというように、だれかを傷つけていないか確認する癖

●家計簿などで、まちがっていないかと何度も確認する癖

●たとえば恐ろしい病気にかかっているのではないかとくりかえし確かめるといった、身体的な強迫観念にかんする確認癖

◎その他の強迫行為

- 決まりきったことでも、病的に時間をかけておこなう癖
- 儀式的なまばたきや注視の癖
- 何度も何度もたずねて確認する癖
- たとえば邪悪を「祓う」ための就眠儀式とか、道路の亀裂を避けるといった迷信的な思いこみによる行動
- 何かがきちんとすまないのではないかという不安
- だれかに何かを言わなくてはならないとか、たずねなくてはならない、告白しなくてはならないという激しい思いこみ
- 何かにくりかえしさわったり、たたいたり、こすったりしなければならないという思いこみ
- たとえば窓ガラスや、高速道路沿いの広告などを数えずにはいられない衝動。いやな考えを追いはらおうとして頭のなかで祈りの文句をくりかえすといった精神的な儀式行為
- 過剰なリストづくり

四段階方式

最近になって、強迫性障害（OCD）の治療は大きく進歩した。行動療法士の二十年以上もの研究の結果、「曝露－反応妨害法」と呼ばれる技法の効果が明らかになった。これは、OCDの症状をひきおこす刺激に系統的に曝《さら》す方法で、たとえば不潔恐怖の患者にトイレなどをさわらせ、強迫観念や強迫行為を起こさせる。つぎにセラピストは患者を説得し、前より長い時間、強迫行為をがまんさせる。患者の激しい不安は一時間かそれ以上も続き、セラピストに支えられる。だがセラピーが進むにつれて不安は減少していき、やがては前よりも症状をコントロールできるようになる。

十年以上も強迫性障害を研究してきたわたしたちカリフォルニア大学ロサンゼルス校（UCLA）医学部のチームは、この方法を発展させて、自分でできるわかりやすい認知行動療法を開発した。これは四段階方式自己療法と名づけられた。この方法だと、費用のかかる専門的な治療も薬も必要ない。OCDの症状と脳の生化学的アンバランスとの関係を理解することで、行動療法だけで効果的に治療できるようになったのである。本書を読めば、四段階方式を学んで自分で自分の行動療法士になる方法がわかる。この方法はセラピストと一緒でも、ひとりでも実践できる。強迫衝動を追いはらい、もっと建設的な行動に気持ちを向ける方法を学べるはずだ。

精神状態の観察あるいは心理療法の技法としてははじめて、わたしたちは認知行動療法によってＯＣＤ患者の脳に化学的変化が起こることを科学的に証明してみせた。行動を変えることでブレイン・ロックから自由になり、脳の化学作用を変化させ、ＯＣＤの恐ろしい症状を免れ得ることを示したのだ。その結果、自己コントロールは改善され、自分で自分を律しようとする意志が強くなって、自己評価が高まった。昔から言われるように、知識は力なのだ。心理的な訓練を受けた者とそうでない者とでは、強迫観念や衝動から受ける影響に大きなちがいがある。四段階方式で学んだ知識を活用すれば、あなたはいやな考えや衝動と闘う強力な武器を手に入れるだけでなく、もっと広い意味でも強くなれる。目標達成と、生活改善に大きく前進できるだろう。精神的にもっと力強くて、安定し、洞察力があって、穏やかな落ちついた人間になれる。

さらに、ＯＣＤの患者にそうしたことができるなら、深刻さの度合いはさまざまであれ、以下のような障害をもつひとたちにもそれは可能なはずだ。

・コントロールのきかない摂食、飲酒
・爪噛み
・髪を引っぱる
・衝動買いや衝動的賭博

・薬物依存症
・衝動的な性的行動
・人間関係や自己イメージ、自己評価がしつこく頭から離れない性格

四段階方式は、自分では変えたいと思うのに執拗につきまとう想念や行動のほとんどすべてに応用できる。

四段階方式による治療では、頭のなかの思考プロセスにたいする精神と行動の反応を自分でコントロールする。いやな考えや衝動にとりつかれたとき、ロボットのように衝動的、反射的に行動しないように、自己破壊的な衝動に惑わされず、目標を念頭において行動できるように自分を訓練するのである。

この四段階はつぎのようにまとめられる。

第一段階――ラベルを貼り替える（RELABEL）
第二段階――原因を見直す（REATTRIBUTE）
第三段階――関心の焦点を移す（REFOCUS）
第四段階――価値を見直す（REVALUE）

「ラベルを貼り替える」第一段階では、強迫行為をしなければならないという執拗な考えや衝動を強迫観念、強迫行為として正しく認識する。この段階では、現実をはっきりと把握し、OCDの症状がひきおこす不快な気分にだまされないようにする。OCDと現実とを明確に見分ける能力を身につけるのだ。「ばかばかしいことはわかっているけれど、もう一度手を洗わなければならない気がする」というのではなく、「わたしは強迫衝動にかられている。この強迫衝動はいやなものだ。わたしは強迫観念に悩まされている」と考える。

すると、「どうして、こんな気持ちが消えないのだろう」という疑問が起こる。

この疑問には、「原因を見直す」第二段階で答える。自分にこう言おう。「わたしは強迫性障害という病気にかかっているから、このような衝動が消えないのだ。これは病気の症状だ。強迫観念と強迫行為は脳の生化学的アンバランスのせいで起こるのだ」。この事実がわかったら、あなたは「それでは、どうすればいいのだろう」と考えるだろう。

そこで「焦点を移す」第三段階で、関心をもっと建設的な方向へ向ける。強迫観念や強迫行為を拒否し、ほんとうはちがう、これはまちがったメッセージだ、と心のなかでくりかえす。そして、べつの行動に関心の焦点を移し、前向きで有益な行動によって、強迫観念や衝動を回避し、無視することを学ぶ。これをわたしは「ギアチェンジ」と呼んでいる。べつのもっと健康な行動を実行することで、脳のギアを修理できるのだ。関心の焦点を移せれば、楽につぎの段階に進める。

「価値を見直す」第四段階では、強迫観念や衝動が起こったとき、それに価値をおかないことを学ぶ。いやな強迫観念や衝動が起こったらすぐに、これはたいしたことではないと考えるようにする。そうすれば執拗なＯＣＤの症状を、無意味でくだらないものだと正しく見抜けるようになる。

四段階方式は総合的に実行することで効果を発揮する。第一にラベルを貼り替える。何が現実で何がそうでないかを見分ける訓練をし、つきまとう破壊的な考えや衝動に迷わされないようにする。第二に原因を見直す。強迫観念や衝動は精神的な雑音で、脳から送られるまちがった信号であることを理解する。第三に、関心の焦点を移す。まちがった信号に、建設的な方法で対処することを学ぶ。関心の焦点を、そのときの自分にできるかぎり建設的な行動に移すことで、まちがった信号を回避する。ここがいちばんむずかしいが、この段階で脳の生化学的なはたらきに変化が起こる。関心の焦点を移す努力をするうちに、脳が健全にはたらくように変化していく。この方式のきわめつけは価値を見直す最後の段階で、すべてのプロセスがなめらかで効果的になり、強迫観念や衝動にかられて行動したいという思いをだんだん克服できるようになる。やっかいな考えや強迫衝動に重きをおかない術が身につき、強迫観念や強迫行為に振りまわされなくなる。すばやくこの四段階を踏んでいくと、ほとんど自動的に反応できるようになる。あなたは「これは無意味な強迫観念だ。まちがったメッセージなのだ。関心をほかへ向けよう」と思う。このとき、脳のなかのオートマティック・トランスミッションがふたたび適切に作動しはじめる。

日常的に四段階方式を実行できるようになると、すばらしいことがふたつ起こる。第一に、思考や感情に対応する行動をうまくコントロールできるようになる。したがって、毎日がより幸せで健康になる。第二に、思考や感情に対応する行動を変えることで、ＯＣＤのつらい症状をひきおこす脳のまちがった化学作用が変化する。ＯＣＤという深刻な精神疾患の場合、脳の化学作用が四段階方式で変化することは科学的に証明されている。ほかの行動障害や悪習の場合も反応の仕方を変える四段階方式で、脳の化学作用が変化するのではないだろうか。そうすれば、しつこくつきまとう困った習慣や行動はだんだんおさまり、断ち切りやすくなるだろう。

強迫性障害とはどんなものか

名前が似ているので、強迫性障害（ＯＣＤ）はもっとずっと軽い強迫性人格障害（ＯＣＰＤ）と混同されやすい。では、どこがちがうのか。簡単に言ってしまえば、強迫観念や強迫行為がひどくなって日常が脅かされるようになればＯＣＤだ。ＯＣＰＤの場合、強迫観念や強迫行為は不快ではあっても、変わった癖という程度のものだ。たとえばOCPDのひとは、いつか必要になるかもしれないと、つまらないものを取っておくかもしれない。だがOCDの患者は、自分でも必要ないとわかっているガラクタで足の踏み場もないほどにしてしまう。OCPDのひとは「木を見て森を見ない」困った傾向がある。典型的なのは、リストづくりに夢中になって細部にこだわるあまり、全体像が見えないという例だ。完全癖のせいで、かえってものごとを成しとげられない。OCPDの場合はまさに「最善」が「善の敵」になるのである。彼らはすべてを「すみずみまで完璧」にせずには気がすまず、充分に良いことでもめちゃくちゃにしてしまいがちだ。柔軟性がなく、融通がきかない。正しいやり方とは自分のやり方だと思っている。ひとにまかせることができない。この人格障害は男性に多く、女性の二倍もいるのはおもしろい。いっぽう、OCDでは男女に差がない。

OCDとOCPDのもうひとつの決定的なちがいは、OCPDのひとたちは頑迷で、こだわりに振りまわされていても、心からそんな自分を変えたいとは思っていないことだ。彼らは自分の行動が他人を悩ましているのに気づかないか、気づいていても平気でいる。ところがOCDのひとたちは、強迫行為に喜びを感じるどころか、つらくてたまらないのだが、手を洗いつづけずにはいられない。OCPDのひとたちは洗ったり掃除したりするのを楽しみ、「みんなが自分くらい清潔にしていれば、すべてがうまくいくのに。うちの家族はほんとうにだらしがない」と考えている。彼らは一日が終わって帰宅したら、デスクのうえの鉛筆を全部、兵士のように整列させようと楽しみにしている。OCDのひとは、二十回も掃除をしろというまちがったメッセージに振りまわされることを知っているから、帰宅するのが恐ろしくてしかたがない。OCPDのひとともがって、自分の行動がどれほど無意味か知っていて、恥ずかしがっており、心底から変えたいと考えている。OCDの患者ふたりの言葉を借りれば、「脳はめちゃくちゃになってしまった。わたしはどうしても逃れられない」のであり、「病院の窓に鍵がかかっていてよかった。さもなければ、飛びおりて決着をつけたにちがいない」という。

本書はおもにOCDのひとたちをとりあげている。彼らがどんなふうに病気と闘い、克服したかという物語だ。だが、抱えている問題がこれほど深刻でないおおぜいのひとたちも、彼らの闘いにはきっと学ぶところがあるはずだし、さまざまな困った行動に適用できる自己治療法を身につけられるだろう。これからお話しするのは医学的な病を克服する方法だが、だれにでも利用できる。自分の行動を変化させたい、そのために何か役立つことはないか、と考えているひとたちのために本書は書かれた。

「悪魔のような」障害

「やれば地獄、やらなくても地獄」――これこそ、四段階方式を学ぶ以前に深刻な症状と闘っていたOCDの患者たちの気持ちである。彼らは何かせずにはいられないが、すればするほど、人生をコントロールする力を失うことになる。コントロールする力を失えば、破壊的な強迫衝動と闘う力はますます小さくなり、強迫衝動のほうはますます強く激しくなる。つまり、強迫行為をすればするほど苦しくなる。いっぽう、適切な心理的訓練（つまり四段階方式）を学んでいないと、建設的な行動を通じて故障した脳の化学作用を変化させる方法がわからない。しかも、四段階方式を知らなければ、強迫衝動に抵抗すると、異常に不快で不安な気分になる。したがって、彼らは「やれば地獄、やらなくても地獄」というジレンマに陥る。

ＯＣＤは背中に熊手をつきつけている悪魔である。この悪魔は自分が優位に立っているのを知っている。ＯＣＤの患者は悪魔の言うことを聞けば――ＯＣＤという悪魔が命じるばかばかしい儀式を実行すれば――まさに地獄に落ちこむ。長い目で見れば、ばかげた儀式をおこなえという強迫衝動はますます強くなっていくばかりだからだ。だが、ＯＣＤの悪魔の恐ろしい命令を無視し、強迫行為を拒否すれば、悪魔は待ってましたとばかりに熊手でこづきまわし、激しい苦痛を与える。

『ファーサイド』　ゲイリー・ラーソン

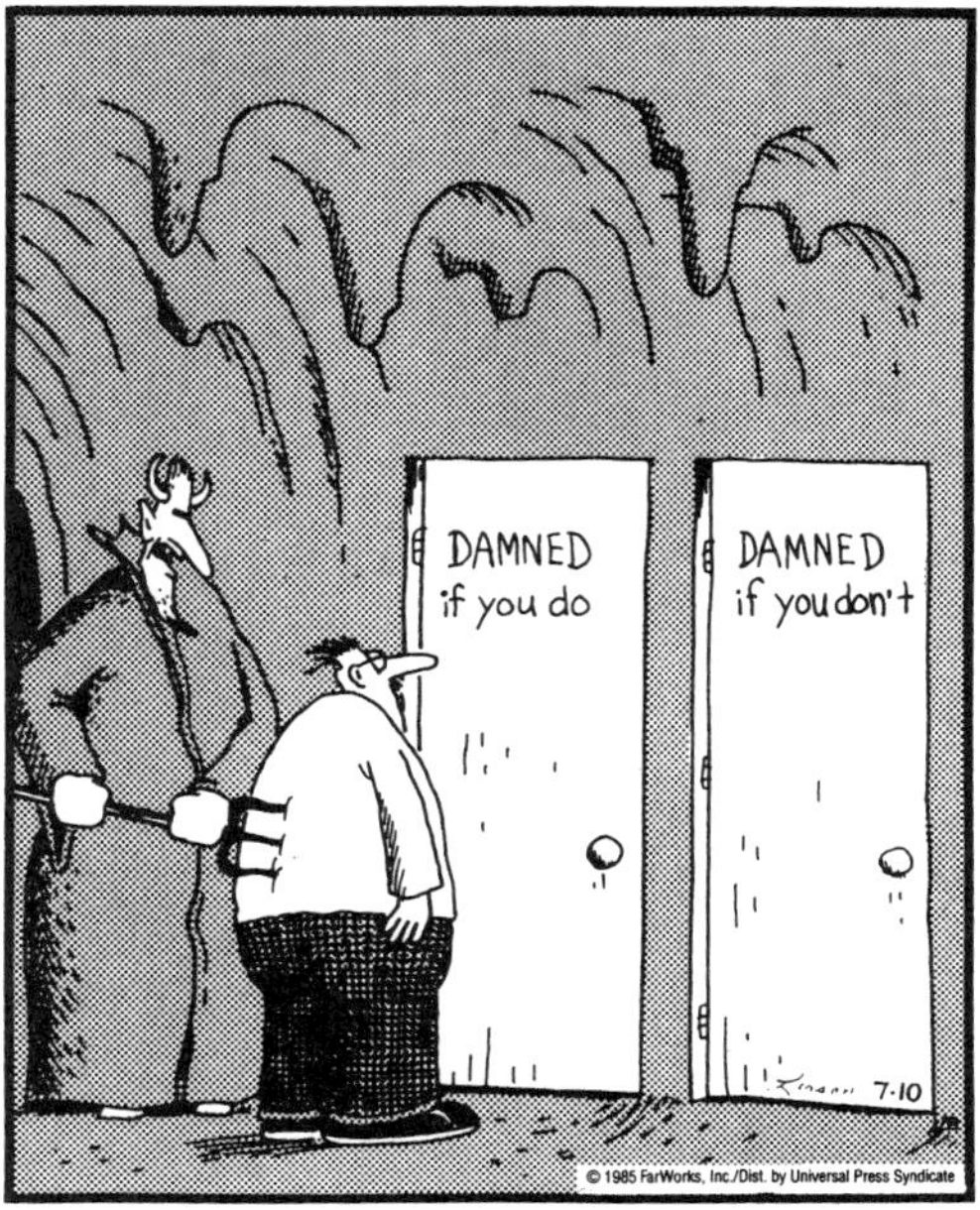

THE FAR SIDE © 1985 Farworks, Inc./Dist. by Universal Press Syndicate

「さあ、さあ、どっちを選ぶんだね」

ただし、選択肢はもうひとつある。悪魔がけっして教えてくれない、それどころか隠そうとする第三のドアがあるのだ。このドアを選べば、悪魔の鼻を明かすことができる。このドアの向こうには自分でできる四段階方式の行動療法があり、脳のはたらきを変化させ、恐ろしい強迫衝動を克服し、強迫性障害から逃れる道が開けるのである。

六人の患者の場合

ここに第三のドアを選んだひとたちの物語がある。わたしたちが出会ったときには、OCDに圧倒されていたが、なんとかこの悪魔をやっつけることができたひとたちだ。彼らの症状はよくあるもので、けっして珍しくない。この病気ではごくふつうの症状である。

ジャック

保険会社の査定員で四十三歳のジャックは、一日に少なくとも五十回は手を洗う。手が汚れた日には百回以上にもなる。皮膚に石鹸分がこびりついて、濡らしただけで泡立つほどだ。手が不潔でないのはわかっているし、触れたものすべてが汚染されているわけではないのもわかっている。そんなに何もかもが汚染されていたら、「人間はハエのようにばたばた死んで」いるはずだ、と頭では考える。だが、手が汚いという気持ちを克服できず、「ほんとうにきれいになったか、ちゃんと洗えたか？」と心配しつづけながら、洗いに洗う。洗いすぎて指のあいだが赤くひび割れている。水をかけただけで、傷口に塩をもみこむように痛む。それでもジャックは洗わずにはいられない。やめられないのだ。これは彼の恐ろしい秘密で、スパイでも感心するほど巧みに隠しつづけている。

バーバラ

アイヴィ・リーグの大学を優等で卒業した三十三歳のバーバラは、派遣社員として働いているが、自分が能力を出しきれていないことを承知している。彼女は知的で雄弁だが、何度も何度も確認せずにはいられないという強迫観念にとりつかれているのだ。電気器具のプラグを抜いただろうか。ドアの鍵はかけたか。どうせ一度か二度、戻って確認せずにはいられないのがわかっているので、朝早く出勤する。ひどいときには、コーヒーメーカーとアイロンを書類カバンに入れて職場まで持っていった。自分でも情けなくてたまらなかった。「こんなことをしていては、自尊心も何もあったものじゃない」。それで、この執拗で非合理的な不安に対抗するため、新しい戦略を編みだした。毎日、出勤する前に、コーヒーメーカーをコンセントから離れた冷蔵庫のうえに置いて、大きな声で——自嘲とともに——「行ってきます、ミスター・コーヒー！」と言う。それに、プラグを抜いたことを記憶するための工夫もした。アイロンのプラグの痕が三十分たっても消えないほど強く掌《てのひら》に押しつけるのだ。こうすれば、たしかに抜いてきたと安心できる。

ブライアン

四十六歳のブライアンは自動車のセールスマンだが、毎晩遅くまで起きて、サイレンが鳴らないかと耳をすましている。消防車かパトカーのサイレンが聞こえると、近所で交通事故があったなと思う。そして、どんな深夜でも起きあがって着替え、事故現場が見つかるまで車で探しまわる。警官が立ち去るやいなや、水を汲んだバケツとブラシ、苛性ソーダを車から運びだして、アスファルトを洗いはじめる。そうせずにはいられないのだ。衝突したとき酸性のバッテリー液がこぼれたかもしれない。毎日、同じ道路を走るブライアンは、バッテリー液に触れるのではないかと死ぬほど恐ろしい。道路を洗い終わると午前三時になっていたりするが、帰宅してシャワーを浴び、履いていたテニスシューズをビニール袋に入れてゴミ箱に捨てる。靴は一回しか履けないのがわかっているから、特売のときにいっぺんに一ダース以上も買っておく。

ドッティ

五十二歳のドッティは五歳のときから強迫観念と闘ってきた。ひとつは、5と6を含む数にたいする恐怖だ。友達とドライブしていて、5か6のついたナンバープレートの車を見つけると、あわてて車を止め、「幸運の」ナンバーの車が来るまで待っていなければならない。「何時間も待ったこともありました」。そうしないと、母親に恐ろしいことが起こると不安だからだ。ドッティ自身が母親になったあと、強迫観念は息子のほうへ移り、さらに奇妙になった。「目なんです」と彼女は言う。「ふいに、すべてをきちんとしていなければ、息子の目やわたしの目がどうかしてしまうという考えがつきまとうようになりました」。ドッティも息子も目に何の異常もないが、目が悪いひとのそばに寄ることもできない。「眼科医という言葉を見ただけで、不吉な考えにとりつかれます。視覚障害者が歩いた場所を歩くこともできません。もし、そんなことになったら、靴を捨てるしかないでしょう」。話しながら、ドッティは「視力」という言葉を四度、掌に書いていた。その日の午後にテレビを見ていたら、目にかんする不吉な考えが浮かんだので、それを消そうとしているのだということだった。

ララ

ララはこんなふうに強迫観念を説明する。「魂を引き裂かれる感じです。最初はちょっとした考えなんですが、強迫観念が火の玉のように爆発して手に負えない怪物になってしまうんです」。彼女を苦しめているのはナイフだった。「たとえバターナイフでも、手にしたとたんにだれかを、とくにそばにいるひとを刺したくなります。恐ろしいことです。だれも傷つけるつもりはないのに！　いちばん怖いのは、この衝動が夫にたいして起こるときなんです」

ロバータ

ロバータはドライブしているとき、でこぼこを乗り越えるとだれかを轢《ひ》いたのではないかとパニック状態になる。あるとき、ショッピング・モールから出ようとして、駐車場にビニール袋が落ちているのに気づいた。「とたんに、あれは死体だわと思ってしまったんです。車を停めて見つめましたが、ただのビニール袋だというのはわかっていました。でも、恐怖とパニックが起こってしまった。わたしはぐるっとまわってきて、また見つめずにはいられませんでした……」。どこへ行くときでも、彼女はバックミラーを見てはぎょっとする。道路脇のあれは新聞かしら。それとも死体？運転するのが恐ろしくて、とうとう家から出られなくなった。

やっかいな脳

ＵＣＬＡ医学部で研究する心理学者として、わたしは過去十年に千人以上の強迫性障害（OCD）の患者を一対一で、あるいは週に一度のユニークなOCD治療グループの場で診てきた。大半は四段階方式自己療法のおかげでずいぶん快《よ》くなり、気持ちも楽になったという。

UCLAのチームがOCDの研究をはじめたのは、鬱病の研究がきっかけだった。鬱病患者の脳には特別な変化が起こるのに気づいたわたしたちは、OCD患者の多くが鬱に苦しんでいることから、OCD患者の脳にも変化が起こっているのではないかと考えた。そこで、地元の新聞に「自分でコントロールできない考えや儀式につきまとわれてはいませんか？」という広告を出した。UCLAの神経精神病学研究所で、脳の代謝作用を測定するPETスキャン（陽電子放射断層撮影）を受けてくれるひとが何人かほしかったのだ。ところが驚いたことに、たいへんな数の応募があった。OCD患者は思っていた以上に多いらしかった。このひとたちの脳にPETスキャンを実施したところ、たしかにOCDに関連する変化が起こっていたのである。

この十年ほど、わたしはおおぜいのOCD患者に接してきた。彼らの勇気と、病気を克服し、快くなろうという意志、そして、OCDのせいで脳から発せられるまちがった信号への対応を変え、行動をコントロールする能力について、多くのことを学んできた。

ごく最近まで、OCDの患者に医師がしてあげられることはごく少なかった。ジークムント・フロイトと彼の後継者たちは、こうした強迫観念や強迫行為は心の奥の葛藤が原因で起こると考えた。何年ものあいだ、善意のセラピストにまちがった診断にもとづいた治療をされていた、と語る患者は多い。ブライアンはある心理セラピストに、バッテリー液恐怖には性的な意味があると言われ、父親に性的凌辱を受けたのではないかとほのめかされた。これを聞いて、彼はUCLAに助けを求める決心をしたという。

心配せずにいられないのが心配

医師から見れば、OCD患者が抱えている最大の問題は、自分が心配せずにはいられないことにたいする不安である。心配する必要がないとわかっていることが不安でたまらない、これがいちばんやっかいな問題なのだ。この精神的苦痛の大きさが理解できたときにはじめて、患者と脳の関係についての深い真実が見えてくる。この関係を理解するひとつの方法は、強迫性障害のかたちと内容を区別することである。

医師がはじめに「何が心配なのですか?」とたずねると、OCD患者の大半は「手が汚いのではないかと不安でたまらないのです」などと答える。だが、おおぜいのOCD患者を治療してきた医師なら、それがほんとうの問題ではないことを知っている。ほんとうの問題は、不安にかられた彼らがどんなに努力しても、確認したいとか洗いたいという強迫衝動が消えないことだ。これがOCDのかたちである。ほんとうは無意味な考えや強迫衝動が、とんでもない激しさでしつこく患者の心につきまとう。多くの脳科学者やわたしたちUCLAの研究チームは、OCDは本質的には神経に問題がある脳の病気だと考えている。強迫観念が消えないのは、脳のはたらきが適切でないからだ。したがって、OCDは第一に生物学的な問題であり、脳内のまちがった化学的回路と結びついている。OCDのかたち――執拗につきまとい、しつこくくりかえされるという事実――は、遺伝と思われる脳の生化学的なアンバランスに起因する。

OCDの内容、つまり、なぜあるひとは何かが汚いと感じ、べつのひとはドアの鍵が心配でならないのか、という点は、フロイト派の精神科医が考えたように個人的背景や家族環境など、感情的な要因に関係するのだろう。理由はどうあれ、なぜある患者には洗浄強迫があり、べつの患者には確認強迫があるのかは、生物学的には説明できない。だが、OCDは本質的に神経精神的な疾患である。特徴となる症状――執拗につきまとう想念や不安――は、ほぼまちがいなく脳の問題が原因で起こっている。もちろん、そうした問題は感情的な動揺や人格的不安をひきおこす。じつはこうした感情的反応のストレスが、さらに脳の問題を悪化させる。本書では、OCDのかたちと、これがひきおこすストレスというふたつの問題にどう対処したらいいかを説明しよう。

主導権を握る

あなたがOCDだとする。あなたと医師はこの恐ろしい強迫衝動や強迫観念を振りはらうためにどうすればいいだろうか。

OCD治療の核心は、「不安や衝動が消えるのを手をこまねいて待っていてはいけない」ということだ。不安や強迫衝動の内容を心理学的に解明しても、強迫観念が消えることはめったにない。不安や強迫衝動が通りすぎるまでは自分には何もできないのだという思いに屈するのは、地獄への道である。あなたの人生は巨大な強迫観念にのみこまれてしまう。小説か雑誌を読んでいるとき、どこかで自動車の盗難防止装置のアラームがうるさく響いたとしよう。どんなにやかましくても、「なんとかあのアラームを止めなくてはならない。それまではこれを読む気にはならない」とは考えないだろう。それよりも、アラームを気にしないように努力するか、気持ちをべつのところに向けて、できるだけ読書に没頭しようとするだろう。そのうち、目の前のことに夢中になれば、アラームが鳴っているのを忘れてしまうかもしれない。べつのことに気持ちを集中すれば、気になってしかたがなかったやっかいな事柄も気にならなくなるし、無視できるようになる。

OCDは不思議な病気だが、病気にはちがいないし、脳のはたらきに関連した疾患だから、脳のはたらきを変えること、少なくとも脳のなかの生化学的作用を変化させることによってしか、永続的な回復は期待できない。この変化は行動療法によって、あるいは行動療法と薬物療法の併用によってもたらすことができる。ただし、OCDの治療の場合、薬は「浮き輪」でしかない。薬は、OCDという荒波のなかで泳げるようになるまでの補助として使う。UCLAでは、薬は自分で自分を治療するためにだけ使用する。この方針の基本には、四段階方式の行動療法を実践すれば、薬は必要なくなるという原則がある。この原則はとくに長期的に見た場合に顕著である（行動療法については第8章で、薬物療法については第9章でくわしくとりあげる）。

OCDの新しい治療法を探っていたわたしたち研究チームは、強迫観念が脳の生化学的なアンバランスに起因することを理解すれば、患者は強迫観念にしたがおうとする自分をそれまでとはちがった目で見られるようになり、病気と闘う決意が強くなるのではないかと考えた。そこから、新しい行動療法が生まれた。

患者にこの生化学的なアンバランスを理解してもらうために、わたしたちは脳がどんなふうにはたらいているかを見てもらった。OCD患者の脳のエネルギー活動を研究していたとき、同僚のルー・バクスター博士とわたしは、PETスキャンという方法を用いた。化学的に標識されたごく少量のグルコースのような物質を注入して、その分布を撮影する方法で、その結果、OCDの患者の場合、眼窩皮質、つまり脳の前部下側のエネルギー活動がつねに通常よりも高いことがはっきりと示された。眼窩皮質がはたらきすぎて、文字どおり熱しているのだ（左ページの図1は、典型的なOCD患者のPETスキャンの画像である。OCDでない者にくらべて眼窩皮質のエネルギー消費度が高いことがはっきりとわかる）。

行動療法で強迫観念への対応が変化することはわかっていた。そこで、この印象的な脳の映像を使えばOCD患者を勇気づけられるのではないかと、わたしたちは考えた。脳の問題が執拗な強迫観念を生むのなら、強迫行為に抵抗する意志を強化すれば、症状が改善するだけでなく、脳の化学作用にも変化が起こるかもしれないからである。

161ページ図3の画像は、大規模学区の管理者をしている四十一歳のベンジャミンの脳を撮影したものである。彼はまわりにあるものをすべて異常なほどに清潔にきちんと片づけなければ気がすまないという、膨大な時間のかかる強迫観念に悩まされていた。映像でたしかに自分の脳がオーバーヒートしているのを見せられたときのことを、彼は鮮やかに覚えているという。「まったく、ショックでしたよ！」と彼は言う。「脳に障害がある、自分は完璧ではないと知ってがっくりしました。最初はなかなか納得できなかった」。同時に、脳の映像は、自分がOCDであることを理解するのに決定的な役割をはたした。当人の言葉を借りれば「脳に障害があるという議論の余地のない証拠」である。

図1　OCD患者のPETスキャン画像

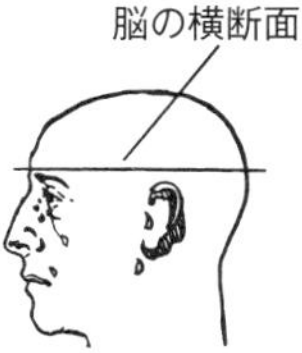

OCD患者の前頭下部にある眼窩皮質のエネルギー消費量が増大していることを示している。下図の矢印が眼窩皮質のあるところ。

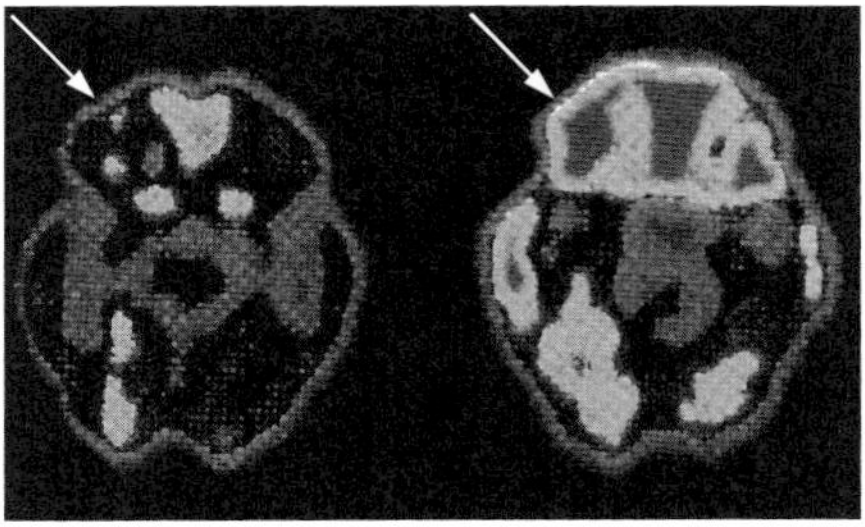

健常者　　　　強迫性障害の患者

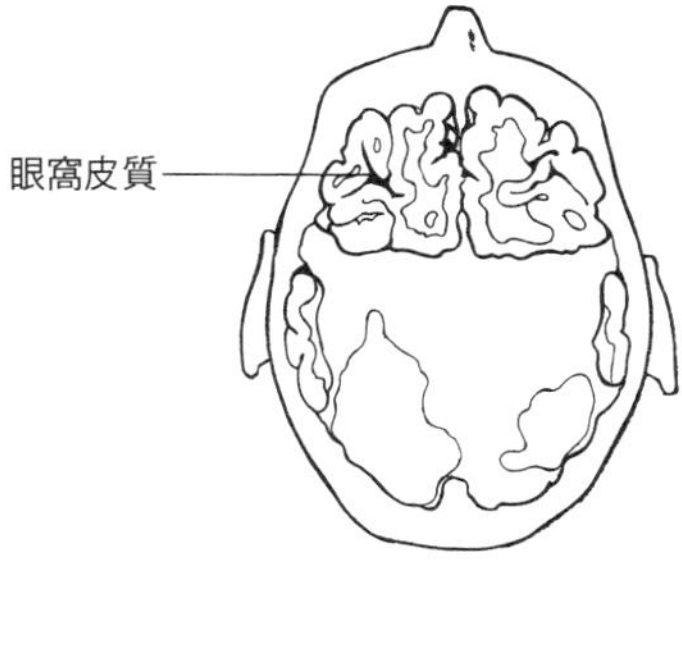

ＵＣＬＡのプログラムに参加したベンジャミンは、自分でできる四段階方式の認知生物学的行動療法をマスターし、六年後の今日では症状をかなりの程度までコントロールして、仕事のうえでも個人的な人間関係でもうまくやっていけるようになった。

強迫観念の主犯は脳の機能不全であることを理解するためには、まず、ＯＣＤの強迫観念のかたちと内容のちがいを理解しなければならない。バーバラとミスター・コーヒーにかんする強迫的不安を覚えておられるだろうか。彼女はコーヒーメーカーのプラグを抜いたかどうかが不安で、気が散ってしかたがなかった。それが彼女の強迫観念の内容である。表面的にはそれが問題のようにみえる。だが治療をはじめてまもなく、ほんとうはミスター・コーヒーに電気が通じているという不安を振りはらえないことのほうが問題なのだと、当人にもわたしたちにもわかってきた。その不安が一日に数百回から数千回も襲ってくるという事実が、ＯＣＤの謎を解く重要な鍵となった。掌にミスター・コーヒーのプラグの痕がくっきりとついていてもなお、彼女は不安にさいなまれて何もできなかったのだ！

同じく、ブライアンは新しいバッテリーからは酸性液がこぼれたりしないことを知っていたが、それでも、デスクのうえにだれかがバッテリーを置いたりすれば半狂乱になった。「ヴェトナム戦争で銃弾を浴びたときだって、あんな恐怖の表情は見たことがない、と同僚に言われました」

ドッティは、自分が何かの強迫行為をしなくても、息子が盲目になったりはしないことを知っていた。だが、テレビで視覚障害者を見たときには、着の身着のままでシャワーに飛びこまずにはいられなかった。

バーバラ、ブライアン、ドッティをほんとうに悩ませていたのは、これほどばかげたことがこんなにも心配でならないという事実だったのである。

なぜバーバラがミスター・コーヒーにこだわるのか、なぜブライアンがバッテリー液に、ドッティが目にこだわるのか、わかる日はたぶん来ないだろう。

フロイト派の理論が鍵になるかもしれないが、フロイト自身、こうしたタイプの問題は「体質的な要因」による、つまり生物学的な原因で起こるのだと信じていた。今日、フロイト派の精神科医の大半は、こうした症状の心理的内容を――どんな内的葛藤があって、あるひとは火事を出すのではないかと恐れ、あるひとはだれかに暴力をふるうのではないかと恐れるにいたったのかを――理解しても、ほとんど症状を軽減させる役には立たないと認めている。なぜなのか。ＯＣＤの問題の核心はかたちに、つまり不安がくりかえし襲ってきて消えないという事実にあるからだ。犯人は脳の神経的なアンバランスなのだ。ＯＣＤの性格を理解すると、回復につながる行動療法を前よりもうまく実行できるようになる。「わたしではない、ＯＣＤがさせるのだ」と知っているだけでストレスがやわらぎ、効率的に回復への努力ができるようになる。

わたしたちは折に触れて、ＯＣＤを克服しようとする努力はけっして、岩を何度山のうえに押し上げてもまた落ちてくるというむなしい作業ではない、と語りかける。そうではなくて、山のかたちを変えているのだ。脳を変化させているのである。

だいじなのは何をするか

脳は信じられないほど複雑な機械で、わたしたちが世界とコミュニケーションをとるために役立つ気分や感情をつくりだしてくれる。脳が正しく機能していれば、容易に「そう思っているのはわたしだ」と考えられる。だが、脳がまちがったメッセージを送りはじめ、それがまちがっていることがすぐにわからない場合には、ＯＣＤのような苦しみがはじまる。

メッセージがまちがっていると悟《さと》る能力、つまり自覚的な警戒心が役に立つのはこのときである。わたしたちがＯＣＤ患者から学んだのは、まちがった行動を促すメッセージが脳から送られたとき、これを行動で修正するために必要な観察力はだれにでも備わっているということだった。たとえば、雑音だらけのラジオを聞くようなものだ。よく耳をすましていないと、まちがった音や、意味をなさない音しか聞こえないかもしれない。だが、よく耳をすまして聞いてみれば、なにげなく聞いているひとには聞きとれないことが聞こえてくる。とくに訓練をしていれば、上手に聞きとることができる。さらに混乱したメッセージを受けとったとき、何をすべきか適切に指示されていれば、混沌のただなかで現実を見きわめることができる。

わたしはよく、「だいじなのはどう感じるかではなく、何をするかなんですよ」と言う。正しいことをしているときは、自然と感情も改善されていく。ところが不快な感情にこだわったまま時を過ごしていると、改善につながる行動をとれないで終わってしまう。自分の生活を改善してくれる精神的、身体的行為に関心を集中すること。それが、本書の行動哲学であり、ブレイン・ロックを克服する道である。

四段階方式は魔法の処方箋ではない。強迫衝動を正しく理解しても――強迫衝動にたいする見方を変え、強迫観念というラベルを貼っても――すぐに症状が消えるわけではない。すぐに治るという過度の希望的観測は、とくに治療の初期には失敗の大きな原因になる。ここでの目的は単純に強迫観念を消すことではなく――当分は消えない――自分の対応をコントロールすることだ。行動療法のガイドラインにしたがって四段階方式を実践していけば、この基本原則がわかってくるだろう。新しい知識を活用し、「わたしではない――ＯＣＤがさせるのだ」と自分に言いきかせ、強迫衝動への対応を行動によって変えよう。そうすれば、自分の行動をコントロールする力を取りもどし、脳を変化させることができる。

たいせつなのは「行動を変えれば、脳のロックがはずれる」ということだ。

覚えておくべきポイント

●OCDは脳の生化学的アンバランスに起因する疾患である。

●強迫観念とは、執拗に消えない、望ましくない想念や衝動のことである。

●強迫行為とは、強迫観念がひきおこす不快な気分を払拭しようとして、むなしく何度もくりかえす行動のことである。

●強迫行為は長期的には強迫観念を悪化させる。

●四段階方式は、好ましくない想念や衝動にたいする反応をつくりかえる方法である。この方式は、行動を有意義で建設的な方向へと変化させるのに役立つ。

●行動を変えると、脳が変化する。行動を建設的な方向へ変化させれば、脳が送ってくる不快な気分はいずれは薄れていく。そうすれば、強迫観念への対応をうまく管理し、コントロールすることが容易になる。

●だいじなのはどう感じるかではなく、何をするかである。

第1部

四段階方式とは何か

自分で厳しい修行をしなくてはならない。悟りを開いた者はあなたに道を指し示すことができるだけである。

ゴータマ・ブッダ「真理のことば（ダンマパダ）」二七六

まちがってはいけない。神は侮られるようなかたではない。ひとは自分の蒔いたものを刈りとることになる。

「ガラテヤ人への手紙」六章七節

神は自ら助くる者を助く。

ベンジャミン・フランクリン「貧しいリチャードの暦」（一七三六年）

第一段階　ラベルを貼り替える

――「わたしではない、OCDがさせるのだ」

第一段階　ラベルを貼り替える（RELABEL）
第二段階　原因を見直す（REATTRIBUTE）
第三段階　関心の焦点を移す（REFOCUS）
第四段階　価値を見直す（REVALUE）

ラベルを貼り替えるとは、「このやっかいなしつこい思いはなんだろう」という問いに答えることだ。たいせつなのは、この好ましくない想念や衝動、行為につけるラベルを貼り替えることである。その想念や衝動の真実の姿を見抜かなければならない。すべては強迫観念であり強迫行為なのだ。自覚してしっかりと現実に足をつけて踏んばること。たとえば確認したい、数えたい、手を洗いたい、と思ったとき、それがほんとうに必要なのだとだまされないように、極力がんばろう。必要ではないのだから。そうした想念や衝動は、強迫性障害（OCD）という病気の症状にすぎないのである。

次ページのギャラガー教授には、執拗な不安や強迫観念に苦しむ患者を「治療する」独自の方法があるらしい。

じつは、これは「フラッディング法」という名で知られる伝統的な行動療法をマンガであらわしたものなのだ。残念ながら、この気の毒な患者は病気が治るよりも狂ってしまう可能性のほうが高そうだが。

OCDの患者にたいして、UCLAのチームはときには薬を併用しつつ、行動療法を使ってめざましい効果をあげてきた。わたしたちの方法は、水に放りこんで泳げるか溺れるか試すというギャラガー教授の乱暴なやり方とは異なり、認知生物学的行動療法と呼んでいる長期的で自主的な方式である。

OCD患者との最初の面接は、たいてい患者の恥じらいがちな言葉ではじまる。「先生、自分がどうかしているのはわかっているのですが、でも……」

それから、患者は典型的なOCDの症状のひとつもしくは複数を語りだす。洗浄あるいは確認強迫、不合理な暴力的あるいは冒瀆的な強迫観念、奇妙な、あるいは無意味な儀式的行動をしないと大事件や破局が起こるといった強迫観念などだ。

患者たちはふつう、自分の考えがおかしいことを承知している。それで恥じたり、途方に暮れたりしている。そのために自己評価はたいへん低くなり、仕事にさしつか

『ファーサイド』　ゲイリー・ラーソン

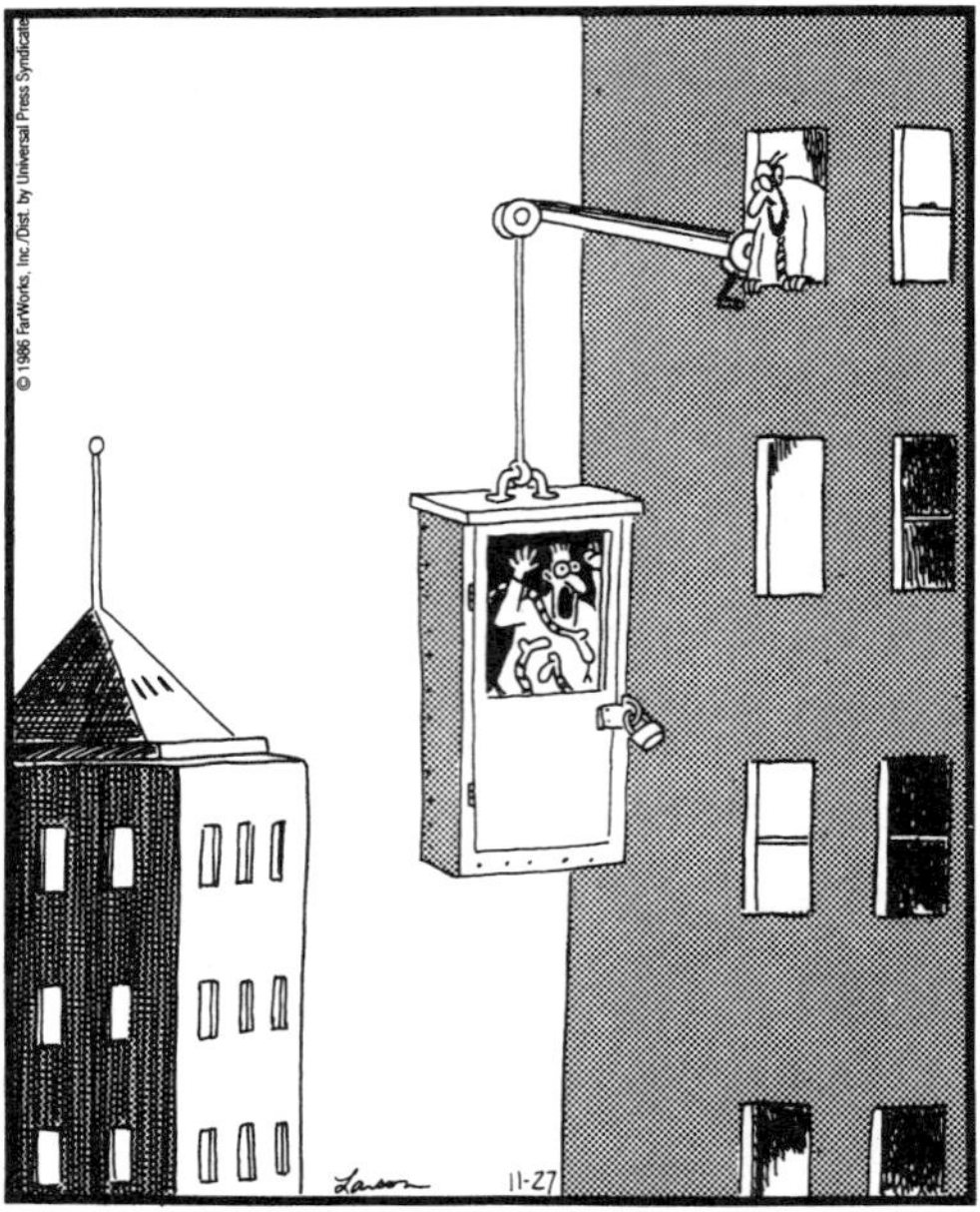

問題の多いギャラガー教授流の「高所恐怖症、
ヘビ恐怖症、暗闇恐怖症同時治療法」

えたり、社会生活が営めなくなったり、奇妙な行動を知られまいとして家族や友人から離れて引きこもったりする。

狂気ではなく、ブレイン・ロック

治療にあたっては、まずあなたは強迫性障害にすぎないと診断名を告げて安心させる。脳がまちがったメッセージを送っているだけなのだ。OCD患者の脳の映像を見せ、生化学的な異常のために脳の前頭葉の下側がオーバーヒートしていると説明する。

要するに、患者はブレイン・ロックに苦しめられている。脳の信号がまちがった回路にはまりこんでしまっている。このロックをはずすのが行動療法で、行動療法はRELABEL、つまりラベルを貼り替えることからはじまる。

ラベルを貼り替えるとは、端的に言って、好ましくない想念や衝動を、「強迫観念」、「強迫行為」というほんとうの名前で呼ぶことだ。「これは汚いのではないか」という不安な思いではなく、執拗につきまとう、いらだたしい強迫観念である。四回も五回も確認しなければいられない困った癖ではなく、強迫行為なのだ。

これは闘いで、敵はOCDだ。反撃するためには、敵が何者であるかをしっかりと心に刻んでおく必要がある。OCD患者には力強い武器がある。「わたしではない、OCDがさせる」という認識だ。真の自分とOCDの声とを混同しないように、いつも気をつけていなければいけない。

それはわかるが、OCDはしぶといのだと言うかもしれない。OCDは黙ってはくれない、と。それにたいしてわたしたちは、「敵もいずれは黙ります。だが、時間がかかるのですよ」と答える。OCDがすぐに消えてくれますようにと祈っても聞き入れられはしないし、ただOCDを呪っているばかりでも快《よ》くはならない。

祈るなら、自分を助ける力を与えてくださいと祈るべきだ。神は自ら助ける者を助ける。もちろんこの意義ある闘いにとりくむ者を助けてくださるだろう。この場合に自らを助けるというのは、気分や感情の激しさを気にしないで、正しい行動に関心を集中することを意味する。これこそが、ほんとうに優れた努力というものだ！

同時に、変えられないこと——少なくとも短期的には——を受け入れることからはじまる、医学的な自己治療法でもある。

まず、ラベルを貼り替えてもOCDは消えない、という単純な事実をしっかり理解する必要がある。だがOCDという敵の正体を見抜けば、敵の力を奪いとって、自分が強くなることはできる。

やっかいな強迫観念がすっかり消えなくても、その考えに振りまわされないでいれば、やがては気にならなくなるだろう。そのうえ、気にしなくなればなるほど、ますますうまくOCDをコントロールできるようになる。そうなればOCDはだんだん軽くなっていく。ところがOCDを気にして、頼むから消えてくれと考えたり、願ったりしていると、ますます執拗につきまとわれ、苦しめられる。

OCDに反撃する

OCDは非常にずるがしこく、悪魔のように防衛力が強い敵だから、自分は脳のまちがったメッセージだなどと認めはしない。あなたが「手を洗いなおさなくたって、飛行機が落ちたりするものか」と考えようとしても、OCDは「いや、落ちるぞ。そしておおぜいのひとが犠牲になるぞ」とささやくだろう。そのときこそ、真実を知っている者の信念と力を示そう。

OCDに耳を傾けてはいけない。OCDに侵略されるまま、いらいらと受け身になっていれば、ますます不安と苦痛が増す。「消えてなくなれ。ほうっておいてくれ。二度と手を洗えなどと言うな」と言い返そう。

つぎに、「どうして、これがわたし自身の声ではなくて、OCDだと確信できるのか」という不安ととりくまなければならない。手を洗うことと飛行機事故は無関係であるという形而上学的保証はなにもないかもしれないが、OCDに負けてもう一度手を洗えば、事態は悪化し、OCDはますます強くなるだけであることは保証できる。いっぽう、OCDの言うことを聞かず、べつの行動に関心の焦点を移せば、恐ろしいことが起こるかもしれないという不安は数分後には薄らぎ、強迫行為はばかばかしいナンセンスだということがわかってくるはずだ。

道ははっきりしている。OCDの言うことを聞いて振りまわされ、いずれは人生を破壊されるか、それとも数分もすれば、自分が手を洗ったり鍵を確認したりしなくても飛行機が山腹に激突したり車が衝突したりはしない、という確信が生まれることを認識し、その認識を武器に反撃して闘うかである。

これは悪魔と闘って善が勝利をおさめるように努力するかどうかの問題なのだ。

化学反応にすぎない

UCLAでは患者たちがそれぞれ、ラベルを貼り替える、原因を見直す、関心の焦点を移す、価値を見直すという四段階方式をじつにうまく応用している。

チェットは行動療法でOCDを克服し、いまでは歯科医になるために勉強しているが、以前は暴力的な想念につきまとわれていた。火事を見ると自分が放火したのではないかと思い、町でだれかが銃撃されて殺されたと聞くと、自分が撃ったのではないかと思うのだ。彼は「おれはだめな人間だ、悪人だ」とつぶやきながらうろつきまわっていた。仕事はゆきづまっていやでしかたがなかったし、借金も抱えていた。こうした要因が重なってストレスが高まり、症状は悪化した。ふつうストレスはOCDの不安を増幅させる。

最初のうち、チェットが見方を変えようとして、暴力的な考えはOCDなんだと自分に言いきかせたとき、OCDは「そんなに気になるかい？　どうしてだろう。ほんとうにおまえがやるかもしれないからじゃないのか」と言い返した。だが、OCDは脳の生化学的アンバランスに起因することを知ったチェットはついに、「つべこべ言うな、ただの化学作用じゃないか」と言えるようになった。

ラベルを貼り替えるうえで、予想するということは重要な補助策だ。チェットにはこのことがよくわかっていた。映画を見ていて、もうじき暴力シーンになるなと思うと、自分に言いきかせる。「そうら、強迫観念がやってくるぞ」。そうすると、はたして強迫観念に襲われたとき、さほど苦しめられなくてすむ。

OCDとの闘いで、チェットは現実的でもあり、哲学的でもあった。彼は昔から、あと十五センチ背が高ければなあと考えていたが、そう望んだところで背が伸びるはずはないのを知っていたし、いまの背でも生きていくことはできた。OCDも同じことなのだと彼は考えた。望んでもOCDは消えないが、うまく対処する方法を学ぶことはできる。

チェットはもうひとつ、OCDを出しぬく方法を発見した。強迫観念が浮かぶたびに、フィアンセのために何かすることにしたのだ。たとえばバラを贈ったり、夕食を料理してやったりする。OCDに惨めな思いをさせられそうになるたびに、フィアンセを幸せにすることで自分も幸せになるというわけだ。

信仰篤いチェットは、慰めを与えてくれる言葉を聖書にも見つけた。「主はすべての心を探り、すべての思いを悟られる」（歴代誌一、第二十八章九節）。この文章をどう自分にあてはめればいいかよくわかるとチェットは考えた。神はぼくの心を理解なさり、気持ちがめちゃくちゃになっていることもご存じだ。そのことで自分を痛めつけるのはやめるように努力しなくてはならない。

何世紀も前に似たような前例があることは興味深い。『天路歴程』を書いた十七世紀のイギリス人ジョン・バニヤンは、いまで言えばOCDに苦しんでいた。非常に敬虔な人物だった（巡回牧師で、許可なく説教をしたというので投獄されたこともある）バニヤンはOCDのために浮かぶ冒瀆的な考えに苦悶していた。彼はその罪悪感を――チェットのように――よこしまで無意味なことを思い浮かべたからといって自分を罰しても、神は喜ばれるまいという信念によって克服した。このすばらしい洞察のゆえに、わたしはバニヤンをOCD認知行動療法の父と考えている。

公平な観察者

ラベルを貼り替えることを学ぶには、肩をすくめて機械的に「わたしではない、O

ＣＤがさせるのだ」と言うだけではすまない。自覚的に気づく努力が必要だ。自覚的に気づくというのは、単純にうわべだけで考えるのとはちがい、不快な気分を自覚的に見つめ、脳のまちがったメッセージによってひきおこされるＯＣＤの症状だとはっきり認めることだ。不快な気分に圧倒されそうになったら、「手が汚いと考えたり感じたりしているのではない。そうではなくて、手が汚いという強迫観念に襲われているのだ」「鍵を確認する必要があるのではない。鍵を確認したいという強迫行為にかりたてられているのだ」と自分に言いきかせなくてはいけない。こう言いきかせたからといって、強迫観念や強迫衝動は消えないが、それに積極的に抵抗する下地がつくられる。

十八世紀のスコットランドの哲学者アダム・スミスの著作に学ぼう。彼は「公正で充分な情報をもっている観察者」という概念をつくりだした。これは「それぞれの内なる人物」そのものといっていい。わたしたちのなかには、自分の感情や状況を充分に認識しつつ、しかも公平な観察者というか立会人の役割を演じられる人物が存在する。こう考えると、自覚的に気づくということがわかりやすくなり、「これはただのＯＣＤだ」と心のなかで自覚する能力が高まる。

ラベルを貼り替えることで、アダム・スミスが『道徳感情論』で展開した主要な概念である「公平な観察者」の登場を促すことができる。スミスは「公平な観察者」を、外から自分の行動を観察する能力と定義したが、これは仏教徒がいう悟りと同じものだ。ＯＣＤの患者たちが一歩下がって、「これは脳がまちがったメッセージを送っているにすぎない。行動を変えれば、脳のはたらきを変えられる」と言うとき、彼らは「公平な観察者」の立場にいる。ＯＣＤのひとたちが、障害にたいする皮相的な理解から深い悟りに進み、恐怖や不安を克服して、強迫観念への対応を意識して変え、ギアチェンジして行動を変えていくさまは、じつに感動的だ。このプロセスがＯＣＤ克服の基本なのである。

ＯＣＤの患者が行動療法を身につけて、病的な行為はすまい、執拗なつらい考えにたいする反応を変えよう、と決意すると、あらたな強い意志がはたらきはじめる。「わたしは手を洗ったりしない。そのかわりにヴァイオリンを稽古しよう」というふうに考える。だが、最初のうちは、恐怖や不安にさいなまれて「でも、ヴァイオリンが汚れたらどうしよう……」などと考えずにはいられない。

アダム・スミスは、つらい状況で公平な観察者の視点を維持するのはたいへんな作業で、彼の言葉によれば「非常に消耗する努力」が必要であることを理解していた。いったい、なぜか？　脳から異常な疑いや不安の集中攻撃を受けて気が散ってしかたがないとき、有意義な行動に意識を集中させるのは、なまやさしいことではないからだ。

しかも、不愉快きわまりないことに、強迫行為をくりかえすのもまた非常に消耗する作業である。しかも、こちらにはなんの積極的な見返りもない。公平な観察者がいて、自覚して行動できれば、脳のはたらきに重要な変化が起こる。それがブレイン・ロック克服の鍵であることが、ＵＣＬＡでおこなった科学研究で明らかになった。

主導権を握るのはだれか

苦痛が大きすぎ、抵抗に必要な努力が膨大すぎて、強迫行為をしてしまうこともあるだろう。それは、小さな後退だと考えればいい。このつぎは勝てる、と自分に言いきかせることだ。ＯＣＤ患者のジェレミーはこう言う。「失敗したって、屈せずやりつづけるなら、やっぱり勝利なんです。積極的にこのＯＣＤという敵に立ち向かっているかぎり、敗北ではありません」

哲学専攻の学生アンナは、ラベルの貼り替えを通して、ボーイフレンド（現在の夫）が浮気をしているのではないかという強迫観念と闘った。自分の疑いには根拠がないことを知っていても、過去の恋愛について根ほり葉ほり聞きただしたり、ポルノ雑誌を見たことがあるかと追及したり、どんな酒をどれくらい飲んだのか、何を食べたのか、一日どこで何をしていたのかと問いつめたりせずにはいられなかった。あまりにしつこい追及に、ふたりの関係は破綻しかけたほどだった。アンナはこう語っている。

「ＯＣＤ克服の第一歩は、自分の強迫観念や強迫衝動につけるラベルを貼り替えることでした。第二段階で、それはＯＣＤのせいなのだと、原因を見直しました。わたしの場合は、このふたつが同時に進みました。頭では、ＯＣＤは脳の化学的なはたらきが原因で、そのせいで起こる感情は化学的障害の副作用なのだとわかっています。でも、頭で知ってはいても、ＯＣＤの攻撃の最中に、自分の感情は重要ではないとは思えません。ＯＣＤのやっかいなところは、不安や強迫衝動や強迫観念が、世界でいちばん重要なことのように思えてくる点なんです。そこから一歩退いて、ＯＣＤのせいなのだと見きわめるのは、容易ではありません」

アンナがラベルを貼り替えようと努力しているあいだ、ボーイフレンドのガイは、強迫観念は「ＯＣＤのせいにすぎない」と言いつづけたが、彼女を納得させられるとはかぎらなかった。だが時間をかけ、練習を積むにつれて、彼女の言葉を借りれば「何がＯＣＤで、何が『ほんものの』不安や心配かを見分けられるようになりました。それで、ＯＣＤに襲われても巻きこまれないですむことが多くなりました。もう強迫観念めいたものが浮かぶたびに落ちこんだりはしません。もっと先を見て、『こんな考えに惑わされて逆上しても、何もいいことはないわ。前にもこんなことがあったじゃないの。ＯＣＤに負けてきりきりまいしても、何の成果もなかったでしょう』と自分に言えるようになりました。そうすると、心がいくらか落ちついて軽くなり、ほっとするのです」と言う。執拗につきまとう考えが——少なくともそれにともなう強い不安が——ふつうは十五分から三十分ぐらいで薄らぐことがわかったのだ。

息子が視力を失うのではないかという強迫観念にさいなまれ、「わたしではない、ＯＣＤがさせるのだ」という言葉を編みだしたドッティにとって、ラベルの貼り替えは、強迫行為と闘うなによりの武器となった。「ぐずぐずと足をとられるのではなく、相手を見据えて、言うのです。『これはただの観念、それだけのことよ』。たいていの日は、これでおさまります。でも、せめぎあってたいへんな日もあります。魔法の薬でも発見されないかぎり、ＯＣＤの患者はいつまでもＯＣＤにつきまとわれるのでしょう」。だが、本書をお読みになればわかるように、ＯＣＤと闘うなかで身につく精神力や能力は、どんな「魔法の薬」を飲んでも得られはしない。

手を洗わずにはいられなかったジャックは、その魔法の薬を探しつづけてきた。「ここはアメリカだぞ。薬を飲めば、すばらしい人生が送れるはずだ。新しい人間に生まれかわる、もっと積極的になる、あるいはもっと魅力的にスマートになる、どんなふうにだってなれるはずじゃないか」。だが、薬はＯＣＤの症状を緩和してくれず、副作用が耐えがたかったので、彼は認知生物学的行動療法に切り替えた。彼の場合、ラベル貼り替えの第一歩は、手を洗うことがいかにばかばかしいかを認識し、理屈にも何も合っていないと悟ることだった。うちにいるときはほとんど手を洗いつづけているが、外出中は、手を洗うことがそれほど重要だとは感じないのだ。「行動療法のとき、わたしはちょっと待てよ、と考えました。ハンバーガー店に行ったときは手を洗わないじゃないか。自分も店員も金をいじっているが、べつに何も起こりはしない、そうだろう。トイレで手を洗ったって、ドアのノブにさわらなければ出られないぞ」。ジャックの手は汚くはなかった。彼はＯＣＤで、理性的な心でそれを克服しはじめたのだ。

ミスター・コーヒーにかんする強迫観念にとりつかれたバーバラは、自覚的に気づくことが、ラベルの貼り替えに役立ったという。「確認している自分に自覚的に気づくというか、意識することで、強迫行為をした場所から立ち去れるようになりました。電気器具のスイッチを切ったと確信できなくても、確認したことには自信がもてるからです。それに、ガスレンジの火がつけっぱなしだという恐ろしい不安に襲われたときには、『これはわたしじゃない、ＯＣＤがさせるのよ。不安になるのは病気だからだわ。火がつけっぱなしのような気がしても、意識して確認したのだから、もう見に行ってはいけない。不安はいずれは薄らぐのだし、十五分もがまんすれば、火がついているはずはないという確信が強くなる』と、自分に言いきかせるんです」。確認強迫がある場合には、バーバラの言葉が参考になる。確認行為をしながらも、だんだんに強迫観念をコントロールしていくためのすばらしい助言だ。

ナイフにつきまとう恐ろしい強迫観念があったララは、自分にこう言いきかせる。「ララ、これは強迫観念なの。現実じゃないのよ。信じられないほど恐ろしい考えのように思えるから、あなたは怯えるの。でも、これはほかの病気と同じ病気なのよ」。OCDは病気で、強迫観念は何の意味も力もないまちがったメッセージであると理解すれば、「OCDの力やパンチは小さくなる」ことを、ララは学んだ。強迫観念は意志をおしつぶしはしない。いつだって、OCDにたいする反応を自分でコントロールできるし、コントロールできなくても修正することはできる。

ジェニーはモスクワで働いていたとき、放射能汚染という強迫観念にとりつかれた。脳に生化学的問題があるのだと知って、「いくらか荷が軽くなった」と彼女は言う。「『人生のたくさんの領域で力強く生き、成功しているというのに、どうしてこんな問題を抱えているのだろう』と、ずっと自分が腹立たしくてならなかった。自分の心理が分析できないので、だめな人間なんだと思わずにはいられなかったのです。どこに問題があるのか、何が自分を悩ませているのかつかめず、それを取りのぞく正しい呪文も見つからず、ぴったりくる精神科医にも出会えませんでした」。いまでは、OCDに襲われると「ああ、これが何だか知ってるわ」と言いきかせる。ふつうは、それで先へ進むことができる。

運転中にだれかを轢《ひ》いたのではないかという強迫観念にとりつかれていたロバータ

は、こう語る。「まだいやな考えに襲われることはありますが、いまではコントロールできます。道路で何かに乗りあげたら、ただのでこぼこよ、と言いきかせます。だれかを轢いたなんていうのは、まちがったメッセージなんだ、OCDがさせるのであって、わたしじゃない！　って。ふりかえったり、後戻りしたりしないように努力し、むりやりに前進するんです。もう、運転は怖くはありません。強迫観念に襲われても、なんとかできるとわかっているからです。いらいらして、『わたしじゃないわ、OCDよ』と叫ぶこともあります。それから『オーケー、ロバータ、とにかく前進しましょう』と言うんです」

未来を嘱望される若い脚本家のジェレミーは、八カ月の行動療法ののち、ほぼOCDから逃れることができた。いま彼は、「自由の不安といったものをまだ感じている。これはつらいが、自由な人間になることの代償なんです」と語っている。

ジェレミーは子どものころから、何かにさわりたい、確認したいという強迫観念にさいなまれ、そうしなければ家族のだれかが死に、「神さまがぼくをお怒りになる」と恐れて、かならず実行してきた。家庭は強迫行為の儀式の「拷問室」になった。十代になったジェレミーはアルコールとドラッグに逃げ場を求めた。青年期に断酒者の会の助けで酒の問題を克服したが、今度は食べたものにアルコールが含まれているのではないかという強迫観念にとりつかれた。米でできた製品であろうがなんであろうが関係なかった。理屈ではないのだ。

　スポーツクラブでは、前に器具にさわった者からドラッグか酒が感染《うつ》るのではないかと想像した。公衆トイレでは、直前に酔っぱらいがそこで吐き、そのアルコールが魔法のように自分の身体に吸収されるのではないかと考えた。この強迫観念のせいで、彼は精神的にも感情的にもすっかり参ってしまった。はじめてＵＣＬＡに助けを求めてきたとき、彼は「ヴェトナムのジャングルで戦ってきたような気がする」と言った。

　治療のあいだ、ジェレミーは「尾状核」と書いた小さなスパイラルノートを持ち歩いていた。尾状核とは、ＯＣＤ患者の脳のなかで思考を適切に処理できないフィルター部分のことだ。ノートを持ち歩くことでジェレミーは、ＯＣＤが脳の回路の障害であることをいつも忘れないでいられた。これが、強迫観念を自分自身の精神力でふるい分けるのに役立った。「苦痛に名前がつくと、それほど耐えがたくはなくなりました」と彼は言う。そして自覚的な努力をしているうちに、脳のフィルターのシステムが正常にはたらきはじめた。

　先にわたしは、ラベル貼り替えの段階の補助ステップとして、予測をあげた。もうひとつの補助ステップは、受容である。ジェレミーはどちらもうまくできるようになった。治療前は、卑劣な行為をしているところを捕まって夜警の職を解雇されるのではないかという想像に怯えていた。だが行動療法を実践するうちに、「いいじゃないか。

完璧な人間なんていやしないんだ。解雇されるならされたでいい。ほかに仕事を見つけるさ。最悪の場合はどうなるか。慈善給食のお世話になればいい。ジョージ・オーウェルもそんな経験をして、『パリ・ロンドン　放浪記』というすばらしい本を書いたぞ」と考えられるようになった。食べたものに、禁じられたアルコールがほんとうに含まれていたとしても、「小さなまちがいにすぎない。わざとじゃないよ」と考えられる。罪悪感はなくなったし、報復の恐怖も感じなくなった。

ＯＣＤの症状から自由になったジェレミーは、この病気の患者によくある感想をもらした。「ぼくは何年ものあいだ、ＯＣＤに振りまわされてきました。ＯＣＤが人生そのものだったんです。ほかのことはほとんど考えられませんでした。いまじゃ、ＯＣＤが消えたのが淋しくて喪に服しているような気分ですよ」。だが服喪期間は長くはなく、まもなくジェレミーはもっと前向きで健全な行動で空白を埋めるようになった。

行動あるのみ

ＯＣＤの克服は、自転車の乗り方を覚えるのに似ている。一度できるようになれば、けっして忘れないが、うまくなるには練習が必要だ。転んでもこりずに乗らなければならない。途中であきらめたら、けっして覚えられない。ほとんどの患者は、はじめのうちは補助輪がほしいと感じる。そこで、薬が役立つ。薬と行動療法とを併用した場合の成功率は八十パーセントに達している。

この併用の治療でも失敗するのは、やる気を失ってタオルを投げてしまったひとたちだ。強迫観念に負けて強迫行為をし、「しないではいられない。向こうのほうが強いのだ」と認めてしまってはいけない。強迫観念に圧倒され、ときに強迫行為をしても、「これは強迫行為だ、このつぎは闘うぞ」と考えているなら、だいじょうぶだ。

受け身になったら敵の思うつぼ、行動こそ味方だ。最大の敵は倦《あぐ》むことである。しなければならないことをし、ナンセンスな儀式よりも重要な何かをするのは、とてもいい励みになる。何もしないでいては、脳のギアを入れ替えて前向きの行動をする精神力もやる気も生まれない。仕事に就いていれば、鍵を確かめるために自宅にひきかえしていたら職を失ってしまうから、がんばって前へ進むだろう。前進すれば、治療になる。怠惰は悪魔の仕事場だ。仕事に気が向かないなら、ボランティア活動でもいい。とにかくたいせつなのは、忙しくしていることだ。何か有意義なことをするよう心がけよう。役に立つことをしていれば自信がつくし、だれかに必要とされていると思えばやる気も起こる。それに、関心の焦点を移す段階でも大きな支えになる。

ひとによっては、落ちこんで仕事どころではなくなることがある。かならずというわけではないが、ＯＣＤ患者はしばしば鬱になる。睡眠のパターンが急激に変化して、夜中に何度も目が覚めたり、食欲がなくて体重が減少したり、力が出ず、真剣に自殺を考えたりするようなら、重い鬱になっているかもしれない。そのときは、医師の診察を受ける必要がある。

ＯＣＤのひとはわかっているはずだが、強迫行為によって救われるのはつかのまで、すぐにもっと激しい強迫観念に襲われる。まさに悪循環である。

千人ものＯＣＤの患者を治療して気づいたのだが、ＯＣＤのもっとも驚くべき特徴は、たとえばレンジの火がつけっぱなしだというように、何かがひどくまずいことになっているという感じが一日に何度もくりかえして起こるのに、患者はそのたびに強い衝撃を受けることだ。ひとは感電のショックにだって慣れるかもしれない。だが、ＯＣＤの不安や強迫観念にはけっして慣れることがない。だからこそ、自覚的に気づくこと、自覚して注意を向けることが重要なのだ。ラベルを貼り替えるという第一段階では、洞察力が高まる。そうすれば強迫観念には強迫観念、強迫行為には強迫行為というはっきりしたラベルを貼ることができるようになる。

くじけない

ラベルを貼り替えたあと、多くの患者は、「どうして、こんなにしつこく悩まされるのか」とたずねる。それは、脳の回路に問題があるからだ。強迫的な思いを消すために闘うのではない。そうではなくて、強迫的な思いに屈しないように闘う。ＯＣＤを理解しても症状が魔法のように消えたりはしないが、認知生物学的行動療法によって、不安に対処できるようになる。自主的治療の最初の数週間をがんばれば、必要な武器が手に入る。ＯＣＤよりも強くなれる。この治療の技法をマスターすることは、頭のなかにエクササイズ・マシンができるようなものだ。それによって、あなたは強くなれる。ＯＣＤは慢性病だ。走って逃げることも、ごまかして逃れることもできないが、反撃はできる。

患者はよく「衣服を洗わなければならないと感じたとき、だれかが洗ってくれさえすればいいのだが……」と言う。そうすれば、ＯＣＤから逃れられると思う。だが、それはまちがっている。ハワード・ヒューーズを覚えておられるだろうか。彼はそのとおりのことをしたが、最後にはどうなったか、考えていただきたい。ＯＣＤは飽くことを知らない。いくら強迫行為をしても、あるいはひとにしてもらっても、「これで充分」と感じることはけっしてない。強迫行為はすればするほど、ひどくなる。自分で衣服を洗おうと、ひとを雇って洗わせようと同じだ。強迫観念に屈することはまさに敗北にほかならない。事態はますます悪くなる！

『ハワード・ヒューーズ――語られなかった物語』のなかで、ピーター・Ｈ・ブラウンとパット・ブロースクは、黴菌《ばいきん》や不潔恐怖のためにヒューーズがした理屈にあわない行動を多数あげている。いまでは、彼の行動は症状を悪化させるだけだったことがわかっている。しばらくのあいだ、ヒューズはラッキー・ルチアーノやバグジー・シーゲルといった暗黒街の友人たちを夕食に招待していた。だが、ギャングは黴菌だらけだという強迫観念があったから、戸棚に専用の食器を用意させておいた。この陶器は一度だけしか使われなかった。ある時期、ヒューズはロサンゼルスでキャサリン・ヘップバーン、ケイリー・グラントと同じうちに住んでいた。ある晩、使用人がディナー用の皿を割っているのを見たヘップバーンがヒューズをなじった。「こんなことはばかげているわ！　ひとはそんなふうに黴菌をまき散らしたりはしないわよ」。だが、ヒューズは納得しなかった。それればかりかヘップバーンに、「一日十八回もシャワーを浴びる女から、そんなことを言われたくないね」と答えた。

ヘップバーンもOCDだった可能性はある。OCDの患者どうしが惹かれあうことは珍しくない。第一に、苦悶を理解してくれるひと、自分と同じように「どうして、こんなばかげたことをしているのか」という内心の声を聞いたことがあるひとに出会うと心が安らぐ。OCDの患者は自分のしていることが変なのは承知している。だから、ほかにも同じような人間がいるのを知るとほっとする。わが国で最初にOCDの行動療法グループができたのはUCLAだった。このグループは毎週一回UCLAに集まる。OCDのひとたちが奇妙な強迫観念や行為について好きなだけ自由に話し、それぞれが工夫した自己治療の技術を教えあう場だ（四段階方式では、個人的な創意工夫の余地が大きい）。はじめは、こうした場が逆効果になるのではないかという心配があった。善意の支援グループの場では、だれがいちばん病的かを参加者が競いあってしまうことがあるからだ。それに患者のなかには、ひとの影響であらたな症状を背負いこんでしまうのではないかと不安がる者もあった。だが、グループができてから十年、どちらの心配も現実にはならずにすんでいる。

ＯＣＤグループの成功例のひとつは、元配管工で現在は独学で美術品ディーラーになったドミンゴの場合だろう。故郷のメキシコでＯＣＤと診断されてＵＣＬＡに治療を受けにきたとき、ドミンゴはＯＣＤの「どん底まで落ちて」いた。十五年以上ものあいだに、彼は一日に五時間以上もシャワーを浴びることから、シャワー恐怖、確認強迫、食事儀式、そしてもっとも奇妙な、爪の先に剃刀の刃がついているという強迫観念まで、ありとあらゆる症状を呈していた。この最後の強迫観念のせいで、さわったら指先の刃で切り裂いてしまうと怖くなり、大好きなバイク用の高級ジャケットも着られなくなった。「赤ん坊にもさわれないんです」と彼は言った。「あんまり柔らかすぎるから。ペットのイヌと遊ぶときにも、切れたらたいへんだから目や顔にはさわれません」。妻と愛しあうときも手が出せず、とくに胸にはさわれなかった。当時、言っていたように、「妻を傷つけてしまうのではないかと怖いのです。指には刃がついていると思いつづけていると、手がふるえはじめ、筋肉がこわばって、身を引かずにはいられないんです。見ても刃はないが、自分の目が信じられない。それで妻に、『だいじょうぶか？　怪我はしなかったか』と聞かずにはいられません」。

彼はセラピーを通じて基本的なことを学んだ。「肉体的にも精神的にもOCDより強くならなくてはいけない。そうしないと、生きたまま食われてしまう。ベッドに寝たきりになり、植物のようになって朽ちはててしまうだろう」。そのうち、たいていの日には、洗いたいとか確認したいという強迫観念に襲われても、自分に「これは真実じゃない。やめなくてはいけない。ほかにすることがあるじゃないか」と言えるようになった。

ドミンゴは自分に選択を迫った。「OCDの言うことを聞くか、それともかわりに洗濯をするか、と自分にたずねるんです。『きっとものすごくつらいだろうが、やらなければならないぞ』。目を閉じて、深呼吸して、とにかく前進する――力いっぱいに」

彼は正常な行動とOCDの強迫行為とをはっきり区別し、現実に関心を集中させることができた。美しい女性が自分に魅力を感じて、妻になってくれたじゃないか、と彼は自分に言いきかせた。「それに、これまで成しとげてきたことを考えてみろ。これがすがるべき真実だ。強迫観念に振りまわされるのは、即刻やめなくてはいけない。そうしないと、やられてしまう。そうしたら、どうなると思う？」。強迫観念に負けたら、それが脳のなかをぐるぐる回転し、エネルギーを吸いとり、時間を奪ってしまうことをドミンゴは知っていた。これを彼は「ブレイン・ループ」と呼んだ。

さらに彼は、ＯＣＤがけっして全快しないとしても、自分が優位に立つことはできると考えた。「以前は、強迫行為を数えることができませんでした。ひとつがすむとつぎがやってくるからです。だがいまは、何度自分が闘ったかわかるようになりました。以前は、あちこちから襲ってくる強迫観念に圧倒されていたけれど、いまは、ＯＣＤが自分をどこへ連れていこうとしているかがわかります。それで、態勢をととのえておく。ＯＣＤが命ずることはインチキだと知っているから、耳を貸さない。そして、さっさと通過させるのです」

テープレコーダーに吹きこんでみよう

もうひとり、グループに定期的に参加しているのは、クリストファーというローマカトリック教徒の青年で、ＯＣＤのために浮かぶ冒瀆的な考えに五年以上も前から悩まされてきた。クリストファーの病気は、おおぜいのひとが聖母マリアを見たというヨーロッパの聖地への巡礼の旅のあいだに危機的状態に達した。精神的な豊かさを求めて出かけた彼は、恐ろしいことに小さな教会のなかで「聖母マリアは売女だ」と考えている自分に気づいたのだ。恥ずかしさと悲しさで、彼は取り乱して泣きだした。

帰宅後、冒瀆的な想念はますますひどくなった。聖水は「糞水」、聖書は「糞みたいな本」、教会は「糞だらけの家」だという考えがつきまとった。ミサのときには、聖像の裸を想像した。OCDに侵された脳のなかでは、神父は「悪党」になった。彼は教会を見るだけですくみあがった。

絶望したクリストファーは精神病院に入院し、妄想型精神病と診断され、「悪魔にとりつかれた」ことにかんして、あれこれ聞かれた。OCDという正しい診断が下されたのはそれから二年たってからだった。

クリストファーは、ラベルの貼り替えという段階でオートリヴァースのテープレコーダーが役立つことに気づいた。イギリスのポール・サルコウスキ博士とアイザック・マークス博士が考案した、単純だが効果的なこのテクニックは、だれでもうちで実践できる。必要なのは、三十秒か六十秒か三分の録音テープとカセットプレーヤー、ヘッドフォンだけだ。強迫観念を何度もテープに吹きこみ、一回に四十五分ぐらいかけて何度も何度もくりかえして聞くのだ。オートリヴァースだから、巻きもどさなくてもいい。

クリストファーはテープに録音するまえに、強迫観念の恐ろしい結果が現実になるというシナリオを作成し、短い物語にした。たとえば、「おまえが宗教的な強迫観念にとりつかれているなら、神に撃ち殺されて火に放りこまれろ。犯罪を犯すという強迫観念にとりつかれているなら、警察に逮捕されて生涯を刑務所で送れ。汚れや黴菌が恐ろしいなら、泥まみれになるか、恐ろしい伝染病に感染して死ね、という具合です。だいじなのは、強迫観念をできるだけばからしく、愚かしいものにつくりあげることなんです」。一から十までの段階があるとすれば、四十五分続くテープを聞きはじめると五から六くらいの不安が生じるぐらいにしておく。

クリストファーにはもうひとつの工夫があった。「大型のラジカセを使うんです。小さいプレーヤーだと簡単に持ち運べるから、立ちあがって強迫行為をしたくなる。行動療法では、それはまずいでしょう。だから、じっと座っていなければならない大型のラジカセのほうがいいんです」。プライバシーがたいせつなら、もちろんヘッドフォンを使えばいい。

エンドレスのテープを使うと、不安は高まり、それから鎮まっていく。一日に二度ずつ、数日、あるいは一週間くらいテープを聞く。「すると、それ以上聞いていられなくなるときが来ます。不安になるからじゃなくて、うんざりしてくるからです。だから、効き目があるんですよ」とクリストファーは言う。また、十分から十五分おきに、不安のレベルをグラフにしてつけていくのも役に立つ。何日かたって、不安のレベルがゼロになったら、テープを録音しなおし、今度はもっと強烈な不安を呼びおこす内容にする。こうして、だんだんにテープを替えていって、強迫観念のなかでももっとも強烈な不安を感じさせるものまでたどりつく。

クリストファーは警告する。「テープ療法で強迫観念が消えると期待してはいけない。ただ前よりも容易に心から追いはらうことができるようになる。そして、いずれは軽くなっていくはずだ」

行動療法の前は、クリストファーには何十もの強迫観念があって、なかにはナイフが飛んでくるというのもあった。「激しい発作に襲われると、クッションに顔をつっこみ、声をかぎりにわめきながら、クッションやカウチをげんこつで殴りつけた。OCDというのは、それくらい恐ろしい、ひどいものなんです」。最初のうちは、テープで強迫観念を追いはらおうという努力は、けっして簡単ではなかった。「不安が身体じゅうを暴れまわり、産婦の陣痛のようにさえ感じたことがあります……それほど苦しいんです。冷や汗が出て、手足が痙攣《けいれん》したものです。もう、そんなことはなくなりました」

「親愛なる日記へ」

認知－生物学的行動療法の自己治療の一環として、わたしは進歩の過程を日記に書くことを患者に勧めている。忠実に日記をつけているクリストファーは言う。「ひとつの症状が快くなるたびに、その症状はどこかへ押しやられ、忘れられてしまう傾向があります。もちろん、それが目標なのですが、症状を忘れてしまうと、どれだけ進歩したかも忘れてしまいがちです」。記録がなければ、回復への道は「足跡を手で消しながら後ろ向きに砂漠を横断しているのと同じになる。いつまでたっても、スタート地点にいるような気がするだろう」。だいじなのは自らの進歩をあとづけること、行動療法の努力を記録することだ。短く、簡単でいい。うまく書いたり、ていねいだったりする必要はない。

クリストファーはラベルを貼り替える段階で、公平な観察者を活用した。彼は「わたしの理性的な心」という呼び方をしている。「わたしの理性的な心は、これはほんとうではないと言う。こっちが現実だ、こちらはちがう、と。わたしは理性的な心のアドバイスにしたがう」と彼は言う。これもまた、非常に的を射た言い方だ。自覚的な観察のプロセスそのものより、自覚的に注意を向けるという行動が重要なのである。

公平な観察者を、OCDから気をそらせるための道具と考えてみよう。言いかえれば、自分の心と好ましくない強迫的な衝動とのあいだに安全地帯をもうけるのである。強迫観念に機械的に反応してしまうのではなく、自分自身にべつの選択肢を示してやる。苦しくてたまらないときのために、ほかの活動を用意しておくといい。ドミンゴが言うように、「このOCDというやつは、ものすごくずるがしこい。いつも油断なく身がまえていないと負けてしまう」からだ。

多くの患者は、ある症状が消えてもまたべつの症状があらわれるだけだと気づく。だが、新しい症状は長年苦しめられた前の症状よりもコントロールしやすいはずだ。治療をしなければ、OCDにうちのめされて、言うなりになってしまうだろう。予測、つまりあらかじめOCDに抵抗する準備をしておけば、苦痛はずっと少なくてすむ。

ヒューズ、奇態ですまされないほど奇態な

OCDという病気は、そのおかげで「奇態な」という言葉があらたな意味をもったほどすさまじい。もう一度、ハワード・ヒューズの場合を考えてみよう。彼はついには「黴菌の逆流現象」と呼ぶ理論までつくりだした。親友が肝炎の合併症で亡くなったとき、ヒューズは葬儀に花を贈ることすらできなかった。OCDに支配された頭では、もし花を贈ったら、肝炎のウイルスがルートを逆流してくるのではないかと怖かったからだ。ヒューズはまた強迫的にトイレに座らずにはいられず、四十二時間も座りつづけていたことがある。用を足し終わったと確信がもてないのだ。これはOCDの症状としては珍しくなく、わたしもそのような患者をおおぜい治療してきた。よくなりかけると、彼らは「もう一分座っているよりも、ズボンを汚したほうがましだ」と言うようになる。もちろん、だれも衣類を汚した者はいない。

無意味な反復というのも、ヒューズのめだった症状のひとつだった。自分で飛行機

を操縦して全国を飛びまわっていたヒューズは、あるときアシスタントに、カンザス・シティの天気図をとりよせろと命じた。フライトに必要な情報はすぐ手に入ったのに、彼は三十三回、同じ要求をくりかえした。それから、自分はくりかえしていないと否定した。

ヒューズにかんする本を書くので話が聞きたいとやってきたピーター・ブラウンは、「どうして、彼は自制できなかったんでしょう、あれほど頭のいいひとだったのに」とたずねた。だが頭のよしあしは関係ない。ヒューズはその指示を三十三回くりかえさなければ、何か恐ろしいことが起こると信じたのだ。この場合なら、飛行機が墜落すると思ったのかもしれない。あるいは、OCDがひきおこす不安を解消するために、指示を三回だけするつもりだったのに、三回目にある言葉を正しいアクセントで言えなかったというようなばかばかしいことが起こったために、三十三回くりかえすしかなかったのかもしれない。それでも納得できなければ、三百三十三回くりかえしたかもしれないのだ。この種の症状は重症のOCDに共通している。彼がくりかえさなかったと否定したのは、自らの強迫行為を恥じたからだろう。

水陸両用機のテストをしているとき、ヒューズは五千百十六回、荒れた海面に着陸できることを確認すると主張した。その飛行機が海面に下りられることはとうの昔に証明されていたのだが、彼はしつこくくりかえし、だれも止めることができなかった。

以前に書かれたヒューズの伝記でこの出来事が紹介されたとき、これはヒューズのコントロール欲のあらわれであると説明された。当時、彼は財産問題を含めてさまざまなことをコントロールできなくなりかけていた。それも一因ではあったかもしれないが、ＯＣＤでさえなかったら、そんな行動はとらなかったのではないか。

空飛ぶペーパークリップ事件

ジョシュにはありとあらゆる奇態なＯＣＤの症状があった。そのひとつは、オフィスでデスクのうえのクリップを飛ばしてしまい、それがだれかのコーヒーカップに入るのではないかという不安だった。ジョシュの最悪のシナリオでは、その人物はコーヒーを飲んでクリップをのどに詰まらせてしまう。ペーパークリップがカップに飛びこむ確率は百万にひとつもありはしないとわかっていても、ジョシュはその不安を拭うことができなかった。

つぎにジョシュは、運転しているときに駐車中の車をこすって、相手の車のボンネットのエンブレムやラインをぐらぐらにしてしまうのではないかと心配した。「その車が高速道路を走っているとき、パーツが落ちて事故が起こり、六人が死亡する」と彼は想像した。それで、自宅近くの道路にいつも駐車している車のナンバーを全部覚え、毎日、無事かどうか確かめた。だが、一日のあいだに行きあうだけで、追跡して確認しようのない車への不安は消えなかった。あるときなど、被害を与えたと想像した車を探し求めて二時間も走りまわった。

べつのとき、ジョシュはセントルイスに出張することになり、飛行機で往復したのだが、帰ったと思ったらまたすぐにセントルイスにひきかえした。ボンネットのエンブレムがぐらぐらになった車を探すつもりだった。

ジョシュは、自分の行動には筋が通らないことを知っていたが、同時に――これはOCDについてのすばらしい洞察なのだが――仕事でとくにめんどうな問題を抱えているときなど、不快ではあっても強迫行為でかえって気がまぎれることがあるとも語った。とくにストレスが激しいときには、しなければならない仕事のことを考えるよりも、強迫観念のほうがましなことがあるという。同じように、ハワード・ヒューズも強迫行為を何かのはけ口に利用していたのかもしれない。最初は水陸両用機で着陸するスリルを味わいたかったのが、そのうちに強迫観念になっていったのだろう。そうした強迫観念に抵抗する方法を行動療法を通して身につけていないと、とめどない反復へとエスカレートしてしまう。だいじなのは、強迫行為に注意を奪われてしまったら、OCDはたちまちコントロールできなくなってしまうことだ。

これと同じことなのだが、ジョシュは治療の途中で症状がぶり返すことがあった。当人が認めているところでは、症状が八十パーセントぐらい消えたところで、警戒を緩めてしまうという。その結果、また何年も同じ症状に悩まされ、悪魔のようなOCDを追放できなくなる。彼は四段階方式を、なんとかがまんできる程度に病気を抑えるためだけに利用した。したがってストレスが高まると、OCDが悪化する。賢明なジョシュは、脳をニュートラルな状態にしておいても、脳のほうはつねに何かばかげたことをさせようと狙っていると考えていた。じつは彼は心のなかにOCDを待機させ、あまり攻撃的にならないように抑えているだけだったのだ。

彼は、ひとつの強迫行為はかならずつぎの強迫行為につながり、正常に生活する力がどんどん失われ、ストレスが高まるばかりだ、と自分に言いきかせるべきだった。勇気を出してOCDと対決し、克服する必要があった。臆病者はほんとうに死ぬ前に何千回も死の恐怖を味わうというが、勇者ならただちにOCDを追いはらうために闘うだろう！

ハワード・ヒューズの黴菌逆流理論は、ジェニーの強迫観念に似ている。ジェニーは三十代前半の専門職の女性で、エコロジーと環境問題に長年たずさわってきたが、モスクワにあるアメリカの政府機関で働いているとき、放射能がものに付着して広がるという強迫観念にとりつかれた。チェルノブイリの原子炉事故から数年しかたっていないころで、強迫観念の多くがそうであるように、彼女の恐怖にも一理あったかもしれない。だが、ジェニーの論理はめちゃめちゃだった。「キエフやチェルノブイリからだれかがやってくると、彼らがもってきた放射能がわたしの持ち物に付着したのではないかと不安になります。気持ちを鎮めようとして、理論的にそんなことはありえないといくら自分に言いきかせても、効き目がありませんでした。典型的な汚染恐怖だったのです」

彼女がほんとうに恐れていたのは、ほかのひとに放射能汚染を広げることだった。そこで、友達と会うときに着ても安全な服を戸棚のなかで分けた。その服は、チェルノブイリの近くにいたひとのそばに行くときには、けっして着なかった。本や書類は破棄しなければならなかった。「まったく捨てる必要のないものも、汚染されているような気がして捨てました。ゴミ箱から拾ったひとが汚染されてはいけないので、二度と使えないように細かく引き裂いて捨てました」。故郷に電話するのも怖かった。「放射能汚染」が電話線を伝ってしまうかもしれないからだ。

ひとつを抑えれば、またひとつ

ＯＣＤのかたちと内容、とくに不合理な不安の内容に、患者の人生経験が一役買っていることは確かだろう。多くの患者もそう考えていた。たとえば、ジェニーは潜在意識のなかで、十二歳のときにテレビで見たヒロシマの原爆投下の映画に影響を受けたのかもしれない。いまでも、そのシーンを鮮明に覚えているという。「眠れませんでした。枕の陰から焼けただれた手が伸びてくるのではないか、焼けただれて皮膚がぶらさがった顔があらわれ、じっとわたしを見つめるのではないかと考えずにはいられませんでした」

ジェニーの最初のOCDの症状――ひとにとんでもないことを言いたくなるという強迫衝動――は、子どものころにはじまった。十代になるころには、OCDは彼女の首を締めあげる怪物になっていた。つぎの胸を打つ日記は十八歳のころに書かれたものだ。

あなたはひどい……ほんとうにひどい。これではあんまりだ。何のメッセージも、インスピレーションもない、ただ苦しみだけ。だから、ほかのちゃんとしたことまですべてが暗くなってしまう。あなたはなんて陰気で恐ろしいんだろう……わたしが何をしたというの？　これはわたし自身が招いたことなの？　そうじゃない、わたしにはどうすることもできない。あなたが力を奪い、不安でわたしを打ちのめす。その指をわたしの心から放して……あなたは恐ろしい……天国だってあなたがいるならいや、地獄のほうがまし。あなたを憎む。憎む。憎む。自由になりたい。

四段階方式の自己治療と「プロザック」の併用で救われたジェニーは、ＯＣＤをコントロールできるようになった。もう、汚染が不安で手紙を出せないということもない。戸棚にある服は努力して全部着る。原子力発電所のそばを車で通ったり、原子炉のそばで働いても、不安でむかむかすることはないだろうと言う。最近のある日、医学研究所のオフィスの掃除をしていたとき、古いボール紙のスライド用カバーが入った箱を見つけた。「そのなかに、病気が入っているのではないかと思いました。それで、中身を取りだしてデスクのうえに置き、さわりながら自分に言いました。『ばかげているわ。病原体は何秒かで死んでしまう。わたしじゃない、ＯＣＤがさせるのよ』」。彼女は突拍子もない不安を押しのけることができた。

ＵＣＬＡの研究チームは、ＯＣＤが脳の化学的なアンバランスと関係していることを科学的に証明した。ＯＣＤ患者の場合、脳の回路が故障しているために、重要な器官がエネルギーを消費しすぎている。このことは、重いか軽いかにかかわらずＯＣＤの患者すべてにあてはまる。だが、ＯＣＤはじつにいろいろなかたちであらわれる。あるものはとてつもなく奇態であり、あるものはばかばかしい。行動療法グループの患者は、ときには自分でも笑わずにはいられないくらいだ。だが、この病気はとても苦しい。わたしはずっと昔から、どんな症状もけっして軽視してはならないと自分を戒めている。

UCLAの症例のいくつかをご紹介しよう。

オリヴィア

中年の主婦オリヴィアは、一九九四年のロサンゼルス地震のあと、洗濯機の水が不潔だという強迫観念にとらわれだした。彼女は、トイレの水が洗濯機に流れこんでいるとすら思うようになった。

リサ

レントゲン技師のリサは、鉛にたいする不合理な恐怖にとりつかれた。職場には鉛がたくさんあるから、これは非常にやっかいな問題だ。まず、両手が鉛に侵されていると考え、つぎには靴、それから自分が歩いたところはすべて汚染されていると考えるようになった。自宅では「クリーン・ゾーン」をつくりだした。わたしは鉛のある職場で働いているから近づくな、とひとに警告した。何時間もかかる洗浄強迫がはじまった。

リン

魅力的な大学生のリンは、想像上の顔の欠陥をいじりまわすようになった。これは

ＯＣＤと関連すると思われる醜形恐怖と呼ばれる障害である。しまいにはアパートの明かりをすべて暗くして、鏡を紙で覆ってしまった（似たようなもので、強迫的に髪を引きぬかずにはいられない抜毛癖も、ＯＣＤに関係があるらしい）。

カレン

もっと典型的なのは、五十代はじめの主婦で元歯科医アシスタントのカレンの場合だろう。カレンは収集強迫である。彼女の問題は、結婚したてのころに夫のロブとふたりで、ガレージセールで新居用の家具備品の掘り出し物を探したのをきっかけに、ごく罪のない趣味としてはじまった。まもなく、カレンは役に立たないガラクタを拾って帰るようになった。やがて、どの部屋もドアが開かないほどガラクタでいっぱいになった。バスタブまでガラクタ置き場になった。台所のガスレンジの上にもいろいろと積みあげてあるので、ひとつしか使えなくなった。リビングにあふれるほど詰めこんだ袋や箱の隙間をやっと通るありさまだった。十六匹のネコと四匹のイヌが、積みあげたガラクタのかげで粗相をするので、悪臭がたちこめた。

カレンは「恥ずかしくて、ひとを招くことなどできませんでした」と言う。床暖房のパイロットバーナーをつけたら何かに引火しそうで、暖房もできなかった。家じゅう探しても、座れる椅子はふたつしかなかった。電気製品が壊れても、家のなかを見られたら保健所に通報されるのではないかと不安で、修理を頼めなかった。窓の下半分を閉じ、庭は雑草だらけにして、ひとがのぞけないようにした。長いあいだ、そんな状態で暮らしたので、ロブはそれほど奇態だとも感じなくなっていた。「うちは、安息の場所ではなくなった」とカレンは語る。「監獄でした。わたしたちは座礁して、吹きもしない風をあてにして沈没しかかっているヨットのようでした」

救いの手は思いがけないかたちであらわれた。カレンの元同僚が前触れもなく訪れたのだ。あまりの恥ずかしさに、カレンはガレージセールあさりをきっぱりとやめたが、今度は本の収集がはじまった。彼女が買い集めてくる本をしまうために、ロブは家じゅうに本棚をつくらなければならなかった。それでも、カレンは精神病院に入れられることを恐れて、救いを求めようとはしなかった。だが、ついに精神科医のもとを訪れたが、車寄せにゴミ置き場をつくって、家のなかを片づけたらどうか、と言われただけだった。カレンにはそれができなかった。「悲鳴をあげながら庭に飛びだし、ゴミの山におおいかぶさったあげく、むりやり引き剝がされて精神病院送りになる自分の姿が見えるようでした」

十年の収集強迫のあげく、とうとう彼女は断酒者の会をまねた十二段階プログラムを実行している強迫性障害者助けあいの会に参加した。そこで出会ったひとに説得されて、ようやく何年もかかるつらい片づけと整理にとりかかった。

「わたしの最大の過ちは、自分で問題をなんとかしようとしたことでした」とカレンは言う。「まちがったプライドをもっていたのです。だれにも恥を知られたくなかった」ＵＣＬＡでわたしたちが教えた四段階方式を、カレンはバスルームの鏡のうえに貼り、魅力ありげなガレージセールや、よさそうなものが落ちているゴミ置き場を見つけたとき、意識して思い出すようにしている。強迫観念のラベルを貼り替え、「だめだめ、やめなさい！」と自分に言うとき、カレンは強迫観念とまたガラクタを拾いたいという気持ちの両方を追放する。「正しい選択をすれば、自分をほめてやりたくなります。それだけゴミやガラクタのない、いざこざのない暮らしに近づくんです。わたしは健康になり、友達ができ、ほんとうの意味で生きられるようになりました」。彼女のテクニックのひとつは、集まったものすべてに、そしてそれが人生をだいなしにしていることに怒りをぶつけることだった。「ただ、ゴミ箱に捨ててるんじゃないんです。復讐をこめ、殺意をもって、わたしたちの人生がかかっているんだというように――深い意味ではそうなのですが――叩き捨てるんです」

遺伝なのだろうか

話の途中で、カレンは厳しい完全主義者の家庭に育ち、父は変人で、いつもものを無駄にするなと小言を言いつづけていた、と語った。このの経験がＯＣＤの内容に影響というのではないかというのだが、そうかもしれない。ある者は洗浄強迫で、ある者は収集強迫になるかという点にかんして、生物学的な説明はついていない。なぜ、そうかもしれないほかの患者も、なぜOCDになったのかを考えるとき、育ちや遺伝に答えがありそうだと考えている。たしかに、遺伝子も一役買っているようだ。わたしもおおぜいの患者から、そのころはそんな病名がなかったにせよ、母や姉、祖父母がOCDだったにちがいないとくりかえし聞かされた。研究も同じことを示している。OCDの家系というのがあるようだ。OCDの患者の両親は厳格で融通がきかず、決まったやり方でものごとが運ばないと非常に不安になる傾向がある。たとえば、ハワード・ヒューズの祖父母は毎日五時ちょうどに夏の別荘のポーチにあらわれた。子どものハワードも五時ちょうどにポーチにいなければならず、言いつけを守らないと、たいへんなことになった。この種の厳格さは軽度のOCDだとも考えられる。こうした気質は、たとえば外科医や会計士には向いているだろうが、昂進すると病的になる。したがって、OCDの生化学的アンバランスの前触れを、こうした被害の少ない習慣的な脳のはたらきに見るのは意外ではない。

子ども時代の病気もOCDに結びついている。国立衛生研究所のスーザン・スエド博士のグループは、OCDとシドナム舞踏病との関係をつきとめた。シドナム舞踏病はリウマチ熱の一種で脳の免疫系が侵される病気だ。スエド博士らの研究によると、シドナム舞踏病がOCDの発症と悪化にかかわっているらしい。運動失調症のトゥレット症候群とOCDにも強い関係があるという事実も興味深い。子ども時代の心理的な経験、とくにトラウマになる経験と典型的なOCDとの関連はそれほどはっきりしてはいないが、患者の一部は関係があると確信している。

速記者のマイケルは、自分がOCDになったのは細かいことを何日も気に病む父親と、彼の言う「肛門性格」で強迫的に清潔好きの母親に育てられたせいではないかと感じている。「母はなんでもかんでも口出しをしたがるひとでした。子どもが息苦しくなるほど指図するのに、可能性を伸ばしてやるというところはなかった。OCDとよく似てるじゃありませんか。さまざまな可能性があるのに、押しつぶしてしまうんです。友達はピアノを習っていたけれど、ぼくは習わせてもらえなかった。母はただ抑圧するだけでした。OCDも同じです。可能性があるかもしれないのに、押しつぶされていて引きだすことができないんです」

マイケルは自分の脳が「ジキル博士とハイド氏」で、いっぽうに良い部分があり、もういっぽうに悪い部分、つまりOCDの部分があると語る。彼には数唱強迫と身体感覚強迫がある。「良い」数と「悪い」数という強迫観念につきまとわれ、さらに頭のなかで同じ言葉を何度も何度もくりかえさずにはいられない。だが、いまでも闘いを強いられている、いちばん奇妙な強迫観念は、小学五年生のときにはじまった。「教室で、ふいにパンツがきつくてたまらなくなった」と彼は言う。OCDのために注意が散漫なこともあって、学校は楽しくなかった。いま思えば、パンツがきつくなるという強迫観念は、無意識に現実から気持ちをそらすための手段だったかもしれないと彼は考えている。

マイケルは強迫観念の大半を克服してきたのだが、OCDのほうは「全力をあげて反撃し、最後の闘いにはかならず勝ってやると決意しているようだ」と言う。最後の闘いとは、パンツがきつくなるという強迫観念で、彼のあまり品がいいとは言えない形容によると、「パンツがどんどん縮まって尻を締めあげ、ついには口から出てきてしまうのではないかと思うくらいきつく縮んでくる」という恐怖だ。行動療法を受ける前には、その強迫観念を振りはらおうとして、衣服を細かく切り刻んだこともあった。いまでは、このばかばかしい観念に屈服することこそ最悪だと気づいている。

マイケルは殺虫剤汚染についての強迫観念をついに克服した。この強迫観念は非常に執拗で、「スーパーで殺虫剤のスプレーを見ただけで恐怖にふるえた」という。「レジで計算してもらうために品物を置いたときに前のひとの籠に殺虫剤があると、籠のなかのものを全部棚に返して取り替えなければなりませんでした。何もかもが汚染されている気がしたのです。もちろん、そのあとはべつのレジに並びました。商品が流れるコンベアベルトも汚染されているかもしれないからです。そんなこんなであまりに手間がかかって、結局、食品を買うのをあきらめなければならないこともありました」。害虫駆除業者のトラックを通りで見かけると、急いでうちに帰って着ていた服を洗濯し、シャワーを浴びた。そのたびに「毒薬の霧がカーテンのようにわたしを包むような気がした」からだった。

真実に目覚めたのは、住んでいたアパートが売却されたので、白蟻駆除がおこなわれると聞かされたときだった。マイケルはパニックに陥った。市役所に抗議すべきだろうか。彼は精神障害者だから白蟻駆除業者を部屋に入れることはできない、という精神科医の診断書をもらってくるべきか。そこで、彼ははっと気づいた。「ぼくは考えました。『ちょっと待てよ。やらせてみたら、かえってよくなるかもしれないぞ』。死ぬことはないはずだ、がまんしてみよう、と決意したのです。これは、ぼくにとっては大きな出来事でした」。二十年も強迫観念に悩みつづけたあと、ふいに真実に気づいたのだ。強迫観念とは何かということに自覚的に気づくということの作業は、非常に大きな成果をあげた。マイケルはこの作業をさらに一歩進め、駆除業者が来たとき、名刺をくれと頼んだ。殺虫剤汚染で死ぬことはないという証拠に、彼はその名刺を持ち歩くことにした。以前あれほど恐れた対象に身をさらしたマイケルは、自分の状態を改善できたことを知っていた。

四段階方式の実践を通じて、マイケルはＯＣＤを「脳のなかにいる悪いやつだが、もうぼくを愚弄《ぐろう》することはできない」と考えるようになった。「殺虫剤汚染で死んだりはしない。それに、テーブルに二度さわっただけで、三度目はさわらずにいても恐ろしいことが起こったりしない」こともわかった。だが、締めつけるパンツにはいまも悩まされている。この強迫観念は「身体の一部、皮膚感覚になっている。四六時中で、逃げることができない」。とはいえ、まだ軽いOCDが残っていても、マイケルは自分が成しとげた進歩の大きさも、自分がどれほど行動能力を回復したかもよく承知している。

OCDとの闘いのなかでマイケルが学んだのは、強迫衝動にかられると「自分を破壊することでもなんでもやってしまう」ということだ。「その強迫に抵抗するためには、強い意志と自覚が必要です。それは肉体的苦痛に匹敵する激しい苦痛なんです」。それに、自覚的な努力なしに、ロボットのように四段階方式を実行しても効果はあがらないこともわかった。自己流の曝露療法によるOCDとの闘いを、マイケルはつぎのように語っている。「『これにさわったら父が死ぬだろうが、でもぼくはさわるぞ』と考える。思いきってさわったあとも、父が死ぬだろうという思いは変わらない。そうしたら、自分に言いきかせなければなりません。『しょうがない、何が起ころうと、このままの人生を送るよりはましだ』。とにかく、信念をもって四段階方式を実行することです」。マイケルの言葉は非常に深い洞察を含んでいる。いまでは、マイケルは「泥にまみれてもOCDに徹底抗戦する」と言う。抜け目のない賭け手なら、こんな闘志に満ちた対戦相手に賭けようとはしないだろう。

UCLAでわたしたちは不潔恐怖の症例をたくさん扱ってきた。派遣労働者のジャックは、肉体的苦痛がきっかけで洗浄強迫を治療するために助けを求めてきた。洗いすぎて赤くひび割れた手のまま、また冬を迎えるのは耐えられなかった。あんまり手を洗うので、幼い娘は父の手を「石鹼アイスキャンデー」と呼んだ。冷たくて、いくら洗っても落とせない石鹼の匂いがしみついていたからだ。治療のなかで彼は、強迫観念をがまんして手を洗わずにいても、何も恐ろしいことは起こらないことを学んだ。「手を洗わなくても、世界が破滅するわけではないことがわかった」のだ。以前は、「破局がすぐそこまで来ている」と感じていたという。「強迫観念の指図どおりに手を洗わなければ、安全なはずの車や自宅に汚れが侵入してくると感じていました」

ジャックにしてもほかの患者にしても、強迫行為にかりたてられたとき、ラベルを貼り替えて、これは強迫行為だと認識できても、それ自体が決定的な意味をもつわけではない。だが、強迫観念に負けて強迫行為をしてしまった場合には、自覚的にこれは強迫行為で、今回は抵抗できなかったという認識が重要な意味をもつ。このほうが機械的にラベルを貼り替えるよりもずっと効果的だ。機械的にラベルを貼り替えても、ただの儀式のようなもので、何の意味もない。自分に「これは強迫観念だ」と言ってみたところで、魔法のような効能はない。自分がしていることをよく考えもせずに、機械的に医師の指示にしたがっても役には立たない。自覚的に考え、行動することが必要なのだ。だから、「強迫観念はとても激しい。今回はこれに抵抗するだけの力がわたしにはないから、もう一度ドアに鍵がかかっているかどうか確かめよう」と自分に言いきかせること。それから、また強迫が起こったら抵抗できるように、意識して注意ぶかくドアの鍵を確かめる。「とにかくドアの鍵を確かめなくちゃ」と思ってはいけない。これでは際限のない確認強迫が続いてしまう。

断固として貼り替えよ

UCLAでは、どんな症状があり、それにどんなふうに対応しているかを患者に書いてもらう。これも自主的治療のひとつだ。これらの文章は、わたしたちにとってOCDにかんする知識の宝庫となる。OCDの患者は創造的で頭の良いひとが多いので、この病気とどんなふうに闘ってきたかが書かれた文章は感動的な読み物でもある。

頭のなかで壊れたレコードのようにくりかえし不安な言葉をささやく小さな声に長年悩まされてきたジョーンは、セルフ・ヘルプの本に治療法を求めたと語る。本には、OCDの強迫が起こったら気をそらすために手首を輪ゴムではじくといいと書いてあった。だが、とジョーンは書いている。「一日目に手首がはれあがったが効果はなかった」。結局、効果をあげたのは輪ゴムではなく、四段階方式だった。「（強迫観念の不安なささやきの）列車に轢かれるのがいやだったら、線路から出て、列車が通りすぎるまで待てばいいのよ」と自分に言いきかせたとき、ジョーンは自分の人生をわずかながらコントロールできたと感じた。わたしたちがOCDを「かわす」と呼ぶテクニックを応用したのだ。いまでは、行動療法と瞑想のおかげで「心に太陽が輝くようになった」とジョーンは言う。

若いマークは芸術家だが、ホラー映画のパイロットフィルムのようなOCDの体験実話を書いている。彼のOCDは子どものころに儀式的な祈りではじまり、二十代はじめには清掃強迫に焦点が移った。彼はアパートを十二回（十二が「良い」数字だから）掃除しなければならず、それから「宇宙的なエネルギーを正常に戻すために、女の子を見つけてセックスしなければならない」と考えた。そうしなければ、家族のだれかが死ぬかもしれないからだ。女性をそんなふうに利用したことでいやな気分になった彼は、浄めの儀式としてもう一度掃除をしなければならなかった。さらにある日は、十三回目の掃除をしたあと街に出たところ、「くちばしから血を吐いて死んだ鳩が文字どおり空から足もとに降ってきた」。これはまさに凶兆だ。十三は悪い数字なのだ。彼はあと何度か掃除をしなければならなかった。掃除を終えたマークは昼食をとりにコーヒーショップへ出かけたが、偶然隣のボックスに座った男が読んでいた新聞に「鳩はどこへ死にに行くのか」という見出しがついていた。ようし、と彼は考えた。あと何回か掃除をしよう。結局、アパートを二十一回掃除して、ようやく気持ちを落ちつかせることができた。

マークは、しばらくは考え方を逆転させて、強迫行為をしたら家族のだれかが死ぬかもしれないと言いきかせてOCDをはぐらかせると考えた。「いいか、このこざかしいろくでなしめ。もう、問題を解決したぞ。だから消えてなくなれ」。だが、うまくいかなかった。新しい強迫観念があらわれた。「自覚が足りませんでした。つまり、こんな抜け道をしても、目的地には到達しないということです。うまくいかないどころか、逆効果でした」。清掃強迫から抜けだすまでに、彼は何年もかかった。「百四十四回掃除をしたこともあった。何カ月もかかりましたよ」

マークの行動療法の転機は、気に入ったアパートが見つかったのに、内心のOCDの声が「いや、ここに引っ越さないほうがいい」とささやいたときにやってきた。アパートの番地が「良い」数字ではなかったからだ。マークは抵抗した。「かまうもんか。人生における選択でOCDの指図のままになっているなんて、自分はどうかしている」。これは断固としたラベルの貼り替えだ。引っ越してすぐ、「悪い数字」という強迫観念は消えた。その後OCDの強迫観念があらわれたときにつねに言っているように、「強迫にしたがう必要はない。強迫観念がしろということなど、何もする必要はないんだ」

と自分に言ったのである。

風に転がりながら大きくなる根無し草

典型的なOCDのほか、トゥレット症候群にも悩まされてきたララは、ナイフを振るいたいという暴力的な衝動から強迫的買い物までの数々の症状について記している。助けを求めて買い物嗜癖者の会に入ったこともあるが、すぐにOCDの基本的な事実を思い知らされた。買い物嗜癖者は買い物に昂揚感や興奮を感じると語るのに、ララはショッピングモールに通いつづけることから何も喜びを得ていなかった。彼女は言う。「強迫観念は苦しいのです。いい気持ちのものではありません。必要のないものを買っては、それを返しに行きます。買うときよりも、返すときのほうがうれしいくらいです」。ララの言葉から、OCDと嗜癖的衝動のコントロールとの重要なちがいがはっきりわかるだろう。OCDの強迫行為は本質的にけっして楽しいものではないのだ。

ララはまた強迫観念のために気が狂いそうな思いをしていた。自分か他人を傷つけるのではないか、何か途方もなく恥ずかしいことをするのではないか、飛行機が自宅に墜落するのではないか、そばを通っているとき高速道路が崩れてくるのではないかという強迫的な恐怖である。「つぎからつぎへ、強迫観念が強迫観念を呼ぶようでした。

車輪をまわしているネズミを見たことがあるでしょうか、あれと同じです。あるいは目のまわるような速さで回転するディズニーランドのティーカップのような」

ララは暴力的な強迫観念を実行に移したことは一度もない。OCDの患者はけっして実行はしない。行動療法を通して彼女は、自分の観念に不合理というラベルを貼り、自分につぎのように言いきかせることを学んだ。「これは現実ではない。この観念が信じられないほど恐ろしいから怯えているだけだ」。いまでは、こうした観念や強迫衝動がどれほど激しく破壊的になっても、自分でコントロールできることを知っている。いまも強迫観念と闘っている彼女は、それを、どこへ行くにも持ち歩かなければならず、捨てることのできない「追加の荷物」だと言う。

美容師のカーラは幼い娘を傷つけそうだという強迫観念が強くなったために、長いあいだ待ち望んでいたわが子をあきらめて養子に出すことを考えたくらいだった（娘が生まれたとき、彼女は四十歳で結婚後十四年たっていた）。最初、重い産後鬱病と診断されたカーラは、何度も、赤ん坊を殺すかもしれないと考えてパニックを起こした。その思いがあまりに強くなったために、ナイフもハサミも見ることができなくなった。「まるで自分が登場する映画を見て、『ああ、神さま、わたしがほんとうにこんなことをするのでしょうか』と考えているようでした。毎日毎日、その強迫観念と闘っていたのです」。赤ん坊のめんどうをみなければならないという決意だけが支えだった。文字どおり、ベビールームに這っていって、おむつをかえたという。

カーラの娘は現在六歳で、彼女は娘の成長をまのあたりにできたことを毎日神に感謝している。ＯＣＤの強迫観念があまりに強烈なので、娘の命を守るためにいっそのこと自殺してしまいたいと思う時期が長く続いた。カーラはＯＣＤについて「まるくなって風に転がる草《タンブルウィード》」のようだという。風に転がりながらからみあってだんだん大きくなっていく根無し草のように、強迫観念はますます不合理さを増していくからだ。だが、治療によって彼女は、強迫観念と自分とを分けることを学んだ。ＯＣＤの強迫観念が侵入してくると、カーラは自分に言いきかせる。「第一にわたしはカーラで、第二にわたしはＯＣＤにかかっている。ＯＣＤがわたしの人生そのものではない」。こう考えるのが習慣になったので、自分の名前を書くとか、水を飲むのと同じになったという。ぱちん！　頭のなかで電球が消える。防衛態勢はできあがった。意識的な警戒心とラベル貼り替えの能力が一瞬にして組みこまれる。

ＯＣＤの患者の多くは、恥ずかしさからか、職を失う不安からか、あるいはひとがそんな話を聞きたがらないことを知っているためか、病気のことを話したがらないが、カーラは秘密を打ち明けると大きな安らぎを感じることを知った。彼女は熱心にボランティア活動をしているが、そのなかには肉体的な障害をもつひとを助けるという仕事もある。「わたしにとっては、『わたし、ＯＣＤなんですよ。ところで、何をすればお役に立てますか』と口に出すのは、後ろ暗い秘密を明るみに出すようなものでした」と彼女は言う。「何をすればお役に立てますか」と考えるように自分を訓練すること、これこそ偉大な行動療法である。

「もちろん、夢のような治療法があって、病院に入院して手術を受ければ全快するというのならどんなにうれしいだろうと思います」とカーラは言う。「でも、事実はそうではないのです」。行動療法は次善の選択肢だが、患者が自覚的に気づくという意味では、より優れているとも言える。

これで、ラベルを貼り替えるという第一段階はおわかりいただけただろう。OCDをOCDと呼ぶこと、である。そこでつぎに、原因を見直すという段階に進もう。原因を見直すとは、要するにOCDの症状を本来帰すべき原因に帰すること。つまり膠着状態に陥った脳のせいであると自覚することだ。原因を見直せば、「どうして、こんなに苦しめられるのだろう。どうして、これは消えてくれないのだろう」というらだたしい問いに答えが得られる。

OCDが消えないのは、病気だからだ。パーキンソン病の患者は、ときには「わたしはだめな人間だ。どうして、ほかのひとと同じスピードで動けないんだ」と思うかもしれない。だが、考えなおして、「それはわたしが病気だからだ。この状態に適応するしかないのだ」と思うほかはない。OCDという病気にも適応して、自分の機能を最大限に引きだすしかない。ＯＣＤの患者は一方的な犠牲者ではない。問題ととりくもう。

覚えておくべきポイント

●第一段階では、ラベルを貼り替える。
●ラベルを貼り替えるとは、頭に侵入してくるいやな考えや行動に真実のラベルを貼ること、つまり強迫観念、強迫行為と呼ぶことである。
●ラベルを貼り替えても、いやな考えや衝動がすぐに消えるわけではないが、対応する行動を変化させる準備ができる。
●行動を変えると、脳も変わる。
●成功の鍵は、公平な観察者を強化すること、自覚的に自分の行動に気づき、外から観察する能力を養うことである。

第2章

第二段階　原因を見直す

――「脳のロックをはずす」

第一段階　ラベルを貼り替える（RELABEL）
第二段階　原因を見直す（REATTRIBUTE）
第三段階　関心の焦点を移す（REFOCUS）
第四段階　価値を見直す（REVALUE）

原因を見直すことは、「いったいどうしてこのいやな考え、衝動、行動が消えてくれないのか」という問いに答えることだ。「なぜ、しつこくつきまとうのか」「これは、何のせいなのか」という問いへの回答である。

それが執拗なのは、強迫性障害（ＯＣＤ）の症状だからで、脳の誤った発火の原因となる生化学的アンバランスに関連していることが科学的に明らかにされている。ＯＣＤ患者は、車のギアチェンジにあたる脳の部分が適切にはたらいていないらしい。それで脳の「ギアが硬直」している。このため、行動を変化させることが困難なのだ。原因を見直す段階の目標は、硬直した考えや強迫衝動の原因は、言うことを聞いてくれない脳にあると自覚することだ（67ページ図1参照）。

次ページのランドキスト教授に敬意を表して、この章ではOCDの症状を克服するわたしたちの「脳の結紮《けっさつ》技法」について説明しよう。

といっても早とちりしないでいただきたいが、この技法は金属クリップとは何の関係もない。言いかえれば、心がもつ力を活用して脳内化学作用に変化を起こさせようというのである。頭に居座って動かないいやな考えをうまくかわせたとき、脳の化学作用には変化が起こる。わたしたちの道具は、ラベルの貼り替え、原因の見直し、関心の焦点の移動、価値の見直しという四段階方式だ。たゆまず努力していくうちに、いつかは活動昂進状態の尾状核を「結紮」して切り離すことができる。脳外科手術など必要ない。自分の心のはたらきによって可能になる。

わたしが自主的行動療法というときには、侵入者の正体を見きわめ、四段階方式を使って反撃して膠着した脳のギアを入れ替えるという、OCDへの能動的なとりくみをさす。

第一段階のラベルの貼り替えでは、強迫観念を強迫観念と、強迫行為を強迫行為と正しく呼ぶことの重要性がおわかりになっただろう。だが、ラベルを貼り替えただけ

『ファーサイド』　　　　　　　　ゲイリー・ラーソン

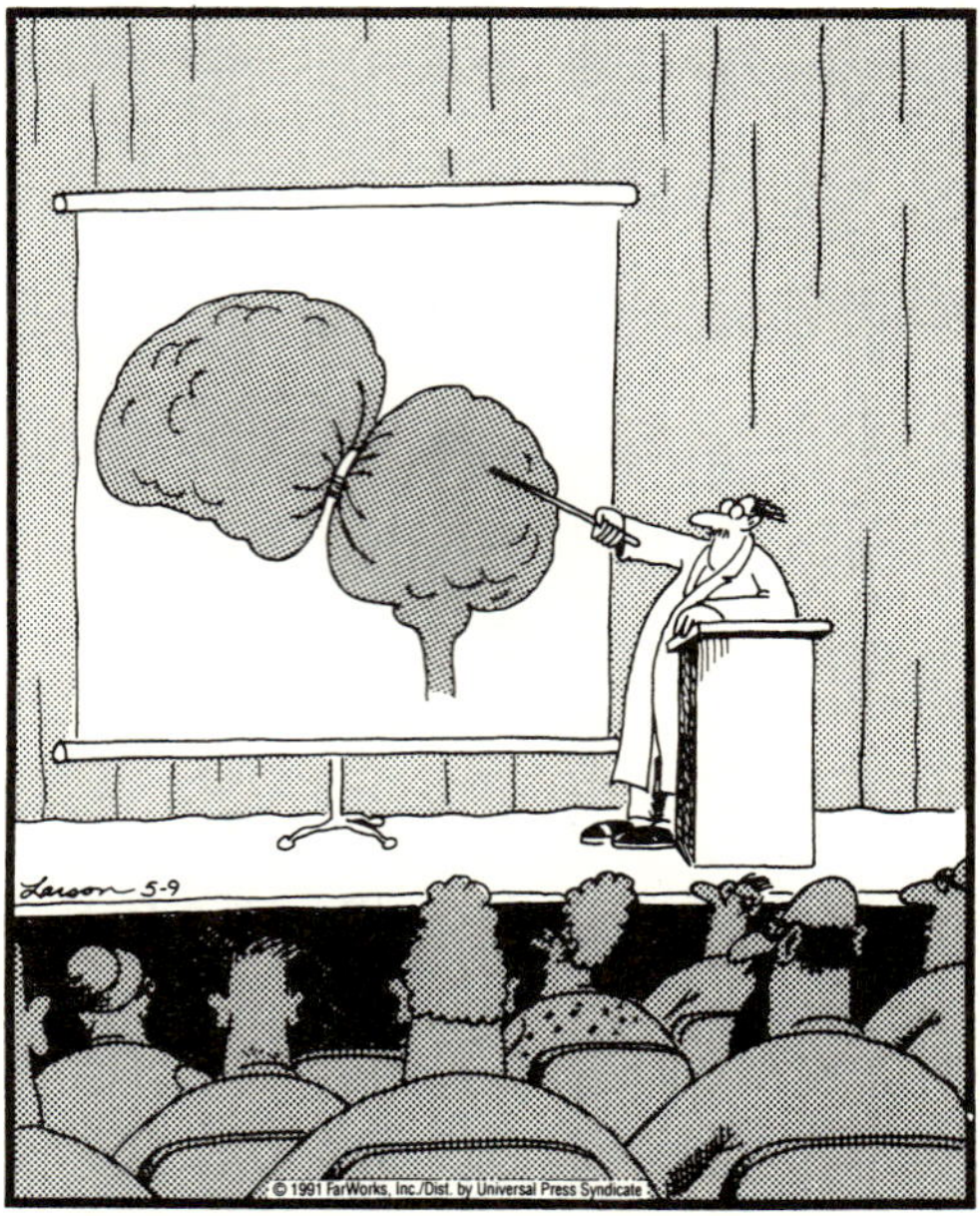

強迫的思考にかんするセミナーで、脳の結紮技法について
説明するランドキスト教授

では、強迫観念や強迫衝動を追いはらうことはできない。「なぜ、いつまでもつきまといつづけるのか」と思わずにはいられないだろう。なぜつきまといつづけるか、それは脳内の電気信号の流れに異常が起こっているからだ。最初の章で述べたオートマティック・トランスミッションがひっかかっているのだ。

そこでふたつめの、原因を見直す段階が必要になる。すでに問題がOCDであることはわかった。原因を見直す段階では、その原因の大半は脳にあり、脳がまちがった信号を送っているのだということを理解しよう。これは医学的疾患だ。脳が思考や経験のふるい分けを適切にしていないから、筋が通らないと自分でもわかっている不適切な反応をしてしまう。だが、まちがった信号にたいする反応を変えれば、脳は前よりもうまく機能するようになり、それにしたがっていやな思考や気分も好転する。

「わたしではない、わたしの脳だ」

OCDの思考や強迫的衝動のせいで生活が耐えがたくなるのだから、これを回避する積極的で能動的な戦略が必要になる。OCDととりくみ、自分に「これはわたしではない、わたしの脳にすぎない」と言いきかせなければならない。

パーキンソン病の患者に、「ふるえを止めなさい！　そのふるえが止まるまで、動いてはいけません」と言ってもしかたがない。いくら本人がやめようと思っても、パーキンソン病の患者はふるえを止めることはできない。脳がつぎつぎに送ってくるまちがった信号を、ＯＣＤ患者が止められないのと同じことだ。どちらも医学的な状態であって、適応するほかはない（興味深いことにパーキンソン病もＯＣＤも、脳の線条体という部分の異常によってひきおこされる）。パーキンソン病の患者が「自分はだめな人間だ。ほかのひとたちのように敏捷に動けない」と自分を叱りつけても何の役にも立たないように、ＯＣＤの患者が「強迫観念や強迫衝動はこんなに激しく強力だから自分には抵抗できない。振りまわされて、操られるしかない」と考えても何の役にも立たない。

先に、公平な観察者、あるいは自覚的な警戒心ということをお話しした。公平な観察者をたてると、ＯＣＤと自分とのあいだに距離をおくことができる。本質的な自分である精神、つまり自分の意志と、好ましくない侵略者である強迫衝動とのあいだに安全地帯をつくるのだ。強迫衝動に短絡的、機械的に反応するのではなく、自分に代替的選択肢を与える。治療のはじめの段階なら、ＯＣＤの症状が起こったときのために何かべつの活動を考えておくのも有効だ。楽しくて建設的なことならなんでもいいが、とくに趣味的活動がいい。

原因を見直すという段階は、自覚的に認識し、警戒するプロセスである。問題はＯＣＤという病気であるとわかったら、つぎにはどうしてそれがそんなにつらいものなのか、なぜ消えないのかをしっかり理解しよう。現在では、強迫観念や強迫衝動が消えないのは、脳のなかで化学的なアンバランスが起こっているからであり、医学的な状態のひとつだということが明らかになっている。原因の見直しによって、ＯＣＤの苦痛がそういった医学的疾患のせいであることを知れば、自分の精神がおかしくなったのではないとわかる。強迫観念や衝動は自分の意志ではないし、それによって精神を蹂躙《じゅうりん》される必要もないと自信をもつことができる。あなたは異常ではない。苦しくても意識的、自覚的に判断して行動することができるのだ。

まちがった信号！

毎週開かれているグループ・セラピーに参加していたある女性が、うまいことを言った。「行動療法のおかげで、不安の言っていることが嘘だとわかりました」。言いかえれば、激しい強迫観念や強迫衝動にしつこくつきまとわれるのは、個人の弱さや心理学的問題のせいではないということだ。そうではなくて、ただ脳の回路がショートして、まちがった信号が送られているのである。つぎのようなたとえで考えれば、強迫衝動にかられたときどうすればいいかわかるのではないか。真夜中、どこかで自動車の盗難防止装置のアラームが鳴りだした。アラームで目が覚めれば不安でいらいらして落ちつかなくなる。だが、そこで輾転反側《てんてんはんそく》して、アラームよ止まれと念じるのは愚か者だけだ。音は止まるはずがない。たぶん回路がショートしてまちがった信号を送りだしたのだろう。そこで、まともな人間なら何かべつのことを考えて気をまぎらわせ、アラームを無視して眠ろうとするだろう。OCDが頭のなかでまちがった信号を発したときにも、それを止めることはできないが、かならずその命令のとおりにしなければいけないわけではない。まず、ラベルを貼り替えた。つぎには、原因を見直そう。自分にこう言いきかせるのだ。「こんなことはしないぞ。こんなことはしたくない。しろと言っているのはわたしではない、OCDなんだから」

強迫行為と闘うために、わたしたちは十五分ルールを編みだした。強迫行為にかりたてられたときには、十五分待つ努力をするのだ。だが、ただぼんやり待つのではない。待っているあいだ、積極的に自分に言いきかせる。「これはほんものの思考ではない。脳がまちがった信号を送っているのだ」。十五分のあいだに、強迫衝動が薄れていけば、OCDをコントロールできることがわかってくる。事実、強迫衝動は薄れることが多い。そうなれば、もうやられっぱなしの犠牲者ではなくなる。

ただじっと座って、暴力的な強迫観念にしたがって行動し、自分の人生はどうなるのだろうと不安を反芻《はんすう》しているだけでは何にもならない。自分はそんな行動はしないぞ、と考えることだ。なぜか？　ほんとうの自分はそんなことをしたがってはいないからだ。ヘビースモーカーが健康のために禁煙を決意したとしよう。決意しても、タバコを吸いたいという気持ちはけっしてなくならないだろうが、タバコを吸いたくなったときの行動を変えれば禁煙できる。そのうちには、タバコを吸いたいという気持ちも薄れていく。

忘れてはならないのは、ＯＣＤは隠れた願望の充足とは何の関係もないということだ。機械的な故障にすぎない。ＯＣＤは、いかにも現実らしく装うだろうが、現実はＯＣＤを装うことはない。これはたいへんに重要な事実である。ＯＣＤのように感じられたら、それはＯＣＤなのだ！　それが現実なら、ＯＣＤのように感じることはぜったいにない。

これは戦争だ

ラベルの貼り替えと原因の見直しは補いあってたがいの効果を高めるので、同時におこなわれることが多い。つまり、自覚的な警戒（公平な観察者）と、脳の信号の狂いによる誤情報であるという認知的理解とがあいまってはたらく。このテクニックがＯＣＤという敵にたいする強力な防衛システムの基礎になる。ＯＣＤがいかにばかばかしいものかを見抜き、反撃を考えるための陣地づくりと考えればいいだろう。強迫観念や強迫衝動にかられたときの不安がいかに強烈でも、この陣地に立っていれば主導権を握れる。真実はこちらの味方だ。

確認強迫があったバーバラ（ミスター・コーヒーを覚えておられるだろうか）は、強迫観念によるストレスのために、帰宅するころにはへとへとになっていた。だれかを車で轢きはしなかっただろうか。契約書を封筒に入れまちがいはしなかっただろうか。ポストに入れた手紙はたしかにポストのなかに入っただろうか。そのために、帰るとすぐにベッドに入らずにはいられなかった。だが、それでも眠りたいとは思わなかった。「眠ってしまえば、またOCDに悩まされる明日がやってくるからです。わたしは療養所の患者のようにただぐったりと横になっていました。一日を過ごしてへとへとになっては休む、そして明日が来るのを恐れるというだけの毎日でした」

発症してから十年、自主的行動療法をはじめてから六年たったいま、バーバラは、残ったいくつかの儀式的行為を「少々めんどうだというだけです。毎日、デンタルフロスで歯をきれいにしなければならないのと同じです」と言えるようになった。

四年間苦しんだバーバラは、もう自分はだめだと思った。この敗北感にはいくつかの要因があった。あるとき、週末に出かけた彼女は、もちろんアパートの鍵はかけていたのだが、かけ忘れたのではないかという不安にさいなまれてどうしようもなくなった。そこで家主の女性に電話をかけ、鍵をかけ忘れたのでかけてほしいと頼んだ。当然、鍵をかけたかどうかわからず不安なのだとは言わなかった。「頭が変なのではないか、おかしいのではないかと思われたくなかったからです」。その結果、予想されたことが起こった。家主の女性は鍵をかけるのではなく、開けてしまった。帰宅して鍵が開いていることに気づいたバーバラは「他人の助けを借りようとしても、結局、逆効果になるだけで役には立たない」と悟った。このときはじめて、彼女は打ちのめされた思いになった。

同じころ、記憶に頼る対策のほうも効果がなくなった。はじめのころ、バーバラは「いま、鍵をかけている。わたしはブルーのシャツを着ている。今日は火曜日だ」と自分に言うことにしていた。そうすれば、職場に着いたとき、「ブルーのシャツ、火曜日、ドアには鍵をかけた」と確認することができた。ところが、このテクニックも役に立たなくなった。脳が「そうかい！　ブルーのシャツは月曜日にも着たかもしれないぞ」と言うようになったのだ。

コーヒーメーカーとアイロンをバッグにしのばせて職場まで持っていったのは、このころのことだった。彼女は屈辱感にさいなまれた。「ＯＣＤのせいで自尊心が踏みにじられ、仕事も充分にできませんでした（彼女はつねに能力を発揮しきれないでいた）。それにバッグにアイロンを入れているなんて、ひとに知られたらどうしようと不安でした」

自分の問題は脳の生化学的障害であり、行動療法によって改善できると知ったとき、症状は改善しはじめた。ふりかえってみて、バーバラはこう語る。「脳はほんとうにひどい状態になりうるんです。『火は消したかしら？　火は消したかしら？』そう言いつづけているうちに、今度は『消すってどういうこと？　ダイヤルを消火という位置にまわしたからって、ほんとうに消火したかどうか、どうしてわかるの？』と考えるようになるのです」

ＯＣＤが最悪のころ、バーバラは休暇中でさえも逃げられなくなっていた。ほかのひとの火の始末を確認せずにはいられなかった。そうしないと、取り返しのつかない災害が起こるぞと脳が脅すのだ。

何かを確認するとき自覚的な警戒の目をはたらかせるようになったバーバラは、たしかに火を消し、ドアの鍵をかけたことを知っているので、強迫衝動を無視できるようになった。彼女は自分に言いきかせる。「この不安は病気のせい。火が消えていないような気がしても、わたしは自覚して確認したのだから、もう忘れていいのよ」。ＯＣＤはもう破壊的な力をもっていない。むしろ、「それも現実であり、執拗であるという点では、うるさい子どものような感じ」だ。子どもが泣いたとき、どうすればいいかはわかっている。それと同じで、ＯＣＤが騒ぎたてたときも、どうすればいいか承知している。

行動療法を実行しているあいだに妊娠したバーバラは、妊娠によって回復プロセスが速まったと言う。よく知られているように、ストレスは症状を悪化させる。妊娠したとき、バーバラにとって人生の優先事項が変わった。「仕事よりも、妊娠中のストレスをできるだけ少なくすることのほうがだいじになりました。手紙の封筒と中身がまちがっていたってかまいはしないわ、と考えるようになったんです。自分が元の職場に復帰しないことはわかっていました。そうしたら、OCDの症状もずっと軽くなりました」。おまけに、仕事上の失敗も増えはしなかった。

OCDの患者はだれでも知っているが、強迫観念や強迫衝動に抵抗するのは困難だ。もっともよく聞くのは、苦痛という言葉である。

息子の目に恐ろしいことが起こるという根拠のない不安にかられて、ありとあらゆる奇妙な儀式的行為をしていたドッティは、強迫行為をしないでいるのは「旧友を失うようなもの」だと言う。「OCDは友好的な敵のようなものだとよく言うんです。追いはらいたいのだけれど、でも自分の一部になってしまっているので捨てたくないのです」。不安と闘うよりも、儀式的行為によって一時の安息を得るほうが楽だ。それに、とりくみたくないものごとやひとを避けるために、強迫観念を利用するという場合もある。だが、もうおわかりのはずだが、そうした姿勢でいると一生苦痛から逃れられない。

すべては頭のなかに

人間の脳は握りこぶしをふたつくっつけたようなかたちをしていて、重さはほぼ一・三キロぐらいだが、百億ものニューロンという神経細胞がつながりあってネットワークをつくっている、もっとも複雑で驚異的な臓器である。

UCLAでOCDの患者について研究したところ、OCDはまちがいなく脳の回路の故障に起因する神経精神学的疾患であることが明らかになった。だが、まず人間の脳の内側をのぞいて、不思議な響きのある名称の器官とそのはたらき、そして、何がおかしくなってOCDになるのかを見てみよう。

このミニ用語辞典はきっと役に立つことと思う（重要な構造部分については図2に示した）。

◎**線条体**――被殻と尾状核という脳の中心部の深いところに並んでいるふたつの部分から成っている。被殻は行動や身体の動きを律するオートマティック・トランスミッションの役割を、尾状核は思考をつかさどる脳の前部のためのオートマティック・トランスミッションとフィルターの役割をはたしている。

◎**眼窩皮質**――脳の前部の下側にあって、OCDの「舞台」である。脳の「過誤検知装置」で、眼窩のすぐうえに位置している。ここで感情と思考の連携がおこなわれる。眼窩皮質は何かが正しいかまちがっているか、近づくべきか逃げるべきかを教えてくれるところだ。

◎**大脳皮質**——脳の外側を覆っている部分で、前頭葉の皮質はもっとも高度な思考や意図をつかさどっている。

◎**基底核**——基本的には線条体と同じ部分をさす。ふたつの言葉は交換が可能である。ある行動からつぎの行動へとギアチェンジをおこなう尾状核は基底核の一部である。

◎**帯状回**——脳の中心にある大脳皮質のもっとも深い部分である。ここは内臓や心臓をコントロールする中枢と結びついている。洗浄強迫や確認強迫などの強迫行為をしないと何か恐ろしいことが起こるぞと感じさせるのはこの部分である。

◎**視床**——身体の感覚情報を処理するための中継基地である。

161ページ図3にあるPETスキャンの画像は、UCLAの患者ベンジャミンがOCDの治療のための認知生物学的行動療法を受ける前と受けたあとの脳の状態を撮影したものだ。ベンジャミンをはじめとするUCLAの研究の被験者は少量のグルコースのような液体を注入される。この物質は数時間、脳にとどまるので、写真を撮影

図２　OCDに関係する脳の重要な構造のありか

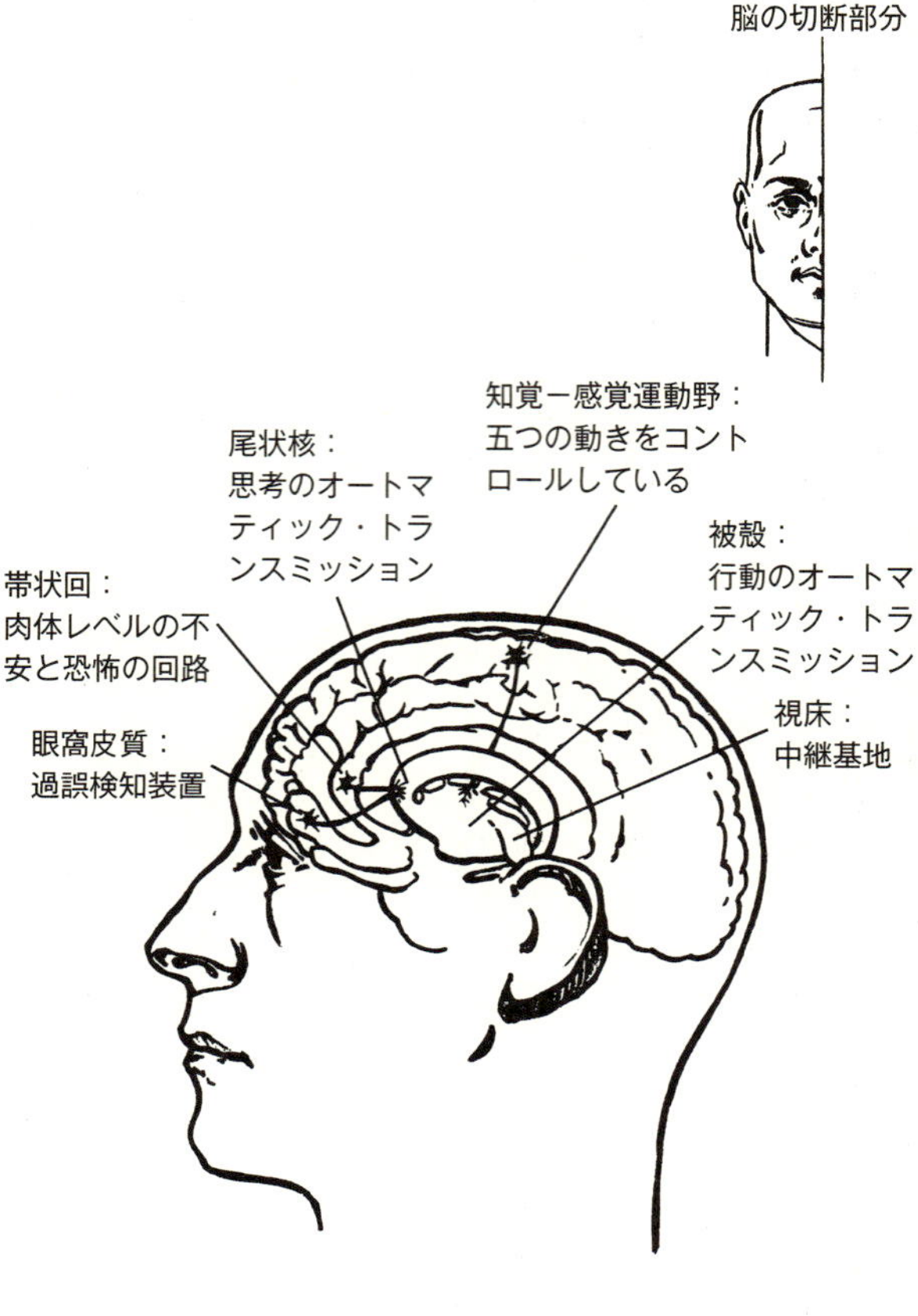

して脳の各部の代謝活動を測定することができる。多くの被験者はたぶん低い機械音のせいだろうが、撮影中、リラックスしている。被験者には、溶液を注入する前に「これから三十分ぐらい、あなたの脳の活動状況を撮影します。いま、強迫観念があればそれが記録されるのですが、それはそれでかまいません」と言っておく。ここではゆったりしていればよく、努力はいらない。その後、行動療法のあとにフォローアップのための撮影をするときには、強迫観念や強迫衝動が起こったら、教えられた四段階方式を実施してもらう。患者にこうした写真を見せて、「わたしではない、わたしの脳だ」ということを具体的なかたちで理解してもらうと非常に効果的なことがわかった。何が強迫衝動をもたらしているのかを理解すると、病的な行動をやめて健全な行動をとろうという意欲が生まれ、それによってじっさいに脳内の化学作用に変化が起こるのである。

これらのPETスキャンの写真を見ると、OCD患者の脳の前部下側にある尾状核の代謝が異常に活発になり、過熱していることがわかる（67ページの図1も同様）。赤い色のちがいは脳のグルコースの代謝、つまりエネルギーの使用量を表しており、赤いのがもっとも活動が活発で熱くなっている部分で、青い部分がもっとも低い。このPETスキャンからわかるのは、機械的な行動ほど、大脳皮質が必要とするエネルギーは少ないということだ。ここでは、ひとつ重要な発見を記憶しておいていただきたい。

脳の中心部にある尾状核はＯＣＤでいちばん問題になるところだが、薬物療法でも、薬物療法と行動療法の併用でも、また行動療法だけでも「鎮静化」するらしいのである。これはとくに右脳で顕著に見られる。つまり、行動を変えることによって脳に変化を起こせることが科学的に示されたと言えるわけだ。ＯＣＤのまちがった信号にたいする対応を変化させれば、ＯＣＤをひきおこす脳の回路が変化し、症状が改善される。

この画期的な発見につながった十年にわたる研究で、わたしたちＵＣＬＡの研究チームは多くの実験を通じ、心と脳の相互作用についての理解を深めてきた。ＵＣＬＡの神経精神学研究所で脳のマッピング部門の責任者を務めるジョン・マツィオッタ博士は、被験者に筆記のときと同じように指を動かしてもらう実験を考えだした。このとき、被験者は指示どおりに正確に指を動かさなければならないので、いちいち考えなければならない。すると予想どおり、大脳皮質の手指の動きをコントロールする部分の代謝活動が高まった。言いかえれば、エネルギー使用量が増えて、熱くなったのだ。つぎに、被験者に自分の名前をくりかえし書いてもらう。四十枚のトラベラーズチェックにサインするとき、四、五枚からあとは、考えなくても機械的にサインすることはご承知のとおりだ。この実験から、慣れきった動作をするときには、線条体がはたらくらしいことがわかった。大脳皮質のほうはごくわずかなエネルギーしか費やさないが、線条体で使われるエネルギー量はめだって増大する。線条体の円滑なオートマティック・トランスミッションが機能しだすのである。

コンサート・ピアニストのことを考えてみよう。はじめてピアノを習ったときには、いちいち考えて指を動かさなければならず、指の動きをつかさどる大脳皮質部分が多大なエネルギーを費やす。だが、コンサート・ホールでリサイタルをするほどになれば、指は自動的に動く。このころには、ピアニストが考えるのは音楽の陰影やトーンといったことだ。大脳皮質は指の動きを考えるために多くのエネルギーを費やす必要はない。かわりに線条体がその仕事をしてくれる。したがって、大脳皮質の高度な部分は音楽の細かな部分について考えることができる。わたしたちの筆記実験から、このプロセス全体について推測することができたのである。

マツィオッタ博士がハンチントン舞踏病の患者を対象におこなった署名実験では、ちがった結果が出た。ハンチントン舞踏病は中年期に発病し、動作のコントロール力を失う遺伝病である。この実験では、ふつう慣れない動作をおこなうときに刺激される脳の部分が、慣れた署名をするときにはたらいていた。患者の尾状核と被殻はうまく機能しなくなり、一部は死滅したか死にかかっている。オートマティック・トランスミッションとフィルターが壊れているので、被験者は自分の名前を書くのに、大脳皮質で多大なエネルギーを費やさなければならない。患者たちは署名を、よく考えなければできない骨の折れる作業だと言った。発病する前なら、ほとんど考える必要なしにできていたのである。だが、いまでは肉体的にも精神的にも、いちいち手の動きをコントロールする必要がある。ふつうなら線条体がおこなっている機能を大脳皮質を使って遂行しなければならない。ハンチントン舞踏病患者の場合、線条体はいずれは事実上なくなってしまい、ねじれや痙攣といったこの病気の特徴である異常な動きが激しくなる。

ハンチントン舞踏病患者は、オートマティック・トランスミッションとフィルターが壊れているために、望みもしない動きをしてしまうのだが、OCD患者の場合には望みもしない思考や衝動、つまり強迫観念や強迫衝動が起こる。線条体のオートマティック・トランスミッションとフィルターのシステムが壊れているために、ハンチントン舞踏病の患者がいちいち努力し、考えて署名しなければならないように、OCDの患者は侵入してくる強迫観念や強迫衝動をかわすために努力し、自覚的に行動療法をおこなわなければならない。線条体の自動的なふるい分けシステムが適切にはたらかないので、不安な考えや衝動が残っているあいだに、行動を変える努力をする必要がある（このプロセスについては、次章でくわしく説明する）。だがハンチントン舞踏病とOCDには大きなちがいがひとつある。OCDはだいたいにおいて治療できる。だが、研究が盛んで、大きな進展が期待されてはいるものの、現時点では残念ながらハンチントン舞踏病には治療方法はない。

ハンチントン舞踏病患者の実験によって、ＯＣＤ患者の脳について多くのことがわかってきた。適切に機能している線条体はフィルターの役割をはたし、送られてくる感覚情報を「入り口で制御」している。これが脳のなかの行動回路で割りあてられた役割である。どうやらＯＣＤ患者の場合、尾状核に問題があって、手を洗うとか確認するという進化論的には古い大脳皮質の回路のシグナルが入り口の扉を突破して侵入してきてしまうらしい。入り口での制御がうまくおこなわれないと、こうした不安な衝動にかりたてられて、不適切な行動をすることになるのだろう。こういう行動は行動固執と呼ばれる。強迫行為の別名である。もっと言えば、強迫行為は自分でも不適切だとわかっていて、ほんとうは望んでもいない行動固執である。思考が入り口に到達したとき、扉が開きっぱなしになっているために、くりかえし何度も侵入してくる。すると、頭では無意味だとわかっていても、手を洗ったり火元を確かめたりという行動に固執してしまう。こうした行動は一時的には安心感をもたらすだろうが、すぐにまた不安にかりたてられる。入り口が開きっぱなしになっているので、手を洗うとか確認するという強迫衝動がくりかえし侵入してくるからである。さらに悪いことには、どうも強迫行為をすればするほど、入り口は開いたまま固定されてしまうらしい。

線条体が充分に機能していないと、望まない思考や衝動が侵入してくるので、大脳皮質を使った意識的な努力がおこなわれなければならない。行動療法でこの意識的な努力をおこなうと、強迫的な衝動にかりたてられても適切に対応できるようになる。

ＯＣＤの患者は、尾状核からの回路、つまり脳の「早期警戒検知システム」がまちがって作動してしまうために、強迫観念や強迫衝動を振りはらえないと考えられる。尾状核の適切なフィルターが欠けているのが原因らしい。典型的なＯＣＤの症状の起源については、進化が大きな役割をはたしているかもしれない。われわれの祖先の脳には、ある種の自動的な行動回路がしっかりと組みこまれていたと考えてみよう。そうした行動は汚れを避けるとか、安全を確認するものだったにちがいない。たとえば、洞窟が汚れてもいないし、危険でもないことを確認するような行動である。

動かないギア

行動療法では、脳に起こっていることを患者に理解してもらい、大脳皮質を使って不適当な行動を抑止するのに役立てようと試みている。ＯＣＤの患者は、オートマティック・トランスミッションが壊れているので、大脳皮質を使ってギアを入れ替え、適切な行動をとらなければならないのだ。わたしは患者にこう言う。「お気の毒ですが、あなたは手動のトランスミッションを使わなければならない。しかも、その手動のトランスミッションでさえ、あまり具合がよくないんですよ。固くて動きにくいんです。

でも、がんばれば自分でギアを入れ替えることができます」。むろん、簡単にはいかない。シフトレバーが動きにくくなっているからだ。だが、行動を自覚的に変えることでくりかえしギアを入れ替えているうちに、線条体の代謝作用が変化し、トランスミッションの具合がよくなる。皮質を使って自覚的に行動すれば、不調な線条体を回避できる。すばらしいのは、自覚的な行動をくりかえしているうちに、徐々にオートマティック・トランスミッションの機能が回復することだ。努力しているとやがてギアチェンジがなめらかになり、行動が変化する。

行動療法をおこなうと、帯状回の機能にも変化が起こる。帯状回というのは皮質のなかで、強迫行為をしないと何か恐ろしいことが起こるぞと感じさせる部位である。治療前は、帯状回と眼窩皮質はがっちりと組みあってロックされている。このために、強迫観念や強迫衝動に激しい不安や恐怖が付随するらしい。ブレイン・ロックの大きな問題のひとつである。四段階方式を実践すると、眼窩皮質と帯状回が切り離されてべつべつに動くようになり、不安や恐怖が大幅に薄れる。

多くの神経学的研究によって、基底核あるいは線条体に異常があると、運動の自動コントロール機能が阻害され、皮質が手を貸さなければならないことがわかってきた。ひとつの行動からべつの行動へ移るときに、自覚的な思考が必要になるのだ。パーキンソン病患者の場合、線条体のオートマティック・トランスミッションが壊れているので、動作がぎくしゃくし、行動を起こしたり中止したりする機能に問題が生じる。シフトレバーが動きにくく、小さな運動や動作をするのにもいちいち意識して行動しなければならない。

遺伝的にOCDと関連が深いトゥレット症候群の患者には、各種のチック、唐突な動作、予告なしの発声といった症状が慢性的にあらわれる。原因は、われわれがOCDの原因と考えているのと同じく、線条体の皮質調整機能の異常らしい。さらに、基底核あるいは脳の前部が損なわれると行動の反復が起こり、その行動が無意味になったり、それどころか有害になってもなおくりかえすことが知られている。OCDの患者は強迫観念にかられると、無意味だとわかってはいても儀式的行動をせずにはいられない。これもまた、基底核あるいは線条体のオートマティック・トランスミッションとフィルター・システムが皮質をうまく調整できなくなっているからだと思われる。

一般にはOCDの患者は四十人にひとりだが、家族や親戚にトゥレット症候群の者がいる場合には五人にひとり、トゥレット症候群の患者自身ではその二分の一から四分の三はOCDであるという数字からみても、遺伝的関連があるという理論は信憑性が高そうだ。トゥレット症候群の患者は、チックの激しい収縮運動がもとで関節炎や腱炎を起こすことが多い。このひとたちは強い衝動に襲われ、その不快感を解消するためにチックと言われる筋肉の収縮運動をおこなう。あるいは発声のチック症状があらわれて、せきばらいをくりかえし、それが高じるとげっぷや大声、吠え声を出したりする。また、無意識に猥褻《わいせつ》な言葉や人種差別的な言葉を叫びだすようになり、当人には非常に大きなストレスになる。ＯＣＤの場合と同じで、トゥレット症候群の症状はストレスによって悪化する。ＵＣＬＡのＰＥＴスキャンによる予備的なデータによると、トゥレット症候群の患者では、尾状核の隣に位置して身体的な動きを調整する線条体の一部（被殻）の代謝作用に変化が見られる。ＯＣＤ患者には運動性チック症状のある者が多く、トゥレット症候群患者の多くに強迫性障害の症状がある。つまり、両者には線条体の皮質調整機能の異常（チックの場合は運動野、強迫観念や強迫行為の場合には眼窩皮質の調整機能）という共通性があり、チックには被殻が、ＯＣＤの症状には尾状核の異常が関係しているらしい。このふたつの病気は、運動や思考をふるい分けて調整する脳の構造と密接な関係があり、相互に関連のある遺伝的な条件がかかわっていて、それがトゥレット症候群の場合には筋肉の運動（チック）に、ＯＣＤの場合には思考（強迫観念）にあらわれると考えられるのである。

現実的な霊長類たち

脳の前部は高度な情報処理と問題解決をつかさどる。脳の前頭下部、つまり眼窩皮質に信号が送られるという脳の構造から考えて、感情的な事柄にかかわる問題解決もここでおこなわれていると思われる。イギリスのオックスフォード大学の行動生理学者E・T・ロールズの研究には、OCDの症状に脳がはたしている役割を理解するのに役立ちそうな興味深いデータがある。

ロールズは、不適切な行動がくりかえされるとき、つまり行動の固着が起こっているとき、脳はどうなっているのか調べようと考え、アカゲザルを訓練して単純な視覚的作業を覚えさせた。たとえば、スクリーンに青い合図が出たときに管を吸えば、ブラックカラントのジュースが飲めるという具合である。ジュースが大好きなサルは、褒美《ほうび》にありつこうと懸命になり、たちまち合図を覚える。青い色が見えたら、あたり！管からジュースが出てくる。こうしてサルは合図に正しく応えてせっせと管を吸い、うれしそうにジュースを飲む。ロールズはサルの脳に電極を差しこんでおいたので、ある色が見えればジュースが出ることを覚えたあとは、青い色が見えるたびにサルの眼窩皮質が熱くなるのを観察することができた。眼窩皮質は「ジュースが出てくるぞ」という合図を「入力」したことになる。

ロールズは、サルがジュース好きであると同時に、塩水はきらいなことも知っていた。スポイトに塩水を入れてサルにやると、すぐにスポイト＝塩水という関連を理解し、まもなくスポイトを見るだけで眼窩皮質のべつの細胞が熱くなり、サルはいやがって尻込みをするようになった。眼窩皮質には何かほしいものを見たときに熱くなる細胞と、避けたいいやなものを見たときに熱くなる細胞とがあるわけだ。サルの眼窩皮質が環境からの刺激をすばやく認識し、「ほら、いいものがあるぞ。こちらはいやなものだぞ」と教えるのに一役買っていることは明らかだ。

つぎにロールズは、サルのそれまでの学習の裏をかいたらどうなるかを調べようと考えた。今度は青ではなくグリーンの合図が見えたとき、ジュースが出るようにしたのだ。最初、青の合図を見たサルが管を吸ったら、ジュースではなく塩水が出てきたとき、期待どおりにことが運んだときに熱くなるのとはべつの眼窩皮質の細胞が、激しく長いあいだ熱くなった。

重要なのは、このとき長いあいだ熱くなったサルの脳細胞は、実験以外の場で塩水をなめたときに熱くなった細胞とはべつだということである。実験のときの細胞は塩水にではなく、失敗したことに反応したのだ。この眼窩皮質細胞はジュースが出てくると思ったのに何も出てこないときにも熱くなる。さらに二、三度、失敗を重ねたところで、サルは青い合図を見ても管を吸わなくなり、ほしいジュースが出てくるのは青ではなくグリーンの合図が見えたときであることを覚える。サルはグリーンの合図を見ると管を吸い、期待どおりにことが運んだときに熱くなる細胞が、青ではなくグリーンの合図を見たときに熱くなるようになる。裏切られたサルが、ジュースを飲むためには前とはちがう行動をしなければならないと気づいたとき、眼窩皮質が変化して、今度はグリーンの合図があたりだぞと教えているらしい。眼窩皮質は正しい反応とまちがった反応を認識する。つまり眼窩皮質は「過誤検知システム」で、長く強く熱くなるのはまちがった反応にたいしてなのである。

　ロールズは最近、この眼窩皮質の過誤検知機能が、欲求不満をもたらす状況にたいする情緒的反応と関係しているのではないか、と述べている。眼窩皮質の活動は、「何かがまずい」から行動を修正しなければならない、という感覚に関連しているとみてよさそうだ。サルはこの眼窩皮質の活動に応じて、行動を修正した。ＯＣＤ患者の場合、基底核のフィルター作用の故障のため、過誤検知回路が慢性的にまちがって作動しているか、あるいは作動しなくなっているらしい。その結果、何かがまずいという考えや感情にしつこくつきまとわれることになる。眼窩皮質や尾状核と密接につながっている帯状回が、この不安や恐怖を増幅させる役割をしていると思われる。

　サルの実験から、眼窩皮質が損なわれた者がなぜ行動固着を起こすのかが推定できる。過誤検知システムが故障すると、ひとは過ちがわからず、何度も何度も同じ行動をくりかえす。だが、ロールズの実験でもうひとつわかるのは、ＯＣＤの患者に何が起こっているかである。いやなものを見たとき、サルの眼窩皮質が熱くなり、「これはよくないぞ、何かがまずいぞ」という信号を送った。だが、眼窩皮質の細胞がほんとうに熱くなったのは、青い合図とジュースが結びつかず、サルが過ちをおかしたときなのである。眼窩皮質の細胞が熱くなると、「何かが変だ」という激しい感情が起こるのだろう。過誤検知システムが何度も何度も熱くなると、慢性的に「何かがまずいぞ」という激しい感情につきまとわれ、「これでいい」と感じるために、同じ行動を絶望的なまでにくりかえす。

どうして、こんなことになるのか。眼窩皮質の過誤検知システムは尾状核と強く結びついており、尾状核がべつの行動にギアチェンジすることで眼窩皮質の回路が調整され、スイッチが切れる。また、各種の研究によって、基底核（尾状核はこの一部）が損なわれるとOCDが発症し、「何かがまずい」という恐ろしい気分がぬぐえなくなることがわかっている。

結局、尾状核の異常によって、過誤検知システムのスイッチが入りっぱなしになり、何かがまずいという強烈な感情が消えなくなる。眼窩皮質は尾状核によって調整されているから、尾状核の調整機能が正常にはたらかないと、過誤検知システムが過剰反応を起こして「何かがまずい」という激しい思いに責めたてられ、この思いを振りはらうために絶望的に強迫行為をくりかえすのではないか。悲しいことに、何かがまずいという思いは反復行為によってますます強くなる。この悪循環を断ち切るには、行動を変えるしかない。あとで説明するように、これには薬物治療も役立つ。

OCDの強迫衝動や強迫行為には眼窩皮質が重大な役割を演じていることを明らか

にする研究が増えている。最近ではマサチューセッツ・ジェネラル病院で、OCDの患者の血流の変化をPETスキャンによって測定した研究がある。この実験では、被験者に汚れた手袋など強烈な不安を起こすものを持たせて、スキャナーにかけた。被験者は汚れにたいする不安や恐怖を抱いたまま横になっていなければならない。症状が悪化するにつれて、とくに左脳の眼窩皮質の活動が高まるのがはっきりと観察されたという。

この研究がとくに興味深いのは、左脳の眼窩皮質の代謝作用の変化が治療効果に関連しているというデータがあるからである。UCLAでは薬物を使わない患者のPETスキャンを実施し、十週間の認知行動療法のあと、ふたたびスキャンをおこなった。治療後の映像を見ると、左脳の眼窩皮質の代謝活動の低下とOCDの症状の緩和にはっきりした関係があることがわかった。症状が著しく改善した患者では、左脳の眼窩皮質の代謝活動が顕著に低下していた。薬物を使わない行動療法のみで、この結果が得られたのである。本書で説明しているのは、これと同じ行動療法である。

ブレイン・ロックをはずそう

UCLAの研究でもうひとつわかったのは、OCDの患者の右脳にも「ブレイン・ロック」があることだ。OCDの患者に症状があらわれるとき、眼窩皮質の代謝作用が激しくなるだけでなく、尾状核や視床、帯状回の活動と強く連動している。各部の活動がたがいにロックされているために、眼窩皮質の変化はほかの三つの部分の活動に直接的に影響する。行動療法はこのロックをはずし、それぞれが自由に動くようにする鍵だ。行動療法によって、ブレイン・ロックをはずそう。「アーム浮き輪」（薬物）を利用すれば、行動療法の効果は八十パーセント上昇する。

わたしたちは、脳のなかにじっさいに新しい回路ができることを明らかにした。OCDの患者が行動療法を実践し、不適切な行動固着をやめ、強迫観念や強迫衝動にかりたてられた病的な反応を拒否して前向きの行動をとるようになると、眼窩皮質と線条体に変化が生じる。ブレイン・ロックが軽快し、回路にギアチェンジが起こるのだ。つぎの段階では新しい回路の機能を向上させて、もっと自動的に動くようにする。回路がオートマティックになると、線条体がギアチェンジをおこなって、回路を適切に作動させるようになる。それが、線条体の本来のはたらきだからである。行動を変化させれば、新しい回路がつくられる。そのために、行動がさらに正常化し、やがては脳に変化が起こって症状が軽くなる。

十八人の患者を調べたところ、十週間の行動療法で十二人が症状の大幅な改善をみた。すべて、外来患者としての治療で、薬物を使った者はひとりもいなかった。この観察から重要なことが三つわかった。

◎症状が改善したひとたちは、脳の両側の尾状核の代謝活動が大幅に低下したが、とくに右側で変化が大きかった（図3を参照）。
◎治療前は、眼窩皮質、尾状核、帯状回、右側の視床の活動に強い関連性が見られた。ブレイン・ロックである。この関連性が治療後は大きく低下した。つまりブレイン・ロックがはずれたのである。
◎左眼窩皮質の代謝活動の変化と、ＯＣＤの症状の重さの変化の割合には強い関連性が見られた。症状が改善された者ほど、眼窩皮質が「鎮静化」していた。

以上のことから、自主的な認知行動療法だけで脳の総合的な機能を変化させられることがわかる。

行動療法がうまくいけば、薬を使わなくても脳の「膠着した不安回路」の組み合わせがはずれて、強迫行為を楽にやめられることを、わたしたちは科学的に示した。このことを説明しておくと、ＯＣＤのまちがったメッセージへの対応を変えようと厳しい行動療法をおこなっている患者たちの意欲が非常に高まる。

ＯＣＤは、心理療法によって脳の機能が変化することが証明された最初の精神的疾患である。

図3　OCD治療前・治療後のPETスキャン画像

四段階行動療法の成果として、OCD患者の右尾状核（PETスキャンでは左側にあらわれる）のエネルギー消費量が減少していることがわかる。左側は治療前、右側は薬物を使わずに10週間、行動療法をおこなった後。四段階行動療法ののち、右尾状核が「小さく」なっていることに注目してほしい。これは、エネルギー消費量が減少したことを示す。下図の矢印は尾状核のあるところ。

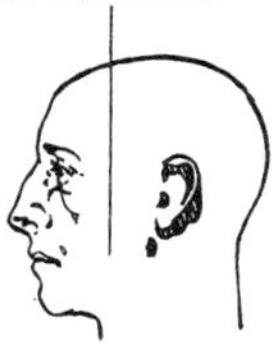

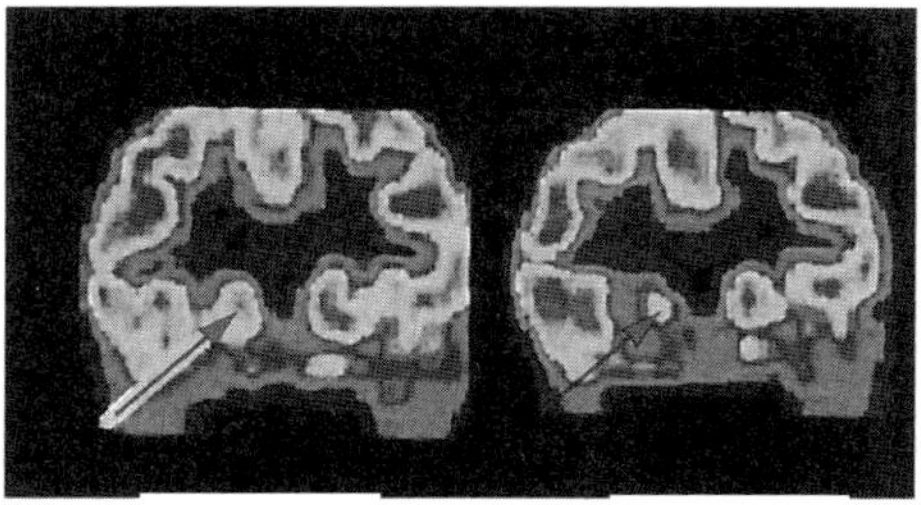

治療前　　　　治療後

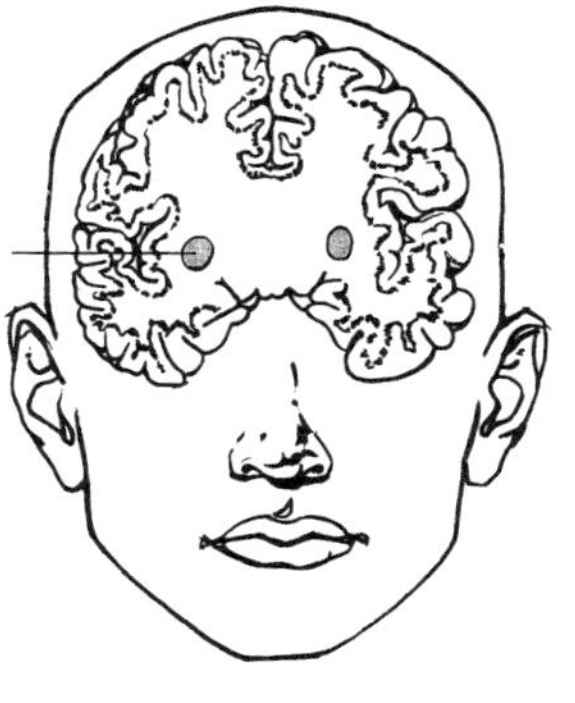

ＯＣＤの患者が、少しでも心の安らぎを得たくて強迫行為をくりかえしているとき、じつは逆にブレイン・ロックが強化されている。強迫観念や強迫衝動にたいする反応行動を全体的に変えようとすれば、いずれは、当人が自分の感情においている価値観や意味も変わってくる。治療前には、強迫観念が「手を洗え、そうしないと恐ろしいことが起こるぞ！」とささやき、患者は洗浄行為をくりかえす。だが治療を受けると、同じ強迫観念に「へぇ、そうかい！　かまわないさ、ほっといてくれ！」と言えるようになる。こうして行動が変化すると、脳の機能も変化し、いずれは目に見える生物学的変化が起こってＯＣＤの症状が軽くなる。患者もセラピストも、行動療法を進めるのがむずかしくなったときには、この真実を肝《きも》に銘じてがんばることがたいせつだ。

前にも述べたとおり、薬は強迫衝動を軽くしてくれるから、行動療法を続けるために薬を必要とするひとには役立つ。ＯＣＤの治療に薬物を使うのは、子どもに水泳を教えるときにアーム浮き輪を使うのと同じだ。アーム浮き輪をつけていると、子どもは安心して浮かんでいられるから、泳ぎを覚えやすい。それから徐々に浮き輪の空気を抜いていき、子どもが浮き輪なしでも泳げるようにすればいい。わたしたちは、強迫衝動を緩和して患者の不安をやわらげるために薬を使う。薬を使えば、患者は行動療法を実践して脳の化学作用を変化させることができる。水泳教師がアーム浮き輪の空気をだんだんと抜いていくように、わたしたちも薬の量をだんだんと減らしていく。

数百人の患者を治療した経験によれば、行動療法をおこなったあとは、大半のひとが薬なしか、少量の薬ですむようになる。

信じること

信念や祈りがOCDの治療と関係があるのか、と思うひとがいるかもしれない。だが、OCD患者のほとんどすべてが、いずれかの時期に、この病気がもたらす恐ろしい不安から解放されたいと祈っているはずだ。深い恥辱感にさいなまれて、超自然的な力でもなんでもいいから、強迫観念や強迫衝動に追いたてられる苦痛から解放してくれないかと願うにちがいない。だが、必要なのは症状が消えるようにと祈ることではない。祈っても症状は消えない。そうではなくて、OCDと闘う力を与えてくれと祈るべきだ。OCDの患者たちがときには意気阻喪して、罪悪感や劣等感から自己嫌悪に陥るのも無理はない。行動療法がうまくいったときの大きな精神的成果のひとつは、OCDの症状が当人の心や精神の健全さとは何の関係もなく、すべては病気のせいであると気づいて、自分を許す気になることだ。

このことを念頭において、病気と闘って強迫観念や強迫衝動を「かわそう」とする意欲と自信を高めることが、OCDの自主的治療にとりくむ心がけとしてとくにだいじだ。症状から気持ちをそらすにしても、症状の引き金になる場所から物理的に離れるにしても、強迫衝動に抵抗するには、非常に強固な信念と意志が必要である。苦しい強迫観念を自力では振りはらえないと認めること、そしてその強迫観念がＯＣＤの症状であると認識することによって、苦しくても自分はこの好ましからざる侵入者に抵抗できる精神力をもった存在であると考えられるようになる。そのために、少なくともふたつの原則をつねに頭においておこう。ひとつ、神は自らを助ける者を助ける。そしてふたつめは、蒔《ま》かぬ種は生えぬということだ。

自己嫌悪の泥沼に足をとられていては、ＯＣＤのように強力な敵とは闘えない。澄んだ心が必要だ。正しい祈りは非常に効果的だろう。だが、ほかにも精神力と信念と自信を高め、自覚的な認識を促すものならなんでも、回復への道を速めてくれる。自覚的な状態に達することができれば、強迫行為や、ばかげた強迫観念になすすべもなく翻弄されつづけるのはやめようとする心の闘いを、公平な観察者が導いてくれる。

自主的な認知生物学的行動療法を実践することは、精神的自浄行為のひとつと考えていい。「だいじなのは、どう感じるかではなく、何をするかだ」ということを忘れてはならない。自主的行動療法では、強い意志で適切に健全な行動をしようと努め、気分や不安に振りまわされないように努力する。この努力をしているうちに、真の意味で神の業を実現しつつ、いっぽうでは自己治療を実践して脳の化学作用を変化させ、脳の機能を高め、症状を大幅に緩和させられる。

健全で積極的な精神力と意志力を鍛えることは、いろいろな意味で有益であり、たんなる病気治療や治癒よりも重要であるとさえ言えるだろう。

フロイト的分析なしに回答を得る

以下は、何人かの患者が語ったOCDとの闘いである。

カイル

ローン会社の社員だったカイルは何年も、自分を撃つか、窓から飛び降りるか、身体を傷つけるのではないかという不安にさいなまれてきた。ときには自殺してけりをつけてしまいたいと思ったくらいだ。彼は「武器が手に入って自殺したとしても、地獄には落とさないでください」と祈った。彼の強迫観念は、「頭のなかで何度もくりかえし映写される映画のよう」だった。彼は自分のOCDを「怪物」と形容した。だが、行動療法を通じて、「そいつと話をつけることができる。押しとどめることができる」ことを知った。もう道路を横断するときも、信号の押しボタンを決まった回数だけ押さなければ轢かれて死ぬとは思わなくなった。「いいさ、来年になったらまた押してみるさ」。そう考えて、横断するようになったのだ。

ドミンゴ

指先に剃刀の刃がついているというのをはじめとして、数々の強迫観念に苦しんできたドミンゴは言う。「OCDは毎日、離れない。ときには波のように襲ってくる。ある日はなんとか生活できるが、どうしようもなく惨めになる日もある。惨めな日には、自分に言う。『今日はひどい日だ、それだけのことだ』」。彼は、寝室のクローゼットのドアについている鏡に、OCD患者の脳のカラー写真を貼った。病気との闘いがつらい日、ドミンゴはこの写真を見つめる。「自分に言いきかせるんです。『よろしい、これが現実だ。こんなふうに感じるのは、これのせいなんだ』」。そう考えると、闘う意欲が湧いてきて、苦しみが少しやわらぐ。「自分が何と闘っているかわかれば、楽になる」と彼は言う。わたしたちがスキャンをおこなった患者のひとりがドミンゴだ。自分の脳のPETスキャンの写真を見たとき、彼は笑って言った。「おやおや、ずいぶんと盛んに活動しているな」

ロバータ

運転するたびにだれかを轢いたのではないかと不安になり、ついには運転ができなくなったロバータは、はじめフロイト派のセラピストにかかった。セラピストは彼女の過去に強迫観念の原因となる何かがあったのではないかと言った。だが、過去を探ってみても、症状は少しも改善されなかった。結局、彼女を助けたのは行動療法だった。問題が生化学的作用にあると知った彼女は言った。「ほっとしました。怖いとは思いませんでした。以前は、ＯＣＤに支配されているようでした。いまでも強迫観念を消すことはできませんが、『これはまちがったメッセージだ、コントロールできる』と自分に言うんです」。たいていの日は行きたいところへ車で出かける。外出したいという気持ちや用件の重要性と、強迫観念の恐怖とを秤《はかり》にかけなくてすむようになった。「さっさと元気に出かけるんです」と彼女は言う。

ブライアン

バッテリー液に怯えていた自動車セールスマンのブライアンも、フロイト派のセラピストにかかった経験がある。セラピストはありとあらゆる精神異常の診断を下したが、ＯＣＤだけは含まれていなかった。ブライアンは笑う。「セラピストのオフィスに入っていったら、デスクに硫酸を入れたコップがふたつ置いてあった。わたしは言いました。『アディオス！　帰らせてもらうよ！』あんな治療には耐えられなかったんです」

ＯＣＤの恐怖と強迫衝動があまりに激しくなったので、「自分の身体から這いだしてでも、とにかく逃げたくてたまらなかった」と言う。「銃を持っていなかったのが幸いでした。持っていたら、頭を吹き飛ばしていたかもしれない」

自主的行動療法をはじめた彼は、四段階方式を活用しはじめた。彼はうなずきながら、経験を語った。「あれは効果があります。そうですとも、効果があった。あれは闘いですからね」。やがて、真実に目覚める瞬間がやってきた。ある自動車販売店での新しい仕事のとき、自分のオフィスのすぐ外に、バッテリーが六つ置いてあったのだ。それに気づいたとき、片づけさせようとまず考えた。だが、彼は自分に言いきかせた。「いや、そんなことではいけない。しっかりと足を踏んばって、闘うんだ」。彼はバッテリーをそのままにしておいた。そこの仕事が終わる日まで、バッテリーはそのまま置いてあった。ブライアンは、ここで踏んばり、自分のバッテリー液恐怖のラベルを貼り替えて原因を見直さないかぎり、「いつまでも逃げつづけなければならない」と気づいたのだ。彼は、バッテリーがまだ置いてあるが、「べつにとって食われもしませんでしたよ」と冗談を言えるほどになった。

真剣に四段階方式を実践し、「これはOCDだ、ナンセンスなんだ」とつねに自分に言いきかせている。ときには後退もある。だが、OCDに敗北したら、「電話から電子レンジまで、何もかもがバッテリー液で汚染されていると思うようになるにちがいない」と知っている。

アンナ

　哲学専攻の学生アンナは、セラピストに、ボーイフレンドにたいする嫉妬と猜疑心は「母親の乳房にたいするフロイト的強迫観念にすぎない」と言われた。それが「まったくばかげている」のはわかったが、自分がＯＣＤであることを知ったのは、ＵＣＬＡで診断を受けてからだった。彼女とボーイフレンドのガイはいまは結婚して幸せに暮らしているが、彼女のしつこく無神経な詮索のせいで破局にいたりかけたこともあった。今日は何を食べたの？　十代のころにはだれとつきあったの？　どんなひとだった？　どこに連れていったの？　根拠も何もないのに、彼女はしつこく何度も、ポルノ雑誌を見たのではないか、酒を飲みすぎたのではないかとガイを問いつめた。アンナは過去に麻薬や酒の問題があった男性とつきあった経験があり、そのせいで不安につきまとわれているのだと思っていたが、ＯＣＤと診断されるまで、自分の行動がどれほど常軌を逸しているかに気づかなかった。

　高校時代、スーパーモデルのチェリル・ティーグズがアンナの強迫観念になった。あまり愛情深くなかった最初のボーイフレンドが、ティーグズは美人だと言ったのだ。「彼女のことを考えると、気が狂いそうでした」とアンナは言う。「ほんとうに身体の具合が悪くなったほどです」。その後しばらくして、そのボーイフレンドがホモセクシャルだったことを知って、彼の愛情の薄さに納得がいった。だが、それがわかっても、アンナの不安定さは増すばかりで、何年もたってガイと一緒にベッドにいるとき、ふいに「夫がゲイだったらどうしよう」と考えた。そうなると、また彼女は気の毒な夫を問いつめずにはいられなかった。

アンナは毎日、夫の行動をしつこく詮索し、昼食のパンにバターをつけたかマーガリンか、といったことまで尋問した。少しでも夫の答えのつじつまがあわなくなると、というのも夫は上の空で答えをくりかえしていたからなのだが、アンナは全世界が崩壊しそうな不安に陥った。「カードの家のカードの一枚が倒れたのと同じ」だったからだ。自分のやり方が「がみがみとうるさくてうんざりする」とわかっていても、夫への尋問をやめられなかった。

四段階方式の行動療法によって、アンナはだんだんに強迫観念を克服していった。ヴィクトリアズ・シークレットという女性下着のカタログが郵便で届いたとき、夫の目につくところに置いておくことができたのを、彼女は大きな進歩だと感じた。いまは、強迫観念がしのびよってくると、「そんなことをくよくよと考えていてもはじまらないわ。この不安が部分的にでも根拠のあるものなら、ＯＣＤが邪魔をしないときにはっきりするでしょう」と考える。もちろん、強迫観念に根拠があったためしはない。これもまた、重要な原則のひとつだ。ある思いがＯＣＤのように感じられたら、それはＯＣＤなのである。

アンナはOCDにたいする自覚的な認識には「禅のような側面」があると考えている。「ほんとうにOCDを受け入れようとするなら、それは徹底した受容でなければならず、ある種のマインドコントロールが必要になるのです」と彼女は言う。予測も役に立った。「ふいに身体を恐怖が走りぬけたとき、平常心を維持するのは容易ではありません」。だが、彼女は「身体には奇妙なことが起こるものだ」と知った。「いやでたまらなくても、それとともに生きるほかないのです。それがわたしの人生ですから。いまでは、OCDの手口はよくわかりましたから、昔のように簡単には罠に落ちなくなりました」

最初に脳の異常だと言われたとき、アンナは複雑な気持ちになった。「脳に異常があると言われて喜べるはずはありませんが、これは病気で、わたし自身が変なのではないと知ってうれしかったのです」。彼女は崩れかけた自尊心を立てなおすことができた。幸せな結婚をしていまは母親になった彼女は、過去をふりかえって言う。「性格の弱さからOCDになるわけではないけれど、OCDを克服するには強い性格とスタミナ、それに正しいとりくみ（四段階方式）がぜったいに必要なのです」

ジル

不動産エージェントで四十代半ばのジルは、二十五年間、不潔恐怖と闘ってきた。

はじまったのは十八歳で結婚したときだった。自動車事故で亡くなった夫の親友の葬儀に参列して、開いた棺のなかの遺体を見たとき、とつぜん、自分が触れたものは穢《けが》れていると痛烈に感じたのだ。彼女はうちのなかを無意味なほど、何度も何度も掃除するようになった。流しには汚れた皿が積んであるのに、そちらは無視して、きれいな壁や床、天井を、洗剤やアルコールで夢中になってこするのだ。気化した洗剤やアルコールを吸いこんで「胸が苦しくなる」こともあったという。

ジルはものがどうして、あるいはどんなふうにして「不潔」になるのか説明できなかった。それに、毎日掃除に時を費やすのがばかげていることはわかっていた。「腰をおろしては考えるんです。『ほかのひとたちは楽しんだり、有益なことをしたりしているのに、わたしはうちにいて想像上の汚れをきれいにしようとしているんだわ』と」。だが、やめられなかった。掃除をして、しばらくでも恐ろしい思いをやわらげるほうが楽だった。

まる一年、彼女は食料品を買いに行くときしか外出せず、それもまだ「きれい」だと考えた一軒の店にしか行かなかった。彼女の強迫観念はひとつの店、近所の家一軒が不潔だということからはじまった。「それから住んでいる町に広がり、さらに州にまで拡大して、引っ越さなければならなくなりました。わたしの病気のせいで、何度も何度も引っ越しました」。自分でもどうしてか説明できないのだが、「わたしは両親や妹、兄弟も穢れたと考え、十六年間会うことができませんでした」。家族のだれかから電話がかかったときには、電話機が不潔になるので、アパートじゅうを「アルコールしなければ」ならなくなった（ジルは「アルコールする」と動詞のように使った）。彼女はネコまで洗い、掃除機を分解して部品のひとつひとつにアルコールをかけた。それがクリスマスであれば、ツリーの飾りを全部はずして、大きな鍋に入れたアルコールに浸した。受話器を握った手から腕へ穢れが這いあがってくると想像し、五回もシャワーを浴びた。

あとから思えば、何年も前の離婚の後遺症なのだろうが、同じころ、ジルは公文書はすべて不潔だと感じるようになった。たとえば交通違反切符を渡されると、帰宅してから家を「アルコールして」シャワーを浴びなければならなかった。車の登録証書にさわることができず、役所の建物に入ることもできなかった。

ジルは十代の娘ふたりとノース・カロライナに住んでいたが、ＯＣＤが悪化し、雨が多い天候でさらに気が滅入ってしかたがなかったので、不潔でない場所が見つかるかどうか調べるために、車でフロリダに出かけることにした。娘たちは友達に預けたが、無事でいるか心配で、南へ向かう途中、定期的に電話をかけた。だが、娘が外出先や行動について嘘を言っているのを知ると、それもほんとうのことを言えばばかばかしい儀式を強制されるからだったのだが、娘たちも「穢れた」と感じたので、やっかいなことになった。

ジルはヘルスクラブのある大きなホテルから電話をかけることにした。娘たちに電話するとき、「穢れ」を防ぐ方法を考えだしたのだ。彼女はまずヘルスクラブに入り、服をロッカーに入れて、タオルを身体に巻きつけてからロビーの公衆電話を利用した。「そばを通るおおぜいのビジネスマンが、じっとこちらを見ていました」と彼女は笑う。「タオルの下に水着をつけていないことを悟られませんようにと祈りましたよ」。娘たちと話したあと、電話機を石鹸と水で洗い、少なくとも四回はシャワーを浴びて、髪を洗い、それから服を着る。こうすれば自分の服も穢れないから、車に積んだ持ち物いっさいも捨てずにすむ。

ジルはいまもシャワーをしつこく浴びたくなるが、不潔恐怖とこれにともなう死への強迫観念はほとんど克服した。行動療法における最初の難関は、「ＯＣＤを受け入れ、だから自分はだめな人間だと感じないでいる」ことだった。ときには、強迫衝動に負けて洗ったり、掃除したりすることもある。そんなとき、彼女は自分に言いきかせる。「強迫行為をしなければＯＣＤから自由になれるかもしれないけれど、こんなストレスに耐えつづけていたら心臓麻痺で死んでしまいかねない。だから、少しだけ自分を甘やかそう。それで、気分がよくなったら、またがんばるわ。気分がよくならなくても、とにかくまたがんばりましょう」

だが、OCDに操られていれば、「相手にお墨つきを与えるようなものです。習慣になってしまい、強迫行為をくりかえしつづけて、ますます悪化していく」ことを彼女は学んだ。したがって、五回シャワーを浴びるかわりに一回ですまそうと努力する。四段階方式を頼りに、「ほんの少しだけでも前進することです」と彼女は言う。「ラベルを貼り替えられただけで、人生は大きく変わりました」とジルは語る。「負けると、雪だるまのように大きくなっていきます。ひとりが不潔だというのがはじまりで、それが十人になり、十軒の店になり、州全体に広がります」

ラベルの貼り替えだけで効果があることも多い。深呼吸して、気持ちを楽にすると、強迫衝動が消えていく。「正面から立ち向かって、OCDだというラベルを貼ってしまえば、克服に何時間もかかるほど激しくならずにすみます」

自主的な行動療法をはじめる以前、ジルは薬を飲んでいた。だが、「風邪薬のようなものでした」と彼女は言う。「少しは症状がやわらぎますが、（行動療法のように）ほんとうに快《よ》くなるわけではありません。ずっと前に四段階方式を知っていたら、わたしのOCDはあんなにひどくはならなかったでしょうし、あれほどの時間を奪われることも、苦しむこともなかったでしょう」

覚えておくべきポイント

- 第二段階では、原因を見直す。
- 原因を見直すとは、「どうしてこんな観念や衝動がつきまとうのか。どうして、消えないのか」という問いに答えることだ。答えは「それがOCDという医学的疾患だから」である。
- OCDは脳に生化学的アンバランスが生じ、そのために脳のギアチェンジが不調になることと関連している。脳の「シフトレバーが動きにくく」なっているのだ。
- 脳のギアチェンジがうまくいかないので、「過誤検知回路」が作動したままになる。これが、強い不安の原因である。
- 不快な気分に襲われたときの行動を変え、有益で建設的な行動にギアチェンジすることで、故障していたシフトレバーがいずれは動くようになる。
- 脳のギアチェンジが的確におこなわれるようになれば、いやな不安は薄れ、コントロールが容易になる。

第3章　第三段階　関心の焦点を移す

——「願っているだけでは、実現しない」

第一段階　ラベルを貼り替える（RELABEL）
第二段階　原因を見直す（REATTRIBUTE）
第三段階　関心の焦点を移す（REFOCUS）
第四段階　価値を見直す（REVALUE）

関心の焦点を移すとは、強迫行為の衝動にかられたとき何をすべきかということだ。庭仕事とかコンピューターゲームなど、有益で建設的な楽しい活動に関心の焦点を移すことで、わずらわしくて執拗な衝動を「かわす」。焦点を移す段階のポイントは、「何かべつの活動をする」である。べつの活動をしているあいだに、脳の壊れたシフトレバーが修理できる。ほかの活動へのギアチェンジがなめらかになりはじめる。焦点を移すという第三段階を実践すればするほど、ギアチェンジは円滑になる。脳が効率的にはたらきだすからである。

ＯＣＤの執拗な症状を消そうと考えることの無意味さを説明するために、わたしはよく、カメレオンとセラピストのたとえ話をする。気の毒なカメレオンにセラピストが言う。「いいですか、もう少し落ちつくことです。色が変わってしまうたびにおろおろしていては、何の進歩もありません。さて、落ちついたら、緑色の背景のところへ戻ってごらんなさい」

ＯＣＤの患者もまったく同じだ。しつこくつきまとうばかげた衝動を追いはらおうとやっきになればなるほど、衝動は消えにくくなり、結局あきらめるしかない。ＯＣＤが勝利を獲得する。自主的な認知行動療法の基本原則は、「だいじなのはどう感じるかではなく、何をするかである」ということだ。

ＯＣＤの症状に責めたてられたとき、いちばんたいせつなのは、べつの行動に関心の焦点を移すことだ。これは、どういうことか。こう考えてみよう。焦点を移すというのは、武術を学ぶようなものだ。ＯＣＤはたいへん強く、精神力で打倒できるような敵ではない。だが、こちらにはひとつ、明らかな強みがある。ＯＣＤは非常に愚かだということだ。ＯＣＤの得手は、何が何でもこちらの心に疑念を植えつけてしまう強さだけである。この愚かだが強い敵に正面から立ち向かえば、たちまち叩き伏せられてしまう。そこで、相手の愚かさを利用しなければいけない。ＯＣＤの横にまわり、自分の関心をべつの場所に向けて、有意義で楽しい活動をすることで、ＯＣＤをかわすのだ。

これが、関心の焦点の移動である。べつの活動に関心を向けよう。散歩する、刺繍をする、バスケットをするというように身体を動かすこともいい。行動療法のはじめのころはとくに、運動は効果がある。重要なのは、楽しい活動でなければならないということだ。音楽を聞いたり、料理をしたり、コンピューターゲームをしたり、ゼラニウムに水をやったりしてもいい。目標は、強迫衝動の言いなりになってばかげた儀式的行為をするかわりに、少なくとも十五分間、べつの活動を続けることだ。これが十五分間ルールである。

さて、十五分というのはガイドラインにすぎない。最初はせいぜいがんばっても五分間しかもたないかもしれない。たいせつなのは、少なくとも何分間かは、心に侵入してくる執拗で不安な衝動にじっとさいなまれていたり、衝動にかられて強迫行為をおこなったりしないということだ。そのかわりに、無意味な観念や衝動に自覚的にOCDというラベルを貼り、原因は脳の回路の配線にあることを意識する。ラベルの貼り替えと原因の見直しによって、「足場が定まり」、気持ちをOCDから現実に引きもどすことができる。つぎに、関心の焦点をもっと健全な活動に移すことで、OCDをかわす努力をする。

関心の焦点を移すとは、ひとことで言えば「べつの活動をする」ことだ。OCDに振りまわされずにべつの活動をしていると強迫衝動が変化し、時間とともに薄れていくことがわかるだろう（十五分ルールにしたがって努力しているとき、薬の助けを借りれば衝動が早く消えるのも事実だ。これについては第9章で詳述）。

一度に一歩ずつ

血眼になって何かをしつづけて、強迫観念や強迫衝動をいっぺんに消そうとあせってはいけない（第1章に出てきたわが愛すべきギャラガー教授と、ヘビ恐怖症、高所恐怖症、暗闇恐怖症の患者を思い出すといい）。それより徐々に前進しよう。ゆっくりと、だが着実に進めば、勝利を獲得できる。一度に何もかも片づけることはできない。たとえば不潔恐怖があって、また「手を洗わなければならない」という強迫衝動が襲ってきたとしよう。まず、ラベルを貼り替えて、相手を事実どおりに強迫観念と呼ぶ。それから原因を見直し、因《よ》ってきたるところを思い出す。「わたしではない、ＯＣＤがさせるのだ」と自分に言いきかせる。つぎに、関心の焦点を移す。手を洗わずに流しのそばから離れ、何かもっと有益で楽しいことをする。ＯＣＤの正体がわかったからといって、魔法のように消えてしまうとは考えないほうがいい。期待しても無駄だからだ。かえって意気阻喪して、精神的に打ちのめされてしまう。

焦点を移し、べつの行動をすれば、動きにくい脳のシフトレバーが動き、理性的に強迫衝動に抵抗することになる。すると、強迫衝動はだんだんに薄れていく。脳の化学作用に変化が起こるからだ。関心を払わなければ、強迫衝動は退散しはじめる。行動のギアをチェンジすれば、脳の機能を改善できる。このことはＵＣＬＡの研究で示されたとおりである。

関心の焦点を移す段階は、自主的な認知生物学的行動療法の核心である。関心の焦点を移すコツは、ＯＣＤの観念や感情につきまとわれていても、べつの行動をとることだ。ＯＣＤの観念や感情に操られていてはいけない。闘いの雄叫びは、けっして「この気分を追いはらってやるぞ」ではない。それでは敗北が必至だ。どんなことをしても、ＯＣＤの不安な気分は簡単には追いはらえない。どこかで誤って鳴りだした車の盗難防止装置を精神力で止めることができないのと同じだ。それよりも、相手をかわさなければならない。人生の皮肉のひとつは、何かが得られるかどうかをたいして気にしなくなったときに、かえって望みがかなう場合が多いということだろう。ＯＣＤの症状との闘いも同じだ。「症状が消えても消えなくてもいいじゃないか。どちらにしろ、わたしは建設的なことをするぞ」と考えたとき、症状が消える可能性が高くなる。それまでは、つらいことではなくて楽しいことをすればいい。このとき、公平な観察者、内心の理性の声を活用しよう。「これか？　これはＯＣＤだよ。さて、ほかのことをしよう」と自分に言うのだ。ほかの活動をすれば、同時に脳の機能も改善される。

ＵＣＬＡの研究で証明されたように、ＯＣＤをかわすというのは強力な武器である。ＯＣＤをかわすと、脳のはたらきにじっさいに変化が起こる。薬が脳の化学作用を変化させるのと基本的には同じことだ。壊れた脳のフィルター・システムが修理され、基底核のオートマティック・トランスミッションがふたたび動きだす。強迫衝動が起こったとき、少なくとも十五分は衝動に動かされないように努力する。十五分たつころには、「まだ気にはなるが、さっきほどではない。たしかに変化があった」と思えるかもしれない。はじめのころは、それほどうまくいかなくても忍耐が肝心だ。やがては、きっとそうなる。不安をうまく処理できれば、観察力も向上する。精神力も高まって、微妙な変化が感じられ、その意味が理解できるようになる。公平な観察者をうまく利用できるのは最高の精神力だ。十五分間、待てるようになったら、状況を観察して考える。「そうだな……前ほど不安ではなくなった。もう十五分、待ってみようか」。ここまでできれば、かならず快《よ》くなる。これだけの決断ができるようになったのに快くならなかった患者は、これまでにひとりもいなかった。

がんばっていれば、かならず勝てる

それでは「快く」なるとはどういうことか。ＯＣＤは慢性病だから、ここで快くなるというのは、日常生活をあまり妨げられず、後悔するような行動をとらず、仕事も影響されず、人間関係を邪魔されなくなって、しじゅうOCDを気にせずにすむという段階に達することだ。保証するが、かならず自力でそこまで達成できる。たとえOCDが忍びよってきて惨めな思いをすることがあっても、だいじなのはどう感じるかではなく、何をするかだということはおわかりになったはずだ。UCLAの研究で示されたように、OCDの攻撃をかわす努力をしていれば、脳のはたらきが改善され、不安は鎮まってくる。いっぽう「もっと安らかな気持ちになりたい」と考えているばかりで行動を変えなければ、脳のはたらきも変わらず、したがって快くなることもない。積極的に動く必要がある。受け身ではいけない。

眼窩皮質のギアチェンジができにくく、まちがったメッセージを送ってくるからといって、それに耳を傾ける必要はない。この心と脳にかんする重大な発見をもとに、UCLAでは四段階方式プログラムを作成した。多くの科学者や哲学者は「眼窩皮質が『進め』といえば、『進め』なのだ」と言うかもしれない。だが、あなたが進まないかぎり、『進め』ではない。OCDのばかげたメッセージに耳を傾けて、言うなりになるかどうか、決めるのは自分であって眼窩皮質ではない。眼窩皮質は「手を洗え！」と言うかもしれないが、だから手を洗わなければならないわけではない。抵抗して手を洗わずにいれば、眼窩皮質の作用が改善される。眼窩皮質は「これを洗え！

あれを確認しろ！」と言うかもしれない。そのとおりにすれば、眼窩皮質はますます熱くなっていく。だが、耳を傾けるのを拒否すれば鎮静化することがわかっている。

強迫衝動にかられて動くのを十五分、いや五分待つように努力すること、これは反応防止療法《レスポンス・プリヴェンション》を自分でおこなうことだ。いままで考えられていたように、専門家のセラピーを何時間も受ける必要はない。自分自身がセラピストになるという意味で、これがほんとうの自主的なセラピーである。もちろん、いつでも助力や支援を受けることはできる。だが、ラベルを貼り替える、原因を見直す、焦点を移す、価値を見直すという四段階方式を実践すれば、儀式的行為なしに強迫観念や強迫衝動に耐えられる時間がだんだん長くなる。はじめのうちは、強迫衝動に負けて手を洗ってしまわないように急いで洗面台から離れたり、鍵を確認しないようにドアから離れなければならないかもしれない。最初のうちは、洗面台やドアと物理的な距離をおくのもいい。だが、けっして、「どうしよう、負けてしまった。わたしは敗者だ、だめな人間だ。ぜったいに快くはなれないんだ」と考えてはいけない。もし、強迫行為をしてしまったら、今回はＯＣＤが勝ったなと考え、次回は洗面台やドアを無視して関心の焦点を移し、もっと有益で楽しいことをするぞ、と決意すればいい。行動療法を意識していれば、してしまった強迫行為を表面どおり受けとらず、「手を洗った」のではなく、「強迫行為をした」のだと考えられるし、公平な観察者が積極的に役割をはたすことができる。

ふつう、OCDの患者は一日に何度も強迫行為の衝動にかられる。だが、強迫衝動と強迫行為のあいだにたとえ一、二分でもおくことができれば、それは有効な時間だ。たいせつなのは、その時間が過ぎたあと、強迫衝動の強さに多少でも変化があったかどうか確認することだ。注意しなければわからないようなわずかな変化であっても（そういう場合が多い）、変化があればOCDの強迫観念にたいする反応を自力でコントロールできたことがわかるだろう。

精神的な成果を記録する

焦点を移すことに成功したら、日記をつけておこう。ポケットやハンドバッグに入るような小型のメモ帳で充分だ。どうして記録がたいせつか。理由はふたつある。強迫衝動との激しい闘いのなかでは、どの行動に関心の焦点を移すのがもっとも効果的だったかを覚えておくのはむずかしい。そのうえ、記録があれば有効な活動をしっかりと記憶するのにも役立つ。また、成功の回数が増えているのを確認できれば、自信が生まれる。

OCDの克服には、生物学的な面だけでなく精神的な側面もある。聖書の「ガラテヤ人への手紙」にも、「まちがってはいけない。神は侮られるようなかたではない。

ひとは自分の蒔いたものを刈りとることになる」と書かれている。神は人間というシステムをこのようにお創りになったらしい。感情にあまりに関心を注ぎすぎると、OCDを克服するための行動がとれなくなる。ひとは脳のはたらきを変えることができるが、種を蒔かなければ、刈りとりができないのだ。だれも、代わりはしてくれない。

OCDの研究を通じて、脳のはたらきと心に起こる出来事の関係について、多くのことがわかってきた。OCDの原因と治療についての研究が楽しいのは、患者との共同作業が非常に有益だからである。OCDのひとたちは一般に熱意があって勤勉で、助力を感謝してくれるだけでなく、創造的でまじめで真剣だ。わたしの治療グループに参加しているある女性は、こう言った。「わたしは何をするときでも真剣です。朝食のシリアルを選ぶときでさえもね」。四段階方式を学ぶときには、この真剣さが役に立つ。だが、OCDのひとたちは意気消沈しやすく、恐ろしい病気との闘いには勝ち目がないと考えて疲れはててしまうことも多い。そんなときには、関心の焦点を移せばまた元気が出る。

焦点を移すのにいちばんいいのは、集中力と戦略が必要で、だれかと一緒にする活動だ。たとえばひとりでジョギングをするよりも、ブリッジや、それが楽しいものであるかぎり、仕事上の問題を解決するほうが、強迫観念や強迫衝動から気持ちをそらしやすい（だからといって、ジョギングが多くのひとに役立つことを否定しているのではない)。この点でも、わたしの患者たちはとても創造的だった。ある男性は猥褻な強迫観念を抱く罰として自分を傷つけるのではないかと髭を剃るのが不安だった。だが、いまでは強迫観念に襲われたとき、関心の焦点を移す活動として髭を剃っている。おかげで、顔も気持ちもすっきりするというわけだ。

心と脳の関係

ＯＣＤは知的刺激の大きい研究対象である。ほかの精神病に苦しんでいる患者たちとちがって、ＯＣＤの患者は自分が何を感じているか、何に苦しんでいるかを非常にはっきりと説明できる。不気味な不安やつきまとって離れない衝動、そのために感じる惨めさや苦しみをことこまかに語れる。その結果、洗浄強迫や確認強迫その他の症状があるひとたちの心で何が起こっているかがたいへんよく理解できる。いっぽう、ＯＣＤ患者の脳に何が起こっているかがかなりはっきりしてきたので、脳で起こっていることと感情との関係もわかるようになった。脳の活動と心の関係を理解することは、医学的にもたいへん重要だし、それ自体、非常におもしろいテーマである。これには三つの要素がかかわっている。何を感じているかを説明する患者の能力、ＯＣＤの原因となる脳の問題についての理解、それに精神的疾患のなかでＯＣＤだけが偽薬への反応が鈍い、つまりプラシーボ効果があまりないという事実である。統合失調症や鬱病でさえ、効き目があると当人が思っている偽薬を与えられると、短期的にはかなりの効果がある。ところがOCDの患者では、プラシーボ効果があるのはだいたい十パーセントに満たない。したがって、OCDの症状と闘うために積極的に何かをしなければ、何も起こらないか、悪化するだけだ。こうしたことを考えあわせると、OCD研究が心と脳の関係を解明するのに役立つのもうなずける。OCDの症状が軽快したときには脳に変化が起こっている（しかも、ほんとうに効果的な治療でなければ快くはならない）という強力な証拠と、OCDの患者は何を感じているかを治療の前後にはっきり説明できるという事実を合わせると、脳と行動、心の関係を解きあかす優れた情報源となるのである。

つねに活動的であれ！

患者が受け身であることを認め、それどころか奨励するというのが現代医学の大きな問題だとわたしは確信している。医者にかかると、医者が治療をし、患者は快くなるのを待つ。だがUCLAのわたしたちの治療法では、患者自身にできることを指導する。患者の自主的な努力に役立つなら、薬を投与するのもいい（「浮き輪」理論）。OCDの治療では、薬を使うと、四段階方式を実践しやすくなる。十五分ルールを実行するときに薬を服用すれば、不快な症状が早く軽くなる。だが、自主的な認知生物学的行動療法を実践していると、そのうちに薬を減らしてもだいじょうぶだとわかってくる。これはとてもいいことだ。

要するに、強迫行為が減り、強迫観念に気をとられなくなるほど、つまりOCDをうまくかわせるようになるほど、強迫観念や強迫衝動は早く消えるようになる。眼窩皮質、帯状回、尾状核というおなじみの脳のトリオが結束して、OCDの患者を襲う。眼窩皮質は「何かがまずいぞ」という誤ったメッセージを送る。心や情動と強く結びついた帯状回は「恐ろしいことが起こるかもしれない、もし……」と思わせる。そして、尾状核ではギアチェンジができないので、無意味な行動の反復をやめ、もっと適切なべつの行動に移ることができない。だが、四段階方式を実践すれば、まちがったメッセージへの自動的な反応はしなくなる。自分の脳で何が起こっているかわかるから、操り人形ではなくなる。公平な観察者は惑わされずに現実を見抜き、「これはいい、あれは悪い」と教えてくれるだろう。舌が「これは甘い、これは酸っぱい」と教えてくれ、目が「これは赤、これは緑」と教えてくれるのと同じだ。自分を見つめ、「この気持ちは何だろう」と問いかけられるようになる。答えは何か。ブレイン・ロックである。OCDの不安な思いは誤作動した盗難防止装置と同じで、深い意味がないとわかれば、それを無視して、やるべきことができるようになる。ギアチェンジして、べつの活動をしよう。

OCDには何も意味はない

だが、OCDのまちがったメッセージを額面どおりに受けとっていると、不安や恐怖にさいなまれつづける。「あの男にさわられたのではないか。見ていないときに、汚れをこすりつけられたかもしれない。たいへんだ。どうしよう」。心の底では、そんな不安には何も意味がないことはわかっている。謎の男に「出会った」からといって、不潔になるはずがないことも承知している。だが、不安は非常に激しいので、四段階方式で武装していないと負けてしまう。

だが、すぐさま「わたしには二百もの強迫行為がある。明日からみんなやめよう」というわけにはいかない。いちばんやさしいことから取りかかろう。強迫行為のひとつとりくみ、ばかげた命令にしたがうまで十五分待つ。いちばんストレスの少ないものからはじめるといい。役立ちそうなら、ストレスの度合いを記したリストをつくる(第8章参照)。

人間には最初から強みがある。イヌにも似たような症状があって、強迫的かつ破壊的に前足や毛、皮膚をなめてしまうことがある。国立衛生研究所のジュディス・ラパポート博士が発見し、OCDの治療に使うのと同じ薬で治療した症状である。だが、イヌには「それはおまえではなくて、皮膚病がさせるんだよ。脳からの信号で起こるんだ。関心をそらしなさい。裏庭で穴でも掘ったらどうだ」と言いきかせることはできない。だが、人間には公平な観察者を活用して自分の行動を観察し、自覚的に認識し、何に価値をおくか、脳からの信号にどう答えるかをよく考えて決める力がある。ＵＣＬＡでわたしたちが扱った患者たちは、強迫行為から関心をそらすための方法をいろいろと考えだした。ある青年は両手の指を鳴らした。ある女性は、顔を軽く数回叩いた。効果があることなら何でもいい。

関心の焦点を移す段階では、最初は一分でも気をそらすことができればいい。だが数週間たったら、戦闘機のパイロットが言うように、「安全運航範囲すれすれの飛行」をしなければならない。もう、五分あるいは十分という心のメーターにしがみついていてはいけない。ＯＣＤの強迫観念や強迫衝動に耐える能力をぎりぎりまで押し広げるのだ。十五分耐えられたら、芝居のチケットとかヨーグルト、アイスクリームといった褒美を自分に約束するというのも、なかなかいいアイデアだ。それから行動療法日誌に成功したと記録しておく。成功の記録を最大の褒美だと感じるひとは多い。わたしたちのセラピー・グループに、ＯＣＤと関連する醜形恐怖障害に何年も前から苦しんでいる女性がいた。肌に欠陥があると想像してはひっかいたり、つついたりしたくなるので、暗くした部屋で鏡に新聞紙をかけて暮らしていた彼女は、ついにそんな人生にやりきれなくなった。彼女は肌をひっかきたい衝動を十五分がまんできたら、二十五セントずつ洋服代を貯めることにした。このアイデアは成功した。

がんばるのがつらくなったり、意志が弱くて関心の焦点を移せなくなったときは、そのうちかならず楽になることを思い出そう。四段階方式をまじめに実践しているうちに、だんだん成果は大きくなる。脳のなかのはたらきが変化するからだ。関心の焦点を移し、OCDはOCDだとありのままに受け入れて、症状をかわしているうちに、OCDの不安をコントロールするだけが人生ではなく、OCDが消えなくても自分の世界が崩壊するわけではないことがわかってくる。

不安のレールをはずす

OCDの症状から目をそらすには、集中力が必要な活動がいちばんいい。ハワード・ヒューズが飛行機を操縦したのも、そのためだろう。飛行機で飛ぶのが好きだったというよりも、汚れている気がするドアのノブにさわるのが恐ろしかったのかもしれない。そのころは、友人たちは彼の行動に当惑するばかりだったが、OCDにかんする知識に照らして考えれば、よく理解できる。彼にとってはドアのノブは死の恐怖を意味したが、飛行機は不潔だと感じなかったので、飛ぶことは怖くなかった。飛行機の操縦は一種の行動療法だった。飛行機を操縦しているときは、関心の焦点がOCDから集中を要する操縦という活動に移る。搭乗中は、事態をコントロールしているのはパイロットだ。「汚れた」ノブに触れるというささいな行為が、ＯＣＤ患者には破滅が迫るという恐怖をひきおこす。短期的には、この恐怖は克服できない。たぶん、帯状回が誤って熱くなるためだろう。だが、この恐怖をかわすことはできるし、それによってコントロールすることも可能だ。

時間がたつにつれて、四段階方式はほとんど自動的にできるようになる。パンツがどんどんきつくなるという強迫観念にかられていたマイケルは、四段階方式によって、「必要だった規律が身についた」という。「自分に言いきかせるのです。『今日、この努力をすれば、明日は気分がよくなる。明日、この努力をすれば、翌日はもっとよくなる』と。四段階方式は初心者用の手引きです。いまでも四段階方式を実践していますが、とくに意識してはいません。ひとはそれぞれ効果のあるやり方を考えだして実行しているんでしょうが、基本的には四段階方式です。わざわざ『さあ、四段階方式を実行するぞ……』と考えなくていい。もう、心のなかに組みこまれていますから。いちいち、何々方式だと思う必要はない。要するに、べつのことをしなければならない、それがわかっているからです。その時々にいろいろと工夫しつつ、つねに努力を怠らないで、自力で快くなるためには何が役立つかと考えるんです」。これは、中級の行動療法としては、優れたアドバイスだ。

マイケルは、関心の焦点を移すことは、「ある考えを頭から押しだすようなもの」

だと語っている。「何かが頭をがんと叩いて、それから去っていくという感じがします。これはOCDの不安とはまったくちがいます。むしろ、いい気分です」。彼はOCDの強迫観念をかわすのに、身体を動かすことがとても役に立つという。「二十四時間バスケットを続けていられれば最高なんだが。そうすれば、けっして不安にかられたりしないのに」。不安のレベルが低いときには集中力が高まり、速記の仕事も非常にうまくいく。「ひとには、『よかったじゃないか。OCDだって、ちゃんとした仕事があるんだし、それができるんだから』と言われます。だが、ぼくはこの仕事をしたいわけじゃないと返事する。そう考えていけないことはないと思うんです。ぼくはもっと楽しめることをしたいのです」。OCDが軽くなるにつれて、彼はもっといい仕事に移れるのではないかと考えるようになった。OCDの症状が邪魔するので、長いあいだ、彼は本が読めなかった。同じページを何度も読まずにいられなかったからだ。だが、いまでは貪欲に読書して、新しい知識を吸収している。「以前なら一年かかっても読めなかった量をひと月で読めます。行動療法のおかげで、それにOCDとは何なのかがだんだんわかって、うまく対応できるようになったので、仕事面でももっと成功したいと希望がもてるようになりました」

マイケルはOCDとの闘いで、七十パーセントは目標を達成したと考えている。「まだ、努力は続けなければなりません。七十パーセントからさらに前進するには、それしかないんです。いまは、生化学的な作用か遺伝的なものかわかりませんが、自分のなかに何かがあって、けっして百パーセントの域には到達できないだろうと感じます。でも、できるだけその近くまではもっていきたい。だが同時に、現実的でありたいとも思う。目標を到達不可能なところにおくのではなく、努力して可能なことを達成し、ＯＣＤの不安で破滅しないと確認することが、ぼくにとってはたいせつなのです」

ＵＣＬＡのセラピーの集まりに毎週かならず参加するのは、マイケルにとっては宿題をこなすようなもので、行動療法の一部になっている。要するに、警戒を怠らないということだ。だが、最初のころに考えていたように、自分ほど成功していない仲間を助けるべきだとは思わなくなった。彼は、いつも持ち歩いている害虫駆除業者の名刺をセラピーの集まりで見せたことがあった。殺虫剤恐怖の仲間にもいい曝露療法になるのではないかという善意からだった。彼には効果があったからだ。ところが、「半狂乱になったひとがいたんです。それで、自分はマザー・テレサにはなれないと気づきました」

「セラピスト」役をしようとしたマイケルの経験には、重要な教訓が含まれている。ひとはそれぞれの方法で、それぞれの場所でＯＣＤと闘わなければならない。

手洗い強迫を克服したジャックは、わたしが見せた、引っぱれば引っぱるほどきつくからんでしまう玩具のパズルを覚えているという。このパズルは落ちついてよく考えなければ、指からほどけない。ＯＣＤの恐怖も同じだ。ついパニックになって、まちがった方向に押したり引いたりしてしまう。だが、必要なのは、冷静に四段階方式でブレイン・ロックをはずすことなのだ。ジャックが冷静でいるのには非常な忍耐が必要だった。「ぼくは、強い力をもった何かがやってきて、ぱっと解決してくれないかと考えるほうでした」と彼は言う。「以前、酒に溺れたことがあります。酒を飲むと人間が変わり、自分と向かいあったり、自分を変えようと努力したりしなくていいと思える。だから、はまってしまったというわけです」。ＵＣＬＡに来る前には薬物療法を受けていたが、副作用がひどく、ＯＣＤにはほとんど効果がなかった。彼はそのころをふりかえり、医師は「ウイルスを退治しようとしていたんじゃないか」と言う。薬を服用するとひどい頭痛がすると電話で訴えると、医師は、「とにかく、がんばりなさい。船が少しばかり漏るからといって、海に飛びこんだりはしないでしょう」と答えた。ジャックは結局、薬は自分にはあわないと考えた。「やっぱり自分しだいなんだ。自分の行動を変えるほかない。化学物質に人生を変えてもらおうとしても無理だ」と自分に言いきかせたのだ。それより何年か前、彼はアルコールにアレルギーを起こすようになっていた。

ジャックは現実に直面した。「もう道がなくなっていました。頼れるのは自分しかなかった」。薬をあてにするのをやめた。「冬が近づいてくる。また、乾いてひび割れた手で過ごすのかと思うとたまりませんでした。どうにかしなければならない。それまではこんな手でも、手を洗わなかったときの激しい不安に耐えるよりはましだと思っていました。だが、はたしてそうだろうかと疑問に思いはじめたのです。

自分の手が汚れていて、いたるところに汚れを撒き散らしている、という思いに抵抗しようと考えました。もちろん、最初は手を洗わないと不安でしたが、手を洗わずにがまんする時間が長くなり、それでも何も起こらないとわかると、つぎのときにはそれだけ楽になるのに気づいたのです。強迫観念を無視しても何も起こらなかったという事実が積み重なっていきました。セラピーの集まりに参加するのも役立ちました。ずっと参加しているのに、何も進歩がないというのでは恥ずかしいですからね。そして、少しでも進歩があると、さらにがんばろうと仲間に励まされるし、仲間をがっかりさせたくないと思うのです。

つきまとう不快な思いを無視していると、不快さがだんだん軽くなりました。ところが、そちらに関心を向けると、また気になりだす。家を出るときや車から下りるときの度を越した確認も、できるだけ減らすように努力しました。これは非常にむずかしかった。住まいや車が安全でなかったら何が起こるだろうと、さまざまな不安に襲われるからです。もちろん、住まいをきれいに、安全にしておきたいというのは、だれもが考えることです。だが、OCDの場合は限度がわからない。結局、できる用心はすべてした、と自分に言いきかせて家を出たり、車から下りるしかありません。OCDがほんとうにひどくなると、鍵のかかったドアや閉じた窓を目の前に見ていても、安心できない。そうなったら、むりやりにでもだいじょうぶだと自分に言いきかせるしかないのです」

確認にかける時間を減らしたとき、彼は気づいた。「すべてを絶対的にコントロールすることはできない。できるのは、ベストを尽くすことだけです。そして、もう充分にベストを尽くしたと自分で決断しなければならない。確認の回数は、ストレスの程度に応じて増えたり減ったりするかもしれませんが、決断力を失ってはならない。それに、少しでも進歩したら自分を認めてやることです。セラピーの集まりで学んだように、行動を変えれば変えるだけ、考えや感じ方も変化していくのです」

ジャックは、自分の感じていることがOCDなのかどうかわからなくなることがあった。たとえば、OCD患者に共通の症状として、役に立たないものを集めるというのがある。ところがジャックにはときおり、逆のことが起こった。もう必要がなさそうなものを処分しようという衝動にかられるのだ。最初はものを捨てるのは喜びだったが、そのうちに歯止めがきかなくなり、頭から離れなくなった。どこで、ものを片づけたり処分したりするのをやめるべきか、わからなくなった。そのとき彼は、これもOCDの症状ではないかと考えた。彼の考えはあたっていた。OCDではないかと感じたら、それはOCDだ！　正常なら、けっしてOCDのようには感じない。

ジャックは三年、セラピーの集まりに参加し、いまも自主的な行動療法を続けている。いまでは、症状は九十パーセント消えた。彼は、毎日「社会的に許容される」回数しか手を洗わないという。

敵と正面からぶつかる

不潔恐怖と冒瀆的な強迫観念に苦しめられていたクリストファーは、容赦ない自主的行動療法を編みだした。休暇で出かける隣人に、イヌの散歩を頼まれる。不潔さが恐ろしくてたまらない者にとっては「汚い」イヌを連れて「汚い」通りを歩くのはたいへんなことだ。だが、クリストファーは正面からぶつかっていった。通りで立ちどまってゴミを拾いあげ、それを手や腕にこすりつける。それから、彼はイヌの散歩に注意を集中した。帰宅後、仕事に出かけるか、ベッドに入るまではがまんして手を洗わない。それでも、洗浄強迫は一度も起こらなかった！　彼は公平な観察者の指示にしたがっていたので、現実をはっきりと見られたのだ。

厨房で働いていたクリストファーは、たびたび手を洗わなければならなかった。しばらくは、「妙な強迫観念にとりつかれました。数回手を洗ったら、手洗い強迫が起こるのではないかと不安でなりませんでした。ところが、そちらのほうが強迫観念だったのです」。この強迫観念に襲われても、彼は手を洗った。これもまた自主的行動療法だ。現実に必要なことが強迫観念のように感じられることはけっしてないから、手を洗う必要を感じたときは、それがOCDでないことに自信をもっていられた。クリストファーの場合は、手を洗わせないというのがOCDだった。レストランでの仕事のひとつは、ピザにトマトソースをかけることだった。トマトソースがじつは血だという強迫観念にとらわれていた彼には、とくにつらい作業だった。だが、やらないわけにはいかない。毎日、何度もしなければならない作業だった。連日、曝露療法を実行しているようなものだ。やがて、クリストファーはトマトソースが血だという強迫観念を克服し、ピザを扱うのが苦痛でなくなった。

ペンや鉛筆を握ったら猥褻なことを書いてしまうのではないかという強迫観念にとりつかれていたエイミーは、この強迫観念を克服した勝利の瞬間を覚えているという。彼女の誕生日に家族でイタリアン・レストランに夕食に出かけたときだ。ボーイ長に、ウェイターの待機場所のすぐ横の席に案内された彼女は、ペンや鉛筆、メモ帳がよく見えるので、パニックに陥った。すぐに逃げだしたくなったが、彼女はがまんした。「わたしは意識して自分に言いきかせました。『いいえ、ここでがんばるわ。この不安は現実じゃない。あそこへ近づいて何かを書いたりするはずがない。ふつうにここに座っているのよ。恐怖にかられて行動したりはしないわ』」。そう考えた彼女は、誕生祝いと家族との団欒《だんらん》に関心の焦点を移した。ＯＣＤと闘った彼女は、自分に最高の誕生祝いを贈っているのに気づいた。自主的な認知生物学的行動療法によって、エイミーはペンや鉛筆を見ても安らかな気持ちでいられた。興味深いことに、彼女はタイプが壊れたとき、わざと修理に出さなかった。むりにペンや鉛筆を使えば、回復が早まることを知っていたのだ。

バッテリー液恐怖のブライアンが、専門家の治療を受けるべきだと考えたのは、友人の科学者に、こぼれたバッテリー液のうえを走ったら、タイヤにはどれくらいのあいだ液が付着しているだろうとたずねたときだった（ちなみに友人は、タイヤが四回転したら、バッテリー液は跡形もなく消えるだろうと答えた）。いまではブライアンは、自分の強迫観念が「まったく奇妙だ」と思えるようになった。だが、パトカーや救急車のあとを追って、あるかどうかわからない道路のバッテリー液を掃除してまわった夜の苦しさはいまも忘れられない。「公道を掃除しに出かけたんですよ。まったく、どうかしている。バケツと苛性ソーダをもっているばかげた姿をだれかに見られただろうな」

ＯＣＤに苦しむおおぜいの患者のように、ブライアンもこの愚かなふるまいが「限界に達した」とき、専門家の助けを求めた。「ほとほといやになり、強迫観念がひきおこす鬱状態にうんざりしていました。まともなことが何もできなかったんです。一日じゅう、バッテリー液のことばかりが頭にありました」

ブライアンは、四段階方式が「いまのところ、自分のような者にとっては唯一の頼みの綱」だと断言する。「強迫観念に支配されて、ほかに何も考えられない状態になっている場合です。そうなったら、『おい、ほかに道はないぞ』と自分に言うしかない。わたしにとって何がいちばんむずかしかったか、わかりますか。綿やほこりが怖くても、現実には何の危険もない。ところが、硫酸はほんとうに危険なんです。だから、現実の危険と強迫観念を分けるのが非常にむずかしかった。健全な警戒心をもたなければならないが、しかし行きすぎてはいけない。わたしはいつも、その境目にいるんです。酸はどこにでもあるんですから。寝室にも、家の壁にも」。念のために言っておけば、OCDになると、ブライアンがバッテリー液の酸を恐れるように、ほこりを恐れることもある。OCDがどれほど奇妙なばかげた症状をひきおこすかは想像を超えている。

四段階方式と薬の助けを借りて行動療法を実行したブライアンは、ほとんどの強迫観念をかわすことができるようになった。関心の焦点を移すには庭仕事が役立った。「週末にせっせと庭仕事をしているときは、とてもうまくいきました。庭仕事が好きなので、草とりをしたり耕したり、汗みずくになって働くんです。庭仕事のおかげで非常に救われました」。原則は単純だ。好きな趣味があるなら、関心の焦点を移すためにできるだけ利用すること。そうすれば、一石二鳥というわけだ。

気晴らしの効用

浮気をしているのではないかという根拠のない不安にかられてボーイフレンドを執拗に問いつめていた哲学専攻の学生アンナは、つぎのように語る。「関心の焦点を移すという第三段階が、わたしの回復の鍵でしたが、非常に困難でもありました。強迫行為をおこなうかどうかに人生がかかっているように思えるとき、がまんするのは容易ではありません。何か気晴らしをするというのは効果がありました。たとえ、そのことに関心を集中できなくても、時間がたつだけでもいいんです。十五分耐えられたら、さらに十五分とがんばってみると、時間がたつにつれて、自分をコントロールできるようになりました」

アンナはここで重要なことに気づいた。「強迫衝動にかられたひとはよく、流しとかドアといった儀式行為の場から離れようとします。でも、強迫観念から離れることはできません」。だが、困難な十五分ルールを実践すると、「一歩下がって、強迫観念は強迫観念だ、内容のない無意味な不安だと考える」ための距離をおくことができる。

十五分でなくても、たとえ一分か三十秒でもはじめは充分だ。肝心なのは、意識してラベルを貼り替え、「これはＯＣＤにすぎない、ほんとうは不安になることは何もない」と考えることだ。それから、自覚的に関心の焦点をほかへ移すことで、アンナは気の毒なボーイフレンドに奇妙な質問を浴びせたいという衝動に抵抗できるようになった。治療前のように、強迫行為にエネルギーを注ぎこむのではなくて、強迫観念や強迫衝動から気をそらしたのである。その結果、ＯＣＤの攻撃は弱まっていった。「何カ月かするうちに、小さな成果が積み重なって、精神的健康状態がずっとよくなりました」

アンナは、ストレスの状態に応じた程度の差はあるものの、いまでも強迫観念や強迫衝動にかられる。しかし、「強迫観念が脳にじわじわとしみこみ、そのことしか考えられなくなるのではなく、ざぶりと脳を洗っていくにまかせるという感じです」と言う。「たとえば、切れそうなナイフを見るたびに、不安な思いや想像にかられます（彼女のナイフ強迫は嫉妬の強迫観念とはまったく関係がない）。無意識のうちに、ナイフに身体を切り裂かれる自分の姿が浮かんできて、それがあまりに生々しいのでぞっとしてしまいます。だれかが一緒にいれば、自分がそのひとを刺すのではないかと不安になります。でも、いまではこれが自分の意志とは関係のない無意味な不安だと知っていますから、以前のように不安を払いのけようとせず、ほうっておくのです。そんな不安に心を乱されるのはいやですから。ＯＣＤの発作に負けない自信ができたとき、四段階方式の効果は大きくなりました。ＯＣＤが消えたわけではありませんが、たいていはOCDに振りまわされるのではなく、こちらがコントロールしています」。これこそ「わたしではない、OCDだ」という原則の立派な実践である。

収集強迫のカレンも、関心の焦点を移すことが四段階方式のなかでいちばん役に立ったという。「何か好きなことに没頭するといいのです」と彼女は言う。「ハーブを植えるとか、短編を読む、花を活ける、ローラーブレードをすることです。関心や行動をほかへ向ければ、強迫衝動は通りすぎていきます。戻ってきても、それほど激しくはないでしょう。そうしたら、またべつのことをすればいい。効果がありますよ！ガレージセールを見つけたり、ゴミ置き場が気になったら、この方法をとります。衝衝動を抑えているうちに、ガレージセールは終わるでしょうし、だれかがゴミ置き場のものを拾っていってしまうでしょう。でも、たいていは、自分が疲れて衝動も消えているものです」

行動を変えれば態度も変わるとカレンは断言する。「ひとつひとつの成功に独特のうれしさを感じ、もっとがんばろうという気になります。前にもできたのだから、今度だってできるわと思うんです。気持ち全体がマイナスからプラスへ、暗から明へと変わります」

二年かけて掃除と片づけをしたカレンと夫は、ゴミのない家という目標まで四分の三のところにこぎつけたという。いまでは、カレンは家が片づき、庭がきれいになっていて、いつでも友達を招待できることに大きな満足感を覚えている。だが、「もっと大きな喜びを感じています。精神的に見えない一線を越え、『これを克服できるわ』と思えるようになりました。これはほんとうに大きなことです。行動療法で約束された成果が実現したのです。また以前のような不安や収集強迫がよみがえることがあるかもしれない。きっとあると思いますが、もう振りまわされはしないでしょう。成功と自信という果実は、ものを溜めこんで得られるインチキな安心感よりもずっと甘いのですから。わたしには行動療法という武器がありますし、見守ってくださる神への信頼があります。そう考えると心が休まりますし、力が湧いてきます」。生まれかわったカレンは、ささやかな事業をはじめた。彼女は成功し、未来に期待している。まさに知識と実践から得た自信の力である。

心配無用、実行するはずはない

治療がはじまってUCLAの患者がすぐに知るのは、どれほど危険な強迫観念につきまとわれても、けっして実行はしないということだ。OCDのために不道徳なことを実行した者はいまだかつてひとりもいない。暴力をふるうのではないかと怖くて、バターナイフすら手にとれなかったララも、いまはそれを理解している。「強迫観念がいくら強くても、だれかを傷つけたことはありません。これからもしないでしょうし、したいとも思いません。考えただけでぞっとします。強迫観念がどれほど激しく破壊的でも、自分でコントロールできます」。これは、銘記しておこう。ＯＣＤのせいで悪いと思っていることを実行してしまう、そんなことはけっしてないのだ。

ララは行動療法の基本原則も学んだ。「強迫観念が消えるようにと努力すればするほど、相手は強くなります。だから、考えをよそへ向けるんです。なにかべつのことに関心を移すように努力します。仕事とか本、テレビ番組などです。考えがよそへ移ると、症状が軽くなります。気持ちとエネルギーをべつの方向へ向けられれば、べつのことができるようになります」。強迫観念が強くなると、ララはもうどうしようもないのだと考えて、自分が哀れになる。「でも、関心をべつのほうへ向けるんです。だれかに電話したり、料理したり、スポーツクラブに出かけたりします。いつも強迫観念から気をそらせられるとはかぎりません。ときには、嵐のなかを進まなければならないこともあります。強迫観念からはそう簡単に逃れられません。どこへ行っても、『おまけの荷物』としてついてくるんです。だから、強迫観念に関心を奪われないように、必死で努力しなければなりません」。たとえわずかな時間でも強迫観念から気をそらすことは、やはりとても役に立つ。強迫観念が完全に消えなくても、関心の焦点を移せるのだと確認するだけでもいい。これが、ＯＣＤを「かわす」ということだ。

ララの行動には興味深い二面性がある。彼女は買い物強迫とも闘っているのだが、べつの強迫観念や強迫衝動から関心をそらすために買い物をすることがあるという。「家から出るために、忙しくしているために外出します。買い物に行くのは、家に戻って強迫観念にひとりでとりくまないですむからです。家にいたら、ますます悪化することがわかっていますから。外出して、あちこち見てまわれば、少しは気持ちをそらすことができます」。基本的には、ララも強迫観念から関心の焦点を移しているのだ。

幼い娘を殺すのではないかという恐ろしい強迫観念にさいなまれていたカーラには、四段階方式は非常に自然で、「自分の名前を書くとか、水を飲むのと同じ」だと言う。「一日じゅう、実行しつづけていると、自動的に作動するようになります。電球がぱちんと消えるようなものです。最高の防衛手段です」。これは脳のトランスミッションがふたたびオートマティックになったということだ。

忙しくしているというのも、防衛手段のひとつである。カーラは娘の学校の委員を務め、貧しいひとびとに寄付する衣料品を集めている。「ひとの役に立つことをしていると、自分のことが気にならなくなります。それでOCDが消えるわけではありません。わたしはOCDではないとも言いません。まだ、OCDなのですから。毎日薬を飲んでいます。でも、OCD以外のことがたくさんあるし、OCDを超えたところに人生があり、ひとはその人生を生きる資格があることを理解してもらいたいのです。OCDになったからといって、自分が何か恐ろしい悪いことをしたとか、神に見放されたと考えてはいけません」。これは、精神的受容のみごとな例であり、この受容は四段階方式をさらに効果的にする。

強い不潔恐怖のため、家じゅうを「アルコールして」いたジルも、このだいじなことを学んだ。「働いていないと、よけいな時間があるので、ＯＣＤがますます悪化します。忙しいほど、健全でいられます」。いまはＯＣＤをコントロールできるので、「本道に戻る用意」ができたと彼女は言う。ＯＣＤの治療のため、休暇をとる前、ジルは不動産エージェントだった。当時はこの仕事は都合がよかった。勤務時間が自由なので、病気に対処しながら、いまは成人したふたりの娘を育てることができたからだ。今度は、「もっと創造的なこと」をしたいと考えている。ＯＣＤに打ちのめされて家を出られず、吸う空気までアルコール綿で消毒せずにはいられなかった彼女としては、これは大きな進歩である。

ゲイリーは十代のころから、話している相手を「殴り飛ばし」たくなったり、場違いで失礼な言葉を吐きたくなったりする強迫観念に悩まされていた。もちろん、実行に移したことは一度もない。これまでに述べてきたように、ＯＣＤの患者はそういうことはけっしてしない。だが、強迫観念のせいで、彼の人生は台無しになった。しかし、弱い薬の助けを借りながら四段階方式をこつこつと実践するうちに、ほかの活動に関心の焦点を移せるようになり、その時間がだんだん長くなっていった。根気強く強迫観念をかわしつづけた彼は、暴力的な強迫観念を抑えようと頭のなかで無意味な言葉をくりかえすといった儀式行為に費やす時間が減ったのに気づいた。話しているときに強迫観念に襲われても抑えられる自信ができて、ひととのつきあいもうまくいくようになった。それどころか、強迫観念から関心をそらすために、社交を利用するようにさえなった。新しい知り合いをつくり、職場の仲間とも親しくしはじめた。行動療法を十五カ月続けたあと、薬の服用はやめることができた。ひとに近づくことを恐れなくなった彼は、何年かぶりにデイトをした。さらに、関心の焦点を移すための活動のひとつとして、ロサンゼルスのエイズ患者支援プロジェクトでボランティアをしている。

暗く不気味な強迫観念にさいなまれて、一度は「ばらばらになりかけた」ジョーンは、はじめて自分の心が解き放たれて「動きだした」と感じた日をはっきりと覚えているという。ブレイン・ロックがはずれたのに気づいたのだ。それまでは、「どんなふうに感じるものか、まったく予想できませんでした。わたしの脳は、自由に動くというのがどんな感じか知らなかったのです。みんなが、『その瞬間、瞬間を生きなさい』と言います。でも、その瞬間に閉じこめられている者には、それはできません。わたしの場合、一瞬でも立ちどまっていてはいけないのだとわかりました。だから、いまではつねに前へ前へと進んでいます」。「人生が変わった」と彼女は言う。「外からは、あまり変化したようには見えないでしょう。脳のなかでおこなわれていた拷問をだれも知らないのです。でも、いまは楽しむことができます。したいことに関心を移すことができるし、本来そうあるべきだった自分になれる。人生をエンジョイできます！　頭のなかで陰気な声が聞こえだしても、正体はわかっています。何かべつのことに関心の焦点を移し、前進しなさいと自分に言いきかせます。わたしの人生すべてに影響を与えて破壊しようとする頭のなかの声を抑える手段が手に入ったのです」

ジョーンが学んだのは、OCDを抑え、コントロールできるということだった。関心の焦点を移すことを学びはじめたころにたとえ数分でも強迫観念をかわせれば、OCDの患者たちは相手をコントロールできたという実感をもつ。この実感は非常に役に立つ重要なものだから、だいじに育てていかなければならない。はじめは、ごくわずかな前進でも意義がある。強迫観念を完璧にコントロールしたり、あとかたなく追いはらったりしなくても、行動療法は効果があるとわかるからだ。関心の焦点を移すはじめの段階ではわずかな進歩に大きな努力がいったとしても、あとになればその同じ努力でずっと大きな進歩が得られる。時間がたつにつれて、同じ努力でもっと大きな成果をあげられるようになる。四段階方式を実践しているうちに、脳そのものが変化するからである。

自分が放射能の汚染源になるという強迫観念をはじめ、種々の強迫観念と長年闘ってきたジェニーは、いまではOCDを正しく見られるし、OCDをごまかすためにしたいろいろな行動を笑えるようになった。

あるとき彼女は、OCDによくある、車でひとを轢き殺したのではないかという強迫観念に悩まされた。この強迫観念をどう解決したか。彼女は車を処分してしまったのだ。「わたしは『目がよくないから、夜間の運転ができない』とか、『お金がなくて、車はもてない』とか口実を考えました」。確認強迫はどうか？　つまみがずれているかもしれないと不安でよその家のガスレンジを見られなかった彼女は、これもうまくごまかした。「料理もちよりのパーティに招かれたときには、キッチンに入らなくてすむように、温める必要のない料理をもっていきました」。もちろん、こうした症状は彼女が問題と正面からとりくむまでは消えなかった。OCDをOCDと見きわめ、関心の焦点をよそへ移すことを学び、積極的にべつの活動をするまで解決しなかったのだ。彼女はUCLAの外来患者として行動療法を学び、その後わたしが毎週開いているセラピーの集まりに参加して四段階方式を知った。ジェニーにはまだ「典型的な強迫観念がいくつか」あるが、強迫観念に襲われても、「とにかく前進」できる。彼女には良い仕事があり、おおぜいの友人がいる。車も運転する。パーティには温めて食べる料理をもっていく。彼女は言う。「世界のどこへでも行けるし、どんな仕事でもできるという気がします」

ばかげた儀式行為をしなければ息子の目に何かが起こるという奇妙な強迫観念にさいなまれていたドッティは、一九七〇年代に一年ほど入院した。だが、ＯＣＤの治療にはほとんど効果がなかった。当時はいまのようなＯＣＤの治療法が確立していなかったが、それでも彼女は悪かったのは自分だと考えている。精神病院では「毎日、グループ・セラピーがありましたが、自分のどこがおかしいのか、だれにも打ち明けませんでした。『さあ、ドッティ、あなたの番ですよ。自分のことについて話してみたらどう？』と言われます。わたしはほかのひとの力になりたいとは思いましたが、自分についてはいっさい語ろうとしませんでした。もちろん、それがいちばんいけなかったんです」。ある日、彼女は悲鳴をあげてセラピーの集まりから逃げだした。「病院で自分の感情を表に出したのは、あれが最初で最後でした」。どうして、恐ろしい強迫観念のことを話せなかったのか？「もし話したら、現実になりそうな気がしたからです」

ＵＣＬＡの治療プログラムに四年、参加したあと、ドッティは薬の服用をやめ、パートタイムの仕事につき、自分が学んだことをほかのＯＣＤの患者に役立てたいと語るようになった。ほかのひとたちとともに認知生物学的行動療法をおこなう、それは関心の焦点をほかへ移すための活動としては究極のものかもしれない。

ＯＣＤは催淫剤？

強迫観念のひとつが、妻に触れると指先についた剃刀の刃で傷つけてしまうというものだったドミンゴは、ＯＣＤが性生活に及ぼした影響について、非常に興味深いというか、変わった話をしている。長身で浅黒く、ひきしまった身体をした彼は、にこにこと愛想がよくて女性たちに人気があり、結婚するまではガールフレンドも多かった（以下の話は、結婚前に聞いたものである）。

ドミンゴは言う。セックスのとき、「ＯＣＤのせいで気持ちを集中できませんでした。気持ちの半分では相手のことを考えていますが、しじゅう強迫観念が浮かんできて集中できずにいるうちに、時間がたってしまう。身体は相手と一緒にいるが、心はどこかへ飛んでいて、なかなかクライマックスに達することができない。そこで、いつまでも続くので、女性は喜びました。とにかく、わたしはいつまででも続けられた。こんな男性は珍しいというわけです」。そのとき、どんな強迫観念が浮かんでいたのだろう。「たとえば、玄関のドアを閉めたかな？　車からステレオをもっておりただろうか？　イヌに餌をやっただろうか？　といったことでした」。相手の女性は、彼の心がよそへ飛んでいるのに気づいただろうか。こう聞くと彼はにやりと笑った。「『ねえ、あなたここにいるの？』とよく聞かれましたよ。それで、『じきに戻ってくるよ。いいから楽しみなさい』と答える。それで、不満はなかったようです」

ひとつの強迫観念を克服すると、新しい強迫観念が生まれたが、ドミンゴは四段階方式を着実に実行することで、OCDとの闘いの半ばは終わったと考えるようになった。何か恐ろしい強迫観念に襲われたとき、彼は「深呼吸して、自分に言う。『ぼくにはやるべきことがあるし、それができる。強迫観念に襲われるたびに十五分ずつ待ってはいられない。そんなことをしたら二時間たっても終わらないだろう。強迫観念はつぎつぎに浮かんでくるから、一日じゅうじっとしていなければならないじゃないか』」。そこで彼は、強迫行為を実行するという考えを頭からあっさり消してしまい、そのときやるべきことをする。UCLAでは、これを積極的な価値の見直しと呼んでいる。

だれもがドミンゴのように意志が強いとはかぎらない。だが、四段階方式を跳躍台にして行動療法を覚え、あとはいちいち段階を踏まなくてもすむようになるのは、ドミンゴばかりではない。彼らは練習を積むうちに、ラベルの貼り替えや原因の見直しの段階を自動的にすませ、すぐに関心の焦点をほかへ移せるようになる。一瞬のうちに、強迫観念や強迫衝動は哀れで無意味なOCDの症状であると見きわめられるからだ。

もちろん、これが行動療法の最終目標である。

覚えておくべきポイント

●第三段階では、関心の焦点を移す。

●関心の焦点を移すとは、好ましくない観念や衝動が浮かんだときの行動を変え、有益で建設的な活動に関心を向けることである。何かべつの活動をしよう。

●この段階では、苦しみがなければ成果もない。積極的になろう。受け身ではいけない。

●十五分ルールを活用する。少なくとも十五分、健全で楽しいことをして、OCDの症状をかわそう。十五分たったら症状の変化を見きわめ、また十五分、べつの活動に関心を移すようにする。

●公平な観察者を利用すること。そうすれば、精神力を強化できる。

●行動を変えれば、脳のはたらきも変わる。

第4章

第四段階　価値を見直す

――「OCDが教えてくれること」

第一段階　ラベルを貼り替える（RELABEL）
第二段階　原因を見直す（REATTRIBUTE）
第三段階　関心の焦点を移す（REFOCUS）
第四段階　価値を見直す（REVALUE）

価値の見直しは、ラベルを貼り替え、原因を見直し、関心の焦点を移すという三つの段階をきちんと実行していると、自然にできるようになる。四段階方式をたえず練習していれば、自分の強迫観念や強迫行為は無意味な気まぐれだから無視すればいいとじきに気づくはずだ。そこに気づけば、価値のおき方を変えて、病的な衝動には何の価値もないと見きわめ、衝動が消えるまでかわしておける。脳がうまくはたらくようになれば、強迫観念や強迫衝動をありのままに見るのもたやすくなる。脳は正常にはたらくようになり、その結果、症状が軽減するというわけだ。

強迫性障害（ＯＣＤ）のひとたちは苦しみのあまり、自分の心の奥底を見つめ、「なぜ、わたしが？」と問う。そして、「こんな『ひどい』ことを考える自分は、きっと恐ろしい人間にちがいない」と思ってしまう。

頭に浮かんでくる考えをもう一度見直して、これは脳が送るまちがったメッセージ以外の何ものでもない、精神的には何の意味もないときちんと見きわめないと、意気阻喪して自己嫌悪に陥る。だいじなのは、自分の意志でそうしたことを考えるのではない、それどころか、意志とは反対の考えが浮かんでしまうのだと気づくことだ。

たとえば敬虔なひとなら、冒瀆的な強迫観念をよく検討してみれば、自分はけっして聖母マリアやイエス・キリストに否定的な感情を抱いているのではなく、ＯＣＤという医学的疾患のせいでそんな観念が浮かんでくるのだとわかるだろう。それがわかれば、ＯＣＤは自省を通して信仰を再確認する機会だと考えればいい。冒瀆的な強迫観念は精神的な純粋さや誠実さとは何の関係もなく、ただ病気に影響されているにすぎないと知ることが、冒瀆的強迫観念を「かわす」力をつける鍵である。

価値の見直しの段階の基本原則は、ＯＣＤの症状の正体をはっきり見据えれば見据えるほど、それが関心をもつ価値もない無意味な屑《くず》だとすばやく切り捨てられる、ということだ。最初の三段階では、まちがったメッセージを「額面どおり」に受けとったときの恐怖や不安を取り除いた。ＯＣＤに気持ちや行動を左右される必要はない、価値はないとわかれば、わずらわしくていやなものだがそれだけだと、さっさと無視できるようになる。また、強迫観念や強迫的な衝動が愚かなナンセンスだと自覚的に思えれば、それだけなめらかにラベルの貼り替え、原因の見直し、関心の移動という三段階が進行するし、脳のオートマティック・トランスミッション機能も回復する。価値を見直せば、行動のギアチェンジが容易になるのだ！　しかも、病気をよく理解し、四段階方式を実践するうちに、人生や自分、人間についての価値観を見直す力も身につく。

ララはこんなふうに語っている。「ＯＣＤであるがゆえに、わたしはひとにたいして敏感でやさしいと思います。この障害のために、つつましくなりました。ＯＣＤに頭や心、自尊心をずたずたにされていたあいだも、それによって性格がつくられていたのです。闘志が鍛えられましたし、良い自分、ほんものの自分を強く求めるようになりました。苦しんでいるひとを批判したり、裁断したりしなくなりました」

「わたしは神に愛されている」

ＯＣＤと闘う手段を得て、ＯＣＤに振りまわされる人生から抜けだすと、ひとは失った時間やチャンスのことを考えさせられるが、同時に新しい熱意をもって人生にとりくむようになる。精神的な覚醒を経験するのだ。

収集強迫と不潔恐怖をほぼ克服したジョエルは、何年ぶりかで、「生きているだけで人生には価値がある」と感じるようになった。「わたしは鬱になって自殺したいと思うタイプではありませんでしたが、それにしても人生がつらすぎました」と彼は言う。娘を殺すという強迫観念にかられていたカーラは、娘が幸せに育って六歳になったことを感謝していると語る。カーラは信仰の篤い女性だが、最悪のころには、たとえ全能の神といえども、このような恐ろしいことを考える自分を許せるだろうかと疑った。だが、いまになると「わたしは神に愛されている」ことがわかるという。彼女は人生における価値を見直したのだ。罪悪感や怒りに悶々とするのをやめた彼女は、「エンジンに着火」し、暮らしのために働くよりも、もっと有意義なことをしようと決意した。「ひとの役に立ちたい。ひとを助けたいと思います。ＯＣＤであるために、わたしはふつうよりもがんばってきました。世の中には困っているひとがたくさんいます。わたしは人生を救ってもらったと感じます。この病気になったのにも意味があるのかもしれない。今度はわたしがひとの役に立つ番です」

神はきっと、心のなかの真実と、脳が送るまちがったメッセージを見分けられる。そのことを忘れてはならない。認知生物学的行動療法は、あなたが何者かを見抜く神への信頼を再確認するチャンスだ。冒瀆的な強迫観念を額面どおりに受けとり、何が真実で何がそうでないかを見分ける神の力への深い信頼を失ったときにのみ、自己嫌悪にさいなまれる。価値のある闘いがすべてそうであるように、この闘いでも最後に試されるのは信念である。

「これは冒瀆的な考えではない。ＯＣＤの症状だ。わたしはこんなことは信じていない、これはわたしの心から出た考えではない」と、いつも自分に言いきかせていよう。

冒瀆的な強迫観念に苦しんでいたクリストファーは、保守的な宗教雑誌を丹念に読んでいて、ローマカトリックの教会では現在、聖体拝領のときにパンを手で受けとるが、これはまちがっているという記事を読んだ。小さいときから手で受けとってきたクリストファーは、もともと非常に保守的なたちだっただけに神に逆らっていたのかとびっくりし、以後は口で受けとるようにした。また、まわりのひとたちが知らずに、手で受けとるという恐ろしい罪を犯していることに強迫的な思いを抱くようになった。この強迫観念が強くなって、彼は日曜日のミサを恐れるようになり、金曜日か土曜日になると不安になった。ついに彼は、強迫観念と対決し、神意に反する覚悟でパンを手で受けとった。最初のときには、冷や汗が流れ、激しい動悸が聞こえるほどだった。だが、もちろん、神は彼を罰したりはしなかった。

ＯＣＤの強迫観念は宗教的な性格を帯びて信仰篤いひとたちを悩ませることがよくあるが、この事実に適切な関心が向けられているとはかぎらない。たとえばはじめて専門家の治療を求めたクリストファーが、自分には悪魔がついているのかもしれないと考えた、とおそるおそる述べたとき、無神経な質問攻めにあった事実を、精神科医は警鐘と受けとめるべきだ。いまの精神科医の多くには、敬虔なひとが抱くきわめて自然な宗教的な考えを尊重する能力が欠けている。クリストファーは知性も洞察力もあり、自分は病気であって、悪魔の影響と強迫観念とは何の関係もないことをよく理解していた。精神的な省察によって、自分は悪魔に操られているのではなく、神経精神病学的症状に苦しんでいるのだと気づいていた。精神科医の診察を受ける前に、自分を見つめ、悪魔の影響だという考えは否定していたのである。クリストファーと彼を誤解した精神科医との最初の出会いがうまくいかなかったのは、恐ろしい苦痛を説明しようとしたクリストファーの側に原因があるというよりも、精神科医にありがちな無知と傲慢の反映だろう。

罠を避ける

四段階方式のなかの価値の見直しは、ラベルの貼り替えと原因の見直しの再確認といっていい。ＯＣＤの症状を額面どおりに受けとることを拒否し、強迫観念や強迫衝動は、あるひとの言葉を借りれば「脳のなかの有毒廃棄物」だと考えることだ。そうすれば、強迫観念や衝動をすぐにかわすことができるから、第一段階と第二段階はほとんど自動的におこなわれる。自覚的にギアチェンジをする必要も、べつの活動に関心を向けようと意識する必要もない。症状があらわれたとたんに、それが何であるかを見抜くことができる。自主的行動療法によって症状が軽くなり、症状が軽くなると、強迫観念や強迫的な衝動は無意味な屑だと考えて積極的な活動に関心を向けるのが容易になり、したがって価値の見直しが努力なしにできるようになる、というわけだ。

これをまとめると、つぎのようになる。

◎四段階方式の自主的治療で、脳のなかのはたらきが変化し、その結果、不安が薄れ、症状が軽くなる。

◎症状が軽くなると、症状にたいする価値の見直しがさらに楽になる。強迫観念の正体が見抜けるから、ラベルの貼り替え、原因の見直し、関心の移動が楽になり、それがまた脳の変化を促進する。こうして、自律的なフィードバックの制御パターンが確立する。

◎関心の焦点を移していると、脳の化学作用に変化が起こる。このため強迫衝動が軽くなって、価値の見直しが容易になると考えられる。

◎価値の見直しによって、ラベルの貼り替えや原因の見直し、関心の移動がさらに楽になり、これがまた脳内の変化を促進して症状を緩和し、そのことによってさらに価値の見直しが容易になる。

最終的には、症状が明らかに緩和し、残っている強迫観念や強迫衝動を前よりもコントロールできるようになるのがふつうだ。

従来の行動療法では、不安にかられている患者を強迫衝動を起こす刺激にさらし、一時間ほどじっと「耐えなさい」と指示して、不安がやわらぐのを待つ。だが、この技法はOCDの自主的な行動療法としては簡単ではない。それよりも、従来の行動療法を少し修正し、四段階方式の時間をだんだん長くしていく自主的な「反応防止」法を取り入れたほうがいい。これは、自分に「だいじょうぶだ、これはただのOCDだ」と言いきかせ（ラベルの貼り替え）、つぎに、原因は脳の回路の誤作動にあると自覚し、手を洗ったり、鍵を確認したりするよりも建設的な楽しい活動に関心の焦点を移し、最終的に強迫観念や強迫衝動の価値を見直すことを意味する。

価値を見直すと、強迫観念や強迫衝動がじつは重要なものではなく、コントロールできると気づく。価値を見直すというより、そうした愚かな観念や衝動に価値をおかなくなる。少なくとも十五分待とうと努力し、その時間をだんだん延ばしていくと、強迫観念や強迫衝動をかわす余裕が生まれる。四段階方式にしたがって十五分、自主的な行動療法に集中するほうが、漫然と十五分待つよりもずっと真のOCD克服に近づく。四段階方式で精神を鍛えれば、症状のごくわずかな変化を察知し、その変化のもつ深い意味を理解できる。症状の変化がもつ深い意味とは何か。行動を変えることで脳のはたらきを変化させ、自分の人生をコントロールできるようになったということだ。力強い心とは、わずかな変化を察知してその意味を理解できる心である。

ボーイフレンドが裏切っているのではないかと不合理な猜疑にとりつかれた哲学専攻の学生アンナは、強迫観念や強迫衝動を新しい光のもとで見られるようになったのが回復のきっかけだったと言う。「彼への疑いには実体などない。隠れた意味を追究すべき『重大な』思いではなく、ＯＣＤの症状にすぎないとわかったとき、部分的にですが、ＯＣＤから自由になれました。このラベルの貼り替えが自動的にできて、強迫衝動に動かされたり、強迫観念に悩むことがどれほど非建設的かわかると、いつもわたしをだまそうとするＯＣＤを無視できるようになりました」。彼女はＯＣＤを擬人化して、「わたしに罠をかけようとする狡猾な何者か」と考えるとうまくいくことに気づいた。アンナの強迫観念は内容からして解決不可能だったから（「恋人が心でも行動でもわたしを裏切っていないなんて、確認できるでしょうか？」）理性的に振りはらうことができず、非常に苦しかった。だが、と彼女は言う。「ＯＣＤにはさんざんだまされたので、強迫観念をどう考え、どうかわせばいいかわかってきました。もう以前のように強迫観念の泥沼に引きずりこまれたり、強迫行為に走ったりはしません」。彼女は四段階方式によってOCDの苦しみから逃れただけでなく、「ほとんどどんな問題にも負けない自制心と自信を得ました」と言う。

意志の闘い

強迫観念はどこにでもつきまとう。ガスレンジやドアからは離れられても、強迫観念からは離れられない。あるひとが言ったように、「自分の脳からは離れられない」からだ。理性で反駁しきれるともかぎらない。内心の声の「手を洗え、さもないと……」という脅しを無視したあと、飛行機事故が起こるかもしれない。飛行機事故とだれかが強迫行為をしなかったこととは何の関係もないという事実を、形而上的に証明することは不可能かもしれない。だが、飛行機事故を恐れて（あるいは地震などの天災を恐れて）強迫行為を続ける人生が地獄であることはよくわかる。

そこで、ラベルの貼り替えと原因の見直しを円滑にする補助ステップとして、ふたつのAを提案したい。第一のAは予測（Anticipate）である。強迫観念が一日に何百回も起こると予測し、それがどれほど暴力的で恐ろしいものであっても驚かないぞと覚悟するのだ。一日のうちに数えきれないほど何度も強迫観念に襲われながら、それでもそのたびに驚き動揺してしまうのが、OCDの不思議なところだ。だが、覚悟しておけば防ぐことができる。具体的な予測をしていれば、強迫観念が生じたときすぐに気づき、ラベルを貼り替えられる。そのとき、同時に価値の見直しもおこなわれる。強迫観念が消えていなくても、べつの考え、べつの行動に移ることができるだろう。そこで、第二のA（Accept）、受容の出番だ。OCDは治療可能な医学的疾患だということを受け入れれば、自分を責めたり、心理的な原因があるのではないかと自己批判したりしなくてすむ。だれだって、強迫観念や強迫衝動を感じたくはない。だが自分のせいではなく、自分はいやだと思っているのに、それが存在するのだということを受け入れよう。OCDの患者は、「もし、自分がしてはならないことを実行してしまったら、どんなことになるだろう。だれかを殴ったら、暴行したら、どうなるだろうか」とくよくよと考える。そして、手錠をかけられて刑務所に連行される姿、みんなに「ほら見ろ、あいつがやったんだ！　あいつがやったんだ！」と罵倒《ばとう》される姿まで想像する。したがって、強迫観念と向きあって価値の見直しが進むのをただ待つのではなく、強迫観念にたいする評価を積極的に変化させることがだいじだ。「自分が実行しないとどうしてわかるだろう？」という問いの答えは、もちろん「自分はほんとうは実行したいと思っていないからだ！　これは強迫観念にすぎない。脳がまちがったメッセージを送っているのだ。強迫観念に意志を左右されはしない」ということである。

ナイフにたいする暴力的な強迫観念にとりつかれていたララは、友人の心理学者に言われた。「実行しないとどうしてわかる？　チャールズ・マンソンだって強迫観念の持ち主だった。ジェフリー・ダーマーだって強迫観念を抱いていたぞ」。だが、いまではララも理解している。「彼らのような大量殺人犯は同時に精神を病んでもいた。彼らには罪悪感がなかった。でも、わたしにはある。強迫観念が生じることを悲しむ心、『そんなことにはなりたくない』と思う心がある」。さらに言えば、彼らがほんとうの意味でOCDだったかどうかは、非常に疑わしい。彼らは脳からまちがったメッセージを受けとっていたのではない。彼らは自分で犯罪を望み、それについてしつこく考えていたのだ。そのちがいについてわたしはララと話しあった。彼女はこう言った。「わたしは実行しないと思う。だって、望んでいないのだから。だれも傷つけたくはない。そんなことはけっしてできない」。彼女の言葉は正しい。

言うは易く、おこなうは難し

医師として、OCDのひとびとが強迫観念や強迫衝動を克服しようと苦しんでいるのを見るのはとてもつらい。患者たちには何度も、「克服すると言うのは簡単です。でも、実行するのはむずかしいんですよ」と言われた。どんなにむずかしいか、わたしもよくわかっているつもりだし、けっして口先だけで「さあ、おやりなさい」と言っているのではない。OCDの克服は困難で厳しい作業だ。だが、成果は大きい。それに、闘わないわけにはいかないのだ。ＯＣＤはけっして心の安らぎを与えてはくれない。安らぎはすべて、苦労して勝ちとらなければならない。

もちろん最終目標は、不安が永遠に解消することだ。ＵＣＬＡでは強迫観念や強迫衝動に耐える時間を約十五分ずつに分け、段階的に延ばしていく方法が効果的だった。とりくみやすいように課題を分割し、まだ不安が残っていても状況を見つめなおし、変化を意識することで、目標が達成しやすくなる。小刻みな時間をあわせれば、当然、耐える時間はだんだん長くなる。そのあいだ、つねに四段階方式を実践すること。関心の移動と価値の見直しの段階でした活動は、日誌に記録しよう。そうすれば経緯がはっきりして、努力がしやすくなる。少しでも不安や衝動が小さくなったら、どんな活動の効果があったかを記録しておく。進歩が確認できれば、がんばって厳しい四段階方式を実践しようという決意が湧く。完全に克服しようと考えては一度、二度、あるいは三度の失敗で挫折するのではなく、小さな進歩があるたびにこれを勝利と評価しよう。そうすれば自分がセラピストになって自分を積極的に助けていることがわかる。

ＯＣＤの皮肉なところは、ＯＣＤの患者は几帳面で細かいことを気にするので、非常にまじめに努力できることだ。長年、儀式的強迫行為を実行してきたためか、観察力や記憶力が優れていて応用がきく。悲しいことにＯＣＤの患者たちは、これほど多くの時間を強迫観念や強迫行為に費やしていなければ、どんなに大きなことを成しとげられたかと嘆かずにはいられないとも言う。

パンツが縮んでくるという強迫観念に悩んでいたマイケルははっきりと言った。「OCDのせいで、成功できなかった。ぼくは知的だし、さまざまな可能性があったのに、いわばOCDに殺されてしまった。いまは朝起きると、一九八三年型のダッジ・コルトでしたくもない速記の仕事に出かけるんです。こうなったのもOCDのせいです。したいことを妨げたOCDをぼくは憎みます」

OCDが人生にどれほど影響を与えたかを理解しようと、マイケルは精神病とその原因について、いろいろと調べた。どうして自分がOCDになったのか、答えがほしかったのだ。彼は言う。「八歳のぼくがあんなに哀れな子どもだったのは、生化学的な問題だけが理由だろうか。それとも、遺伝的な悪影響といったもののほかに、心理的な原因もあるのだろうか。どうしていまのような状況になったのか知りたいし、どうすれば、望んでいる自分にいつかはなれるのかも知りたい。OCDという大きな謎をこれからも調べていきたい。それが、回復プロセスの一部になると思います」。できることなら、「自分の脳を開けて、悪い部分をナイフで切除したい」とも言う。彼は朝目覚めたとき、ぐったりと疲れ、「どうして、自分にはもっといろいろなことができないのか」と自問する（OCDの患者には、睡眠が断続的で、そのためつねに疲労感があると言う者が多い。この睡眠パターンが慢性的なものなら、ＯＣＤと鬱病との関連を真剣に考えるべきだろう）。起きたとき、「夢のなかでマラソンをしていた」ような気がすることもあると言う。行動療法の補助として使った薬で、前よりは眠れるようになり、仕事の能率も上がるようになったことからみて、ＯＣＤの治療と同時に鬱病の治療にもなっていたのかもしれない。

「旧友」を失う

ＯＣＤの症状のラベルを貼り替え、ふたたび自分で生活をコントロールできるようになったとき、一時期、ＯＣＤの「喪失」に悲しみを感じることは珍しくない。食品にアルコールが混じっているというのをはじめ、さまざまな強迫観念があったジェレミーは、強迫衝動が減るにつれて、「それまでにはなかった虚しさを感じました。何年ものあいだ、ＯＣＤに操られて、人生がＯＣＤそのものでした。ＯＣＤのことばかり考えてきたのです。それが、ほとんど消えたのだから、じつに空虚でした。ＯＣＤを失ったことがほんとうに悲しかった。この空虚感は、積極的な活動で空白を満たすまで続きました。そのあとに前向きの思いや感情が生まれたのです。もう、食事も苦しみではなくなりました。ＯＣＤなんかくだらない雑音にすぎないと悟ったら、食事を楽しめると気づいたのです。食べ物についての強迫観念に悩まなくなって、もう二年になります」。ジェレミーはまた、公衆トイレ恐怖やほかの大半の強迫観念も克服した。「いまはすばらしい気分です」と彼は言う。

欠点をごまかし、自滅的な行為を合理化する口実にOCDを利用している場合もある。精神科医はふつう、彼らの口実をOCDの「疾病利得」と呼ぶ。ミスター・コーヒーにとりつかれていたバーバラはアイヴィ・リーグを優等で卒業したのに、派遣社員をしていた。「認めるのはつらいのですが、わたしは能力以下の仕事に就いていて、それをOCDのせいにしていました。OCDはリスクを冒さない口実でもあったのです。もちろんこれは自己評価の問題で、OCDのせいではありません。この事実を見つめなければならない。一生、OCDを口実に使うことはできないのですから」。バーバラは、能力以下の仕事にばかり就いてきたのは「かならずしもOCDのせいだけではない」ことを認めている。「そうではなくて、自信がなかったからなんです。それで、後ろ手に縛られていてもできるような仕事をしています。大学教育など必要のない仕事です」。彼女は、OCDはべつにしても、自分の自己評価にはつねに問題があったと感じている。アルコール依存症の傾向が強い家系で、一時は彼女自身も、アルコール依存症の父親と暮らすストレスから深酒をしたり過食症に陥ったりした。

バーバラは語っている。「自分が頭がよくて能力もあることを知っています。それでも、自分に自信がもてないんです。OCDと同じです。ドアに鍵がかかっていることも、火を消したことも知っている。それなのに、信じられないんです。書類のうえではわたしは優秀なんですが、どうしても劣等感が抜けない。少し前に、すばらしい仕事に誘われました。契約書にサインまでしたのに、逃げました。不安を口実に使ったんです。不安が強すぎてできそうもないと言いました。もちろん、向こうはかんかんでした。職業人としてあるまじきことです。もう、同じ分野では二度と仕事ができないでしょうね」。だが、四段階方式によってOCDが快《よ》くなるにつれて、責任に耐える能力も大きくなったことは特筆すべきだろう。

カーラも自己評価に問題があった。OCDになると自己評価が低くなるので、そんな必要がなくても怒りを内向させると彼女は言う。「だれかに否定的なことを言われたり、いやなことが起こったりすると、その問題にとりくむよりも、内向してしまうのです。不安もその一部です。怒りを自分に向け、『どうしてあのとき、自分はちがう態度をとれなかったのか、どうしてあんなことを言ってしまったのか、どうしてこう言わなかったのか』と思ってしまう。OCDと同じで、問題は自分とは関係がないかもしれないと思うかわりに、自分ばかりを責める傾向があるのです」。OCDが不健康な思考パターンと関係しているのかもしれない。四段階方式を実践すれば、一石二鳥の効果があるだろう。

ジルは洗浄強迫、清掃強迫をほぼ克服したが（もう家を「アルコールする」ことはなくなった)、UCLAのセラピーの集まりにはせっせと通ってくる。集まりに出ると、「自分よりもひどい状態のひとがたくさんいる」ことに気づき、自分の人生の価値を見直すことができるからだという。さらに、決意をあらたにするのにも役立つ。なぜなら、どれほどおおぜいのひとが、「人生で何もせず、向上するための努力もしない口実にOCDを使っているか」を目の当たりにするからだ。「創造力も才能もあるのに、この病気のために人生を無駄にしているひとがたくさんいます」。彼女は自分の経験から、四段階方式で「小さな一歩を積み重ねて」回復への道を歩こうと、OCDの患者たちを励ましたいという。

治療を受けているうちに、ジルはOCDがひきおこす死と穢れへの恐怖の価値を見直すことを学んだ。四十代半ばになって、彼女は「身近なだれかが死ぬたびに、パニックに陥ってはいられない」と気づいた。彼女の場合、最初の小さな一歩は自主的な曝露療法だった。ネズミ取りを仕掛けたのだが、罠にかかったネズミを見てぎょっとしてしまい、水を与えはじめたのだ。「ネズミが死ぬのはわかっていました。ある意味では、自分を死に直面させたのです」。十一年家族同様に暮らしてかわいがっていたネコが病気にかかっていた。ジルはネコの死の覚悟をするために、ネズミを使ったのだ。「目の前でネコが息を引きとるのではないかと怖くてたまりませんでした。そうなったら、どうしよう。この町全体が穢れたと感じるだろうか、と不安でした」。

ネコが死んだとき、セラピーを受けていたジルはなんとか対応することができた。彼女はネコにさよならのキスをし、シャワーを浴びた。それだけだった。「獣医のもとへ行く途中に、超過料金をとられないようにレンタルビデオを返しに寄ったくらいです。あんなに冷静でいられるなんて、自分でも信じられませんでした」

ジルの最大の危機はそのあと、母親が亡くなったときに起こった。臨終が近づいているのはわかっていて、当日は仕事にどの服を着ていこうかと悩んだ。病院から恐れていた連絡が入ったら、そのときに着ている服は即座に穢れるだろう。結局、彼女はいちばんいい白麻のスーツを着た。病院から電話があったとき、スーツを捨てなければならないとは感じなかった。

もうひとつの試練は、母の葬儀だった。ジルのOCDが発症し、不潔恐怖が起こったのは、十代のときに参列した友人の葬儀がきっかけだった。それ以来、彼女は一度も葬儀に参列したことがなかった。母親の葬儀に出たくないと思う自分に大きな罪悪感を覚えた彼女は、神父に相談した。神父は賢明にも、お母さんはあなたの具合が悪くなることを望んではいないでしょうと答えた。そこでジルは妥協策を考えた。娘たちと花をもって浜辺へ行き、ひっそりと心をこめて母を送ったのだ。

失われた機会

飛ばしたペーパークリップが同僚のコーヒーカップに入るのではないか（そして窒息させるのではないか）、車の先についたエンブレムをぐらぐらさせてしまうのではないか（それが高速道路で抜けて、フロントガラスに激突するのではないか）と不安にさいなまれていたジョシュは、（OCDから生じる）罪悪感と能力低下、家族や友人との関係の悪化が、どれほど自分やまわりのひとたちを傷つけてきたかに気がついた。「経済学的な言い方をすれば、強迫行為の機会費用は非常に大きい」。経済的には、OCDにかまけて時間をとられなければ、仕事や暮らしのほかの面にその時間を使えたことになる。ジョシュの後ろめたさの一部は、ホームレス収容所への金銭的支援が充分にできないと感じることから生まれている。そこで彼は、「強迫観念を回避できれば、外に出て金を稼ぎ、もっと寄付できる」と考える。こうした考え方もときには役に立つ。ジョシュは価値の見直しをしているのだ。

機会費用が大きいというジョシュの考え方は正しい。強迫行為には何の価値もないというのは、そのためである。自分の時間に経済的価値があるとは思えないとしても、想像上の、あるいは不合理な破局を避けるために強迫行為をおこなうのはいいことではない。なぜか。強迫行為に精力を費やしていると時間を奪われるし、ひとと疎遠になり、健全で生産的な活動ができなくなる。健全で生産的な活動といっても、人類を救えというのではない。家族と一緒におしゃべりをして過ごすというような単純で基本的なことでいい。

ＯＣＤのひとたちに共通の誤りは、「強迫行為をしなければ、激しい不安で仕事も手につかない。だから、強迫行為をしよう」と考えることだ。第一に、これまで説明したように、強迫行為は不安をさらに激化させる。だが、もうひとつ問題がある。強迫行為は連鎖的に増加するということだ。数々の強迫行為にかける時間で、もっと有益なことができるはずだ。ばかげた強迫行為で時間を無駄にするだけでなく、そのぶん有益なことができなくなる。つぎのことを覚えておこう。強迫行為ではなく有益なことをすれば、関心の焦点が移る。これが、脳のはたらきを変化させて、快くなるための第一の方法である。同時に新しい機会が生まれ、だれが見ても価値ある活動ができる。

夜間、公道を掃除してバッテリー液を洗い流すという強迫行為と闘ったブライアンは語る。「ＯＣＤのために不合理な事柄に費やす時間は、最大の浪費です。その時間はけっして取りもどせない。道路をこすっているかわりに、子どもたちと過ごすべきだった。あの時間はまったくの無駄です。ＯＣＤはエネルギーの最後の一滴まで、人生のほとんどを吸いとってしまう。わたしは午前一時半に出かけて道路を洗い、へとへとになって帰宅する、朝になっても疲労困憊したままでした」。彼は睡眠不足でげっそりし、つねに強迫観念にさいなまれて精神的にも消耗していた。働いていた自動車販売店の共同所有者でなかったら、「『どこへでも出ていけ』と言いわたされたでしょう」。

UCLAのグループで行動療法をはじめる前、とくにひどい状態だったときには、死んだあと、もし生き返らせてやると言われたとしても、OCDになるくらいならことわるだろうと考えていた。毎日が苦しみでしかなかったからだ。「夜明けがほんとうにいやでした。またOCDを背負ったままの一日、不安にさいなまれる一日がはじまるだけだからです。不治の病にならないかと祈りました。『神さま、わたしの命を断ってください。もうこれ以上は耐えられません』と祈りました」

OCDの患者にはよくあることだが、ブライアンの妻子との関係も一時期、うまくいかなくなっていた。だが、いまでは自分の進歩をふりかえって、病気との闘いの「大きな成果」を誇らしく語ることができる。だが、彼のOCDとの闘いはいまも続いている。

「魂の小さな光」

OCDの症状にたいする評価を見直し、人生の価値を見直したつぎのようなひとたたちの物語には、深い哲学的な洞察がうかがわれる。

暗い不気味な強迫観念に長年悩まされてきたジョーンは、四段階方式を忠実に実践しはじめると、「恐怖が薄らいで、人生が意味をもちはじめました。ようやく、魂の小さな光が見えたのです。瞬間にとらえられて身動きできなかった心が前へと〝動きだす〟のをはじめて感じました。信じられないことでした！　自分に何が起こっているかわかり、自分で自分を助けることができる。身の上に起こるどんな悪いことにも意味がある、教訓を汲みとれるというひとがいます。ほんとうにそうなのか、わたしにはわかりません。でも、わたしは思いやりを学びました。自分が人間として向上できて幸運だと感じています」。彼女の言葉は、脳の機能が改善されたひとの姿をみごとに表現している。ブレイン・ロックははずれ、もう「シフトレバー」が固くて動かないということはない。

ＯＣＤとトゥレット症候群の症状に苦しみながらも、充実した職業生活を送ってきたララは、つぎのように語る。「『けっしてあきらめるな』というのがわたしのモットーです。ＯＣＤのひとたちは、けっしてあきらめてはいけません。わたしは学士号と修士号をとり、カウンセラーになれました。いまは毎日、ＯＣＤの患者さんたちの闘いのお手伝いをしています。自分がＯＣＤでトゥレット症候群だからこそ、患者さんのことがよくわかるのです。わたしはこれからもずっと、自分の障害と闘っていくでしょうが、それでもかまいません。ＯＣＤやトゥレット症候群のひとたちを助けてあげられるかもしれない。トゥレット症候群でもＯＣＤでもなかったら、人生はどれほどすばらしかっただろう、自分はどうなっていただろうとよく思います。残念ながら、けっしてわからないでしょうけれど。でも、それでもかまわないのです」

ゴミに家も人生も乗っとられたカレンは、自分がＯＣＤという精神障害ととりくんでいるのだと気づいたとき、現実的な目標と精神的な目標とをたてた。まず、家のなかに新鮮な空気と日の光を入れたいと思った。恐ろしい秘密を隠したくて、長いあいだ窓を閉めきっていたからだ。さらに、時間をとられる強迫行為から解放されたら新しく生まれるはずの余暇時間を、心ゆくまで楽しみたいと考えた。「もっとたくさんのものを詰めこもうと、毎日片づけに費やしていた時間がどれほどになるか、想像もつかないでしょう。ガラクタが散らかったなかで、何かを探して何時間もいらいらと過ごしたものです。ガラクタを集めた時間、いえ年数と、それを片づけるのに要した年数とをあわせたら、少なくとも十年は人生を無駄にしてきました。大騒ぎして、ストレスを溜めて、いらいらして、途方に暮れ、絶望し、悲しんで過ごした年月です」

カレンがほんとうに望んでいるのは、静けさだという。「強迫神経症にかかったひとならだれでも、それが最大の目標だと思います。ＯＣＤはつらい病気です。内面的な（そして、一見際限のない）不安をひきおこします。狂ったように動きまわり、肉体的にも精神的にも感情的にもへとへとになってしまうのです」

UCLAで行動療法を実行していたカレンは「ごみ箱からガラクタを拾わずにはいられないからといって、自分は悪い人間ではない」と気づいた。強迫的な衝動を阻止できなくても、その衝動をどうするかは自分で決められることを学んだのだ。「けっして『OCDになって幸せだった。これはすばらしい課題で、人生の方向を変えてくれたから』と言う気はありません。たしかにそうだったし、自分が強い人間になれたのもわかっています。でもOCDのために人生の十年を浪費した、それは取り返せません。どうして、ものは取り返せるけれど時間はけっして取りもどせないのだと、もっと早くわからなかったのでしょう」

カレンは五十代にさしかかった。五十代は、ひとが人生をふりかえる年齢で、カレンも例外ではなかった。彼女は考える。「失われた歳月について、自分を責めようとは思いません。あのときは、できるだけのことをしたのですから」。いまにして思えば、最大の過ちは、誤ったプライドに邪魔されて、ガラクタに人生を台無しにされる前に助けを求めなかったことだという。「健康への道に戻るには、ひとの助けが必要なんです。他人を信頼してしたがうというのは、いちばんむずかしいことかもしれません。でもそうするべきなのです。愛するひと、友人、家族に助けてもらい、励ましてもらうことです。この病気の犠牲になってはいけません。勝利者にならなくてはいけません。思いきっていまとりくむことです。人生を取りもどすんです。未来は自分が握っているのですから」

強迫行為に時間をとられなくなったOCD患者にできる余分の時間は、洗浄強迫だったジャックにとってもも大きな要素だった。だが、彼にとっては明暗両面があった。「OCDで非常に長い時間がつぶれる。それが問題になりました。行動療法のあとは、なんでも手早くできるようになる。とくに植木の水やりや、ネコの世話、洗濯などの家事に時間がかかりません」。うちでは、自分がコントロールしていると感じられたし、効率的にすませられるのがうれしかった。ところが残念ながら、職場ではそれが欲求不満の原因になった。もともとたいくつな臨時の仕事だったから、ますます苛立ちがつのった。集中力や人間関係を処理する能力に問題があったので、ジャックの職歴はあまり芳しくなかった。「とにかく腹が立って考えました。『こんなところで時間を浪費しているなんてどうかしている。少なくとももっと意義のある仕事を探すか、うちで家事をやっているほうがましなのに』。妻は『あなたが洗濯をしたってだれも感心しないわ。もっと良い仕事を探したらどう』と言っていました。だが、おかしいんです。OCDの人間は変化に非常に抵抗するんですよ」

四段階方式で洗浄強迫にたいする価値の見直しをおこなっているうちに、ジャックには良い習慣が身についた。「もちろん、（洗浄強迫に抵抗したとき）最初は不安でしたが、強迫行為をしなくても何も起こらないのを知ると、つぎからは楽になりました。強迫観念を無視しても何も起こらなかったという歴史が積み重なりだしたのです」。彼は価値の見直しの原則を応用して、一般的な自信をつけ、変化への抵抗を打破するようになった。「わたしは毎日、以前よりも微妙なOCDの症状や思考パターンととりくもうとしています。つきまとう思いには関心を払うまいと努力し、自分に厳しすぎてはいけないと努力する。この問題を完全に解消することはむずかしいが、自分の進歩は認めてやるべきです」

成しとげた成果を意識して、自分を支えるようにしたジャックは、前よりも自信をつけた。彼は就職試験の面接にも怯えなくなり、いろいろな面で着実に向上している。

自分を励ます言葉

四段階方式の実践にあたっては、自分を励ます言葉が非常にだいじだ。このことは、いくら強調してもしすぎることはない。簡単に言えば、OCDの症状を重大視せず、行動療法の成果を重視するように心がけることだ。たとえば、どんなに短くても強迫行為をがまんした時間は価値がある。過小評価してはいけない。「もっと、がんばりたかった」と思うかもしれないが、現実の成果をないがしろにしないこと。もちろん、行動療法の成果を記録することは、それぞれの成果をたいせつにするのに役立つ。

脳のPETスキャンの写真を本書に使わせてもらったベンジャミンは、現在、四十代はじめだが、六歳でOCDになり、以後、症状の態様や強弱には差があるものの、確認強迫や洗浄強迫などさまざまなOCDの症状と闘ってきた。洗車に六時間かかることもあった。正しいやり方で洗わなければならないからだ。ガレージやクローゼット、ファイルもあるべき秩序が保たれていなければならなかった。散らかったり、乱れたりしているのには耐えられなかった。家のなかの修理修繕を頼むことには恐怖を抱いた。秩序正しい環境に他人が侵入してきたら、汚れたり乱れたりするかもしれない。強迫観念や強迫行為に時間がかかるようになると、学業にも耐えられなくなった。ついには、彼の成績は「最低」になった。

現在、ベンジャミンは地方の学区の管理者をしているが、もともとが非常に優秀で成功者の多い家族の出身なので、つねに劣等感や後ろめたさを感じていた。根本のところで自分を否定していたのだ。自分の行動が異常なことを知っていて、自分はだめな人間だ、家族の面汚しだと思っていた。自分がOCDという病気であることを知るまでは、「いつかはすべてが完璧になり、夢のような人生が開けるという幻想にすがって生きていました。きっと成功して、幸せになると思っていたのです。だから、自分はほかのひとはしなくてもいい闘いを続けなければならない、けっして完璧にはなれないと知ったときは、つらかった」。

四段階方式の行動療法を学んだ彼は、自分としては「非常に大きなリスク」を冒すことを覚えた。多少は散らかしたままで暮らし、以前は不潔だと感じていたものにさわる努力をしたのだ。引き出しが開けっ放しだとか、書類が曲がっているというささいなことが、彼には大きな勝利だった。ＯＣＤをコントロールできるようになって、ベンジャミンは自分の人生の価値を見直し、ものごとの優先順位を考えなおした。病気との闘いによって、彼は「繊細で敏感になり、障害や身体的なハンディをもっているひとに優しくなりました。以前よりも融通のきく、現実的な人間になりました。人生ではリスクを冒したり、偶然に翻弄されたりするが、同時に大きな機会にも恵まれる。だからこそ、おもしろいのだし、楽しい。はじめは自分がＯＣＤだということ、程度の差はあれ一生つきあわなければならないということが、なかなか受け入れられませんでした。だが同時に、自分にたいして敏感な者のほうが人間味があるのだということも知りました。ありのままの自分をどこまで受け入れられるかが、人間としての優劣を決める。ありのままの自分を認めれば、もう完璧な人生という幻想にはふりまわされません」。

ベンジャミン自身の評価によれば、いまはＯＣＤを八割がたコントロールできるようになったというが、十段階評価でいえば人間関係には五しかつけられないという。「もっと、ひとの役に立つ人間、ひとを助けられる人間になりたい。以前は、秩序正しい環境、秩序正しい暮らし、秩序正しいオフィスこそが最大の善だと思っていましたが、いまではそうした物質的な事柄ではなく、もっと本質的で永続的な価値のあることに目を向けるようになりました。良い夫、良い父親になりたい、良い人間になりたい、ひとと親密になりたいと思う。シュウォーツ先生（著者）に会って以来のこの五、六年、価値観に大きな変化が起こりました。そのなかで知った心強い事実、それは人生の基本的な要素をコントロールできれば、自然に精神的にも満たされて安定するということでした」

わたしたちの治療に参加したおおぜいのOCD患者と同じく、ベンジャミンも人生における価値を見直した。「人間としての価値は、与えられたものを受け入れたうえでどこまで前進できるかで決まる」ことを理解したのだ。

覚えておくべきポイント

●第四段階では、価値を見直す。

●価値を見直すということは、ＯＣＤの症状を「額面どおり」に受けとらないということだ。見かけにだまされず、真実を見抜かなければならない。

●積極的に価値を見直そう。現実をできるだけすばやく、はっきりと把握すること。さらに「ほんとうにそう思っているのではない、ＯＣＤがそう感じさせているだけだ」と自覚して自分に言いきかせ、現実を正しく観察しよう。

●価値を見直し、好ましくない考えや衝動を重視しない努力をしていると、公平な観察者の力が強くなるし、精神力が鍛えられる。

●小さな変化を重視し、その変化の意味を理解できる心は力強い心だ。

●力強い心は、脳が送るメッセージへの対応を変えることで脳そのものを変えることができる。

●これこそが真の克己心であり、真の自尊心を生む。

四つのR

第一段階　ラベルを貼り替える（Relabel）

第二段階　原因を見直す（Reattribute）

ふたつのA

予測（Anticipate）

受容（Accept）

第三段階　関心の焦点を移す（Refocus）

第四段階　価値を見直す（Revalue）

第2部

人生に応用する

容易に怒らぬ者は勇士にまさり、自分の心を治める者は城を攻めとる者にまさる。

「ソロモンの箴言」十六章三十二節

戦場において百万人に勝つ者より、ただひとつの自己に克つ者こそ、最上の勝利者である。

ゴータマ・ブッダ「真理のことば（ダンマパダ）」一〇三

第5章　自分の心を自覚する

強迫性障害（ＯＣＤ）の苦しみを克服する闘いは、ほとんどの場合、非常に現実的な動機ではじまる。ＯＣＤにかかると、人生を自分よりも強い奇妙な力で支配されてしまう。本書の目的は、抗戦の方法を知らない者にとってはあまりにも破壊的なＯＣＤという敵を無力化する、効果的な戦略を教えることだ。虐待者や襲撃者が手に負えないのは、経験も知識もない相手を脅し、怯えさせるからである。公平な観察者のくもりのない目で見れば、敵の正体が見えてくる。敵の正体がわかれば、恐怖や不安は鎮まり、勝利への道が開ける。それが、四段階方式の訓練である。

ラベルの貼り替えがもつ力を、けっして見くびってはならない。これが、真実を知るか影に怯えて暮らすかの境目だ。ラベルを貼り替え、「これはただのＯＣＤだ。耳を貸す必要はない」と自分に言いきかせるとき、力強い前進がはじまる。不愉快な強迫観念や強迫衝動がもっていた価値や意味が変化しはじめる。公平な観察者の力が発揮され、自分と自分の内なる敵との相互関係に大きな変化が起こる。闘いの場は欺瞞と幻想が跋扈《ばっこ》する敵の領土内ではなく、こちらの領土、つまり現実に移る。しっかり把握された現実こそ、OCDとの闘いにおける最大の同盟軍である点を忘れてはならない。OCD側の唯一の武器は、恐怖とまちがったメッセージだけだからだ。行動療法の訓練で学んだように、この恐怖の原因を見直し、少なくとも十五分間、関心の焦点を健全な活動に移していれば、すべての闘いに勝つわけにはいかなくても、最後には勝利を得ることができる。精神力によって脳のはたらきを変化させるのだ。脳がロックされた場所で、もっとなめらかで自由な動きがはじまる。

とりわけ治療の初期によく出る質問がある。「わたしは治るのでしょうか」という問いだ。これまで、勇気ある患者さんの例で説明してきたとおり、かならず治るとは断言できないし、治るという言葉の意味が二度と症状が出ないということなら、なおさら保証はできない。だが治るというのが、二度と症状に怯えて逃げたり、OCDという暴君に人生を翻弄されたりしなくなることを意味するのなら、基本的にはすべてのひとが治る可能性をもっている（これはまちがいない。OCDが治った例をたくさん見てきたわたしとしては、これを疑うことはできない）。

努力して四段階方式を実践することがなぜたいせつかと言えば、恐怖から自由になり、自覚的に自分を見つめ、自分の人生は自分でコントロールすると決意したとき、どれほど大きな成果が得られるかがわかるからだ。OCDとの闘いで精神力を鍛え、小さな変化も見逃さず、その意義を理解し、苦痛や恐怖に耐えて前進するという努力は、当人の人生ばかりでなく、周囲のひとたちの人生にも大きな影響を及ぼす。強くなった精神力はOCDだけにはたらくのではない。あらたに明るい目標と目的をもって、精神的な経験の意味を深く洞察できるようになる。それによって、以前は想像もできなかったほど知的、精神的な地平線が広がっていく。

「どうして、わたしはこんなことをしているのだろう」という簡単な問いかけの意義を考えてみよう。四段階方式とは、つまるところ、できるだけ公平な観察者の視点でこの問いに答えることだと言っていい。脳のはたらきについての新しい情報が、この重要な問いに勇気をもって現実的な答えを出すのに役立つことは言うまでもない。だがそれ以上に、脳のはたらきにかんする新しい発見によって、自分の心を客観的に見つめられるようになった。このことの意義を忘れてはならない。この事実を認識すれば、真の目標、目的を発見する力が増大する。

現代は、医師や科学者、あるいは哲学者など高度な思考力を有すると自認しているひとたちが、心とは脳の物質的な領域から生まれ、脳によってすべてが決定されると権威をもって言いきる時代である。精神と呼ばれる事柄について、彼らは語りたがらない。あまり、知的に思えないのだろう。こうしたひとたちは、科学であるからには、精神とか意志といったものを迷信の領域に追放すべきだと思っているにちがいない。

これはたいへん残念なことだと思う。それどころか、このような考え方は根本的にまちがっているのではないか。わたしたちのOCD研究の最大の成果は、自覚的で広やかな心は脳とはべつのものであり、脳にのみ支配されているのではないことを明らかにした点にあると思う。

四段階方式でOCDの症状と闘っているひとのなかで、何が起こっているか考えてみよう。強迫観念がしつこくつきまとい、「手を洗いなさい。火の元を確認しなさい」とささやきつづける。四段階方式の訓練を受けるまでは、すぐに言われたとおりにする。それがブレイン・ロックを悪化させ、さらに強固なものにしていく。四段階方式の訓練を受けたあとの反応はまったくちがう。訓練後なら、「おまえが何者か、わかっている。ただのOCDだ。脳の警告システムが故障しただけだ。いかれた脳の回路の言うことなど死んでも聞くものか」と答える。それからモーツァルトの音楽を聞いたり、ゴルフの練習をしたりするだろう。目標を見直し、選択肢を検討して、自分の意志でべつの活動を選択し、実行するのだ。この方法で、脳のはたらきに変化が起こる。いずれは、脳のはたらきが充分に変化する。新しいテクノロジーによって、その脳の変化を測定し、写真に撮ることさえできるようになった。一部の科学者は、これは脳がそれ自身、変化することの一例にすぎないというかもしれないが、分別のある人間なら、精神力を動員し、努力して脳に変化を起こさせ、OCDの症状を克服したことがわかるはずだ。真に精神的（意志的）なプロセスによって、科学的に証明できるかたちで身体の主要なコミュニケーション器官である脳に変化が生じたのである。

四段階方式は精神力を高める

四段階方式を実践し、公平な観察者の視点を意識して自覚的に行動すると、人生のすべての面で精神力が鍛えられる。これが最大の成果だ。公平な観察者の視点を忘れずに自覚的になることは、対人関係でも、仕事でも、とかくぼんやりしたり白昼夢にふけりがちだという問題を解決するうえでも、役に立つ。心は欲求や願望に弱く、それが人生でさまざまな苦痛や悩みの原因になるものだが、そうした人生のあらゆる局面で気持ちが楽になり、行動しやすくなる。

たとえば、対人関係についてくよくよと考えこんだり、やきもきしたりすることに費やすエネルギーと時間がどれほど大きいか、考えてみよう。ラベルの貼り替えと関心の移動、それに公平な観察者と自覚的な認識と行動は、だれもがくよくよと思い悩みがちな問題、つまりボーイフレンドやガールフレンドの問題を解決するのにも大いに役立つ。彼女を誘おうか、それともやめようか。電話をかけようか、待っていようか。そうした問題だ。それに、ボスの態度が変ではないか、ひとはわたしをどう考えているのだろうという不安。それから、わたしにできるだろうか、人前に出て恥ずかしくない人間だろうか、そういった心配もある。それから、もしこうだったら、ああだったら、人生はすばらしかったのに、という悩み。こういった問題は、気にかかって自分でもどうしようもなくなると、非常に不愉快な強迫観念じみたものになる。くよくよと考えだすと、だれでもそこから抜けだせなくなる。ＯＣＤの患者はとくにそうした考えにとらわれがちだ。しかし、わたしが見てきた患者たちは、ラベルを貼り替え、自覚的、意識的に自分を見つめることで、際限のない悩みを断ちきる術を身につけた。それから関心の焦点を移すことで、もっと健やかな道へ歩みだす。

自分が何を考えているかを自覚する必要があると言うと、奇妙に聞こえるかもしれない。だが、だれでもこの能力を高める必要がある。自分の心に自覚的になる必要性は、自分でも思いもよらないほど大きい。自分の心に自覚的になり、自然に心の動きを意識し、考えの流れを認識するようになると、自分では気づいてもいなかった考えにどれほどの時間を費やしているかがわかる。この原則はだれにでもあてはまる。四段階方式を実践しているＯＣＤのひとたちは、人生に非常に役立つ能力を身につける。ＯＣＤでなかったらけっして身につかなかったかもしれない能力だ。これはＯＣＤになり、四段階方式で病気を克服しなければならないことの明るい側面のひとつかもしれない。

ＯＣＤは頭の鍛錬のための器具の役割をはたす。エクササイズ・マシンで鍛えると体力がつくように、ＯＣＤととりくむと公平な観察者が鍛えられ、精神力が高まり、自分だけでなく他人の行動にたいする洞察力が養われる。しかもＯＣＤとは関係のない面でも精神生活にたいするコントロール力が強まる。四段階方式によって、精神的な自由が広がる。なぜなら自由な心とは、無意識が陥りやすい不安や精神的彷徨を抑え、正しい方向へ向けられる心だからだ。自分の心に自覚的になることで、精神生活の内容をすばやく把握し、考えがどちらへ向いているか、健康で幸せな人生につながらない不安や心配をしていないかを見きわめることができる。

自分の心に自覚的になり、公平な観察者を動員してみると、自分の考えの内容を観察するだけで、精神を健康な方向へと向けられるのに気づき、きっと驚く。言いかえれば、いま自分が何を考えているかを知れば、自己破壊的な悩みに悶々とするのをやめ、もっと建設的で健全な方向へと考えが向かう。

自分の心を自覚すること（マインドフルネス）自体が、健全な精神生活を送るために非常に有効である。自分の精神状態を自覚したとき、あるいは公平な観察者が動員されたときには、不健全な考えは生まれにくい。したがって、自分の心に自覚的になる時間が長ければ長いほど、心は強くなるし、苦痛や悩みにつながる不健全で破壊的な考えにとらわれる時間が少なくなる。ただ、残念なことに、心というものは想像もできないほどのスピードで、健全で自覚的な状態から不健全で否定的な状態へと移行してしまう。良く言えば自覚的な状態にすぐに戻れるし、健全な精神状態をただちに回復できるということでもある。たとえば、何らかの願望や怒り、欲望、悪意などでくよくよするという悩みの糸が、「自分はいま欲張ったことを考えている」とか「悪意や怒りにとらわれてくよくよしている」と自覚することで断ちきられる。こうした不健全な考えの流れを断ちきると、つぎには自分にとっても他人にとっても有用で健全な考えへと向かう。

こうなると、関心の焦点を移すという段階が容易になる。時間がたって、こうした考え方が自然にできるようになれば、心はさらに鋭敏に自由闊達になり、人生は幸せで安らかなものになる。

要するに、OCDになったのは不運だが、公平な観察者を動員し、自分の心に自覚的になれる能力は恵みなのだ。OCDであるがゆえに健全な精神力を培うことができるなら、これこそ不幸中の幸いというものだろう。そしてこれを実現するのが四段階方式なのだ。

覚えておくべきポイント

●ラベルの貼り替えのたいせつさを忘れない。これは真実を知るか影に怯えて暮らすかの境目である。
●つねに「なぜ、こうしているのだろう」と自分に問いかけ、公平な観察者の視点からこの問いに答えよう。
●自分が何を考えているかに自覚的になること。観察するだけで、考えを健全な方向に向けることができる。
●公平な観察者が動員されているときには、不健全な考えは生まれにくい。

第6章　家族はどうすべきか

強迫性障害（ＯＣＤ）は、真の意味で家族の問題である。

治療を受けていないＯＣＤ患者は、恐ろしい強迫観念や強迫衝動で頭がいっぱいになるが、不安からか恥ずかしさからか、その秘密をだれにも明かさず、孤立を深めていくのがふつうだ。

こうなると、家族にとっては破壊的である。ＵＣＬＡの患者たちはくりかえし語っている。「わたしは妻に気も狂わんばかりの思いをさせ、友達を遠ざけてしまいました。家族はもうこれ以上耐えられません。こんな状態はなんとか終わらせなければならないんです」

ただノーと言うこと

ＯＣＤのひとは、対人関係でＯＣＤを「武器」に利用する癖がついている場合が多い。よく見られる依存性人格障害だと、強迫行為を実行するために、一緒に暮らしている相手に病的に依存するようになる。OCDの一部になった家族、つまりOCDを支えるイネイブラー（支え手）は、家庭の平和を乱すまいとして強迫行為を実行してしまう。OCD患者は、「鍵がかかっているか確認して」とか「壁を洗って」と言いだすだろう。もちろん家族が言うことを聞けば、OCDは悪化するばかりだ。だが、絶望した家族はつい言いなりになる。

OCD患者の配偶者は、奇妙な行動に荷担してやらないとヒステリーを起こされたり泣かれたりする、と言った。ついには、病人への対応に全エネルギーが費やされる。強迫行為をやめてくれとなだめたり頼んだりするか、要求されるとおり何かをしたり、何かを避けたりしたと嘘をつくようになる。当然ながら、長い目でみれば、嘘は患者のためにはならない。重度のOCD患者の妻は、ほんとうのことを言えば夫が暴れることがわかっているときには、自分の行く先を正直に言わないと認めた。彼女は「立ち入り禁止」の場所にいるのを夫に見られたのではないかと不安になったことがあると言った。「胸がどきどきしてしかたがありませんでした。銀行強盗をして警察に追われているのかと思うほどの動悸でした」。行ってはいけない場所へ行ったかと夫に聞かれれば、彼女は罪のない嘘をつくだろう。「いいえ、と答えれば、夫は穏やかに夕食をとって楽しい夜を過ごすことができますし、わたしもほっとします。ほんとうのことを言えば、夫は怒鳴り散らして、ドアを叩きつけるでしょう」。嘘をつけば、なんとか暮らしていけるのだ。夫の病気に負けてはいけないのはわかっているが、何年もOCDととりくんできて、彼女は疲れはてている。「だから、わたしはイネイブラー、OCDの支え手になるんです。ほんのささいな嘘で、夜を穏やかに過ごせるのですから」。彼女のような苦境を経験している女性はたくさんいるにちがいない。彼女がしたことはよく理解できるし、人間としてむりもない。だが、彼女はほんとうは治療を邪魔していたのだ。彼女も四段階方式を学び、夫が実践するのを助けるようになって、ふたりとも非常に楽になった。彼女は夫のOCDの支え手であることをやめ、行動療法のセラピストになった。OCD患者の家族へのメッセージは、「OCDを支えてはいけない。行動療法を支えなさい」ということだ。

OCDの子どもは家庭を完全に破壊する。夜中に何度も起こして強迫行為を要求したり、一部屋に集めて何時ちょうどにあれこれをしろと命じたりする。両親は子どもがこんな恐ろしい病気になったのは自分たちのせいだという罪悪感もあって、言いなりになりがちだ。これから説明するように、大半のOCDには環境的要因と遺伝的要因の両方が作用しているが、おもなものは生物学的要因である。しかし、行動療法を実践して快《よ》くなろうという決意には、感情的、環境的要因がはたらいていることが多い。

武器としてのOCD

家族はOCDの患者に快くなれと強要することはできないが、症状に荷担したり、自分の家で囚人になったり、よく知られた心理学的用語で言えば共依存者になったりすることを拒否して、主体的に自分の人生を生きることはできる。患者と対決するのはかならずしも楽しいことではないだろうが、結局は患者自身も快方に向かうことが多い。要は、四段階方式を実践する努力を家族が助けるか、邪魔するかということだ。

不潔恐怖の患者がいる家族を考えてみよう。家の一部は立ち入り禁止にされてしまう。患者はその場所が汚されたら清掃強迫が起こって手に負えなくなるのを恐れ、ほかの家族全員を締めだす（皮肉なことに、清掃強迫がほんとうにひどくなると、どの部屋もどうしようもなく汚くなってしまう。OCDの患者は掃除をはじめるのを怖がるので、部屋にだれも入れなくなるからだ）。裏庭にテントを張って暮らす家族もある。しかもけっして珍しくはない。強迫観念がそれほどひどくない場合でも、使える場所はどんどんせばまっていく。そのうえ、手を触れてはならないものが増える。皿も、ナイフやスプーン、フォークもいっさい使えず、服の一部も着られなくなる。

パートナーや配偶者は抵抗しなければいけない。一九九四年のロサンゼルス地震のあと、オリヴィアはトイレの水が洗濯機に流れこむという強迫観念にかられた。彼女はくりかえし、洗濯機のなかを調べ、夫にも念のために手を入れてみてくれと頼んだ。ふたりと話をしたとき、わたしはオリヴィアの夫に、目で確認するのはいいが手を入れるのはことわると言ってはどうかと忠告した。さらに、ラベルの貼り替えと原因の見直しをするようにと、オリヴィアに注意し、「水なんか流れこんでいないよ。そう思うのは強迫観念だ、脳からのまちがったメッセージなんだよ。強迫観念を追いはらうためにさっさと確かめ、先へ進むことにしようね」と励ましなさい、と話した。それから数日たったらもう一歩進めて、「ほんとうに確認してもらいたいのかい？　関心をほかの活動へ移そうよ」と言ってごらんなさい、と。この戦術は功を奏した。まもなく確認強迫は大幅に減った。

ＯＣＤの患者がほかのひとに強迫行為を手伝ってくれと頼むときは、強迫観念や強迫衝動に圧倒されてしまい、奇妙な儀式を遂行するのに助けがいると感じているのかもしれない。だがもういっぽうでは、当人にもわからない隠れた動機が存在することもある。ＯＣＤの患者は、対人関係の葛藤でＯＣＤを武器として使うことが多い。たとえば、だれかを困らせたいとか、現実か想像かはべつとして傷つけられた仕返しをしたいと思ったとき、あるいは相手との関係で自分は無力だが、ＯＣＤが力を与えてくれると感じたときには、強迫衝動や強迫観念がもたらす不安な感情と闘おうという意欲が薄れる。また、自分の苦しみが家族にないがしろにされたり、過小評価されたりしたと感じると、意識してか半ば無意識かはともかく、ほかの者の暮らしを惨めにして報復しようとするかもしれない。こうして心理的綱引きがはじまる。

行動療法では、わたしたちははっきりと線を引き、患者と家族に、ＯＣＤを対人関係の武器に利用することは許されないと告げる。治療を支えるためにも、ＯＣＤを理解してもらうためにも、治療への家族の参加が不可欠である。

このひとはだれ？

自主的行動療法を着実に続けていると、やがて脳が変化して症状を克服できるようになる。ところがＯＣＤが快《よ》くなると、家族関係の力学にも変化が起こり、心理的につらい結果になることがままある。役割が入れ替わり、以前は無力だったパートナーが力を握ろうとして駆け引きをはじめるかもしれない。家族はＯＣＤと無関係なそれぞれの現実、それぞれの短所と向きあわなければならなくなって、ＯＣＤだったひとを恨むかもしれない。もう、家族の失敗をＯＣＤのせいにできなくなり、ＯＣＤだったひとを口実に使えなくなる。ＯＣＤだったひとはあらたな自尊心を見いだし、完全な家族の一員として扱ってくれと求めるようになる。家族のなかに、とつぜん別人があらわれる。

こうして、ＯＣＤが快くなりはじめると、家族は無意識のうちに治療を妨げだす。

たとえば、ＯＣＤだったある女性は長年、仕事から帰宅した夫が不潔だと感じていて、すぐシャワーを浴びろと要求しつづけた。だが、彼女が治療によって快方に向かいはじめると、夫は健康になった妻にもっとべつの面でうるさいことを言いだされるよりシャワーを浴びるほうがましだと考えた。

二十年来、ＯＣＤの研究をしてきたハンブルク大学の著名な精神科医、イヴェール・ハント博士は、親密な人間関係の問題が病気のままでいようとする最大の動機となるという。患者は「疾病利得」を失うまいとする。親密な人間関係を恐れる患者は、ひととのあいだに感情的な距離をおく理由にＯＣＤを利用する。ＵＣＬＡでの研究では、親密な人間関係の問題はさておいてもＯＣＤを治せることが明らかになった。だが、この疾病利得は治療がはかばかしく進まない最大の原因である。言いかえれば、患者にひとを遠ざけようとする傾向がしみついていると、厳しい行動療法をサボる口実を見つけだす。ＯＣＤは感情的な障害というよりは生物学的障害であるとわたしは考えているが、両者に相互作用があることもほぼまちがいない。充分に治療効果をあげるためには、患者は潜在する問題を正直に見つめなければならない。

感情的な燃えつき症状

ＵＣＬＡの患者たちを見ていて、ＯＣＤの非生物学的な側面についていろいろと教えられた。ＯＣＤが対人関係や職業的な目標、人生行路にどのような影響を及ぼすかという側面である。

冒瀆的な強迫観念にさいなまれていたクリストファーは若い独身男性で、ガールフレンドをほしがっていたが、「正常な」女性が自分に魅力を感じてくれるかどうか不安だった。しかも、彼は「原則として、自分はＯＣＤやそのほかの精神的な障害をもっている女性とはほんとうのつきあいはできないと思う。なぜなら、ＯＣＤ、もっと一般的には精神障害とこれ以上かかわりたくないからだ」と言う。

パンツが縮んでくいこむという強迫観念をもっていたマイケルは、最近まで、ひとづきあいが非常に苦手で、「他人とうまくあわせる」ことができず、女性との関係も例外ではなかった。こうした対人関係のまずさの根には、子ども時代に発病したＯＣＤがあると彼は信じている。小学生のころには数唱強迫などの強迫観念があって、自分はどこか変だと感じていたが、両親に話そうとは考えなかった。その結果、両親に、成績が悪いのは「怠け者で、ぼんやりしている」からだ、だめな子どもだと思われていた（自分や他人に危害を加えるのではないかという攻撃的強迫があったカイルの少年時代はさらに悲惨だった。両親は彼の異常な行動を「悪魔がとりついている」からだと言って責めた）。

あとになってみれば、頭に浮かぶ奇妙な思いを両親に打ち明けられればよかったと思う、とマイケルは言う。「だが、両親はきっとぼくを病院に入れただろうし、そこではこの病気をわかってもらえなかっただろう……いまでも、父はほんとうには理解していない。精神病というのは、父の辞書にはないんだと思う」（マイケルの言うとおりかもしれない。三十五年前にはOCDのことはほとんどわかっていなかったし、いまでも理解していないひとは多い）。

マイケルは両親に自分の経験をわかってもらいたいと切実に望んでいたが、できなかった。「だれかに『気の毒に。快くなるといいね。きみががんばっているのはよくわかるよ』と言ってもらいたい、ずっとそう願ってきた」と彼は言う。だが、だれもそうは言ってくれなかったので、自分が充分に愛されているとか、受け入れられたと感じたことが一度もなかった。彼は自分の感情に蓋をすることを覚えた。おとなになるにつれて、その傾向はますますひどくなった。「OCDのひとに共通しているのは、感情が麻痺していることです。だれかとつきあっても、ぼくはすぐに感情を閉ざしてしまい、逃げてしまう。また、そういうときはOCDがもっとも悪化するんです。何かを感じたいと願っても、感じるのはOCDの症状ばかりなんだ」

OCDがひきおこす恐怖は、愛情や悲しみといったほかのどんな感情よりも強烈になる場合がある。たとえばUCLAのセラピーの集まりに参加していた年配の女性は、死に関連する強迫観念が非常に強かったので、だれかが死んだ場所へ行くと、それが一世紀も前のことであっても激しい不安にかられた。休暇中に家族で出かけたアリゾナ州トゥームストーンへの旅行は、彼女にとってはトラウマだった。そこで身につけた服や持っていったものはすべて穢れてしまったのだ。親しかった友人たちとも疎遠になった。友人たちが愛する者を失ったとき、彼女が沈黙していたのがなぜか、理解してもらえなかったからだ。だが、彼女は弔問はおろか、電話でお悔やみを言うことすらできなかった。彼女はたとえ長年の友人を失っても、自分の不安を少しでも抑えておけるならいいと正当化した。このような取引が成りたつかどうかはっきりしないとしても、そうしたくなる気持ちは理解できる。ところが、じっさいには、これは取引ですらない。弔問を避けつづければ、彼女の強迫観念は悪化するいっぽうだからだ。恐怖を振りはらおうと思うなら、それに直面しなければならない。べつの女性は死の床にあった父親にお別れを言うことができなかった。強迫観念のために、間に合うように病院に着けなかったからだ。

四段階方式を忠実に実行し、UCLAのセラピーの集まりにも定期的に参加してきたマイケルに、最近変化が起こった。彼は治療を助けるために長年、薬を服用してきたのだが、「薬を飲んでいると人間的に鈍麻する。精神的麻痺状態になるだけだ。感情の動きが抑えられる。OCDと闘うには、感情を発散させる必要があるのではないか」と思ったのだ。

ＯＣＤはほぼコントロールされていたのだが、マイケルは進歩が止まったと感じ、もっと快くなりたいと考えた。そこで、薬の服用をやめたところ、たちまち気分がよくなった。その後、強迫観念や強迫衝動の悪化も経験したが、四段階方式でうまく抑えている。「いまでは、ＯＣＤのトレッドミルに乗せられてあえぎあえぎ坂を上っているというよりは、軽々と下っている感じだ」という。さらに、彼は何年ぶりかで、激しい感情を味わっている。「数年前に母が死んだとき、ぼくはぜんぜん泣かなかった」。感情が麻痺していたのだ。「ところが、（薬をやめたあとに）好きだった野球選手のミッキー・マントルが死んだときは、とてもショックを受けて泣いた。感情を発散させることができたんです」。感情を発散できたとき、ＯＣＤは非常に軽くなっていた。いっぽう、感情を抑えていたころは、ＯＣＤはとくに悪化していた。

ＯＣＤのひとたちが孤立するのは、彼らがこの恐ろしい秘密をできるだけ隠しておこうとするためだ。だが、マイケルは自分がＯＣＤであることを積極的にひとに話している。「話すと、とてもほっとする。気持ちがすっきりするんです。『やあ、こんにちは！　ぼくは精神障害なんだ。きみはどう？』ってね」。そのいっぽうで彼は、障害について話しても興味をもたなかったり、逆に自分の肉体的、精神的症状を並べたてるひとが多いことも知った。

話すべきか、隠すべきか

ミスター・コーヒーのスイッチを切ったかどうかという強迫観念にさいなまれていたバーバラは、はじめてOCDだと診断されたとき、みんなに触れまわった。「ひとがわたしの最悪の問題を知って、そのうえでだいじょうぶだと考えてくれれば、わたしはだいじょうぶにちがいない」と考えたからだ。だがすぐに、OCDのことは秘密にしておくべきだと悟った。職場でからかいの種にされたり、「どうして自分で抑えられないの？」と困惑顔で聞かれたりしたからだ。正直にOCDだと話しても、キャリアの妨げになるだけだと気づいたのだ。残念なことに、そういう事例は多い。

以前は何もかも整理整頓しておかなければ気がすまなかったベンジャミンは言う。「言わなくてもいいことを話す理由はないと思う。ひとはだいたい、精神障害については無理解なものだ」。たとえば、彼は職場の仲間にも新しい知り合いにも、OCDのことは話さない。だがガールフレンドや家族には打ち明けているし、どちらも前向きに受けとめてくれた。家族に打ち明けるのには勇気がいった。「うちの家族は優秀で、社会的にも職業的にも力があって成功している者が多いから、わたしは自分のまわりにレンガの壁を築いて」、自分の欠点を隠そうとしてきた。だが、自分がOCDだと話したことは「大きな救いでした。こちらが心を開いたら、向こうももっと心を開いてくれたのです。それをきっかけに、事態はどんどん良い方向へ向かいだしました。家族は予想したよりもずっと同情し、理解してくれました。もう、自分を守ろうと鎧に身を固めなくてもよくなりました。前よりもおおらかになれたし、他人の弱点には寛大で、自分の弱点は笑えるようになりました」。

彼は「ありのままの自分を受け入れてくれる相手を、ひとは尊敬する」ものだと気づいた。「それに身体的な障害を克服して、できるだけひととつきあおうと努力していることさえわかれば、障害にはとても寛大な」ものだということも知った。

OCD患者は自分のことで頭がいっぱいで、のびやかさに欠け、ひとと親密になれない、そのことを他人は感じとるのだ、とベンジャミンは気づいた。OCDをコントロールできるようになり、自分のことがそう気にならなくなったら、人間関係も広がるだろうと彼は期待している。「わたしはOCDをうまく回避しなければならないことがわかっています。ほかのひとたちと同じように自分の務めをはたさなければならない。ひとにたいして責任があるのです。だから、つねに自分を採点しています。自分がひとに愛される人間になれず、ひとに影響を及ぼすような人間になれないのは、OCDのせいだろうか。ひとの役に立つ、思いやりのある優しい人間になれないのは、OCDのせいだろうか、と、つねに問いかけているのです」

もちろん、だれもがベンジャミンのように恵まれているわけではない。クリストファーの両親はほんとうにはOCDを理解できず、「いつも、良いことを考えるようにしなさい」と忠告するばかりだった。この理解のなさのために、OCDが話題になるたびに父との関係は険悪になった。「あるときなど、おまえにはもう何も問題はない、いつまでも『精神科だの何だの』と言うなと、病院通いを中止させられました」と言う。数カ月後、クリストファーは両親を説得して、UCLAのOCD治療プログラムに参加し、そこでわたしが彼に四段階方式を紹介したのだった。彼はその後、順調に回復し、わたしたちのOCD治療の集まりに定期的に参加している。

OCDの患者は「OCDの性格」ということをよく言う。非常に内向的で、攻撃を恐れ、攻撃的なひとにうまく対応できない性格だ。洗浄強迫があったジャックは職業を転々としたが、「自分はひとと接するのがいやでたまりません。ひとと接する仕事はいちばん苦手です。夏に銀行でアルバイトをしたことがありますが、ひどい経験でしたよ。顧客は親切で手早い仕事を要求するが、ぼくは自分がやるべき仕事に没頭するだけ。親切な行員でなかったことはたしかです」と言う。しばらく学校で教えたこともあった。「どんなものだか想像がつきますか？　高校ぐらいだと、求められるのは独断的指導と規律、それだけなんです」。あまりジャックに向いているとは言えないようだ。

強迫観念を支配の武器にする

本書執筆のためにインタビューしたとき、イヴェール・ハント博士は、臨床例では、OCDの患者は単純軽作業に就いている傾向があると述べた。軽作業なら「OCDのひとたちは非常にうまくやれます」と博士は言った。「メカニックやコンピューター・プログラマーなどです。じっさい、OCDのおかげでいい仕事ができたりするのです。だが、昇進しても、ひとを指導する技術が彼らにはない。競争の場に立たされるとどうしていいかわからない。当人としては幸せな職業生活を送っていたのが、数カ月して少し地位が上がると強迫行為がひどくなり、ついにはまったく出勤できなくなってしまいます」

OCDの発症に、環境的要因と遺伝子的要因の両方がはたらいていることは疑いない。患者の何人かは、非常に厳しい父親や支配的な母親（もちろん、こうした親もOCDにかかっていた可能性がある）のもとで育ち、この生育環境が自己評価の低さにつながっていると思うとハント博士は語った。この低い自己評価に対応しようとして、支配強迫を生じることがあるという。まわりを支配するために、「自分が完璧でなければならないと思いこむ」のだ。だが、「同じ環境で育ったのに、なぜある者はOCDになり、ある者はならないのか、あるいはべつの障害を発症するのか、だれにもわからない」と博士は言う。しかしながら、生物学的パターンの遺伝については、だんだん科学的に明らかになってきている。

自己評価が低いと、失敗につながりやすい。たとえばあるOCDの男性は、「だれもこんな自分を相手にはしてくれないだろうから、けっして結婚しないだろう」と思っていたが、これが自己実現的予言となり、ひととつきあわず、結局ひとりで過ごした。

自己評価の低いひとたちの多くは、潜在的に攻撃的性格になる。彼らは不安定で、社会的にも職業的にも大過なく過ごしていても、対人関係の技術が欠けており、周囲のひとを信用しない。生物学的な素因があると、結婚生活では配偶者を支配するために強迫行動に出ることがある。あるいは感情的に不安定な家庭で育った子どもは、自衛のためにOCDになる。「彼らは自分だけの安全な小さな世界をつくるんです」とハント博士は言った。

全部が全部そうではないが、子どもたちはときには憎悪で対応しようとする、とハント博士は指摘する。彼らは友人など、べつのところに愛情を求める。患者の家族と面接した博士は、家族間の強い怒りや攻撃性を観察している。「恐ろしいことです。家族全員がそれぞれに、だれかを殺すのではないかと思う、と言うんですから」。たしかにOCDも一因かもしれないが、最大の要因ではないだろう。そして治療のなかで、潜在していたほんとうの問題が浮かびあがってくる。

愛情を求めて

親がOCDである場合、子どもは「正常な」生活を奪われ、長時間、親の奇妙な儀式的行動に参加を強いられて、激しい怒りと恨みを抱く。息子の目に何か起こるのを恐れて、洗浄強迫行為をしつづけたドッティは、息子が大きくなったときに、自分はOCDという病気で、自分でもどうしようもなくて奇妙な行為をしたのだ、と説明した。だが、大学生になった息子に「もう、あんたにはうんざりだ」と言われ、激しいショックを受けた。母子家庭の親として、彼女は自分がひきおこした混乱を償うために息子にはできるかぎりのことをしてきた。「わたしはいい母親だと思っていました。でも二年前に息子に『あんたはひどい、最低の母親だ』と言われたんです。だれかにナイフで刺されても、あんなショックは受けなかったでしょう……。だれから聞くにせよ、あれ以上にひどい言葉はありません。息子が事情を理解したうえで言ったのかどうかわかりませんが。もちろん、いまとなってはどちらでも同じです。わたしはとにかく、できるだけのことをしたのですから」

UCLAの集まりに参加している収集強迫のカレンの場合、OCDの発症に明らかに環境的要因と遺伝子的要因がはたらいていると思われる。カレンの父親は、自分は完璧にはほど遠いのに、妻子に完璧を要求するひとだった。彼もまた典型的なＯＣＤだったらしい。確認強迫と不潔恐怖、それに無駄をしないことへの異常なこだわりがあった。カレンはＯＣＤを、文字どおり父の膝で「学習」した。父親はガスレンジのつまみを正しく確認することをしつけ、細菌やウイルスの危険性について懇々と説いた。「刺を抜くときなど、まるで外科手術でした。ぜったいに細菌に感染しないようにと、いちいちていねいに処置するのです」。命令にしたがわないと、父の表情は怒りにゆがみ、カレンは殴られる覚悟をするのだった。父に愛されたい、認められたいと必死だった彼女は、その方法を見つけた。父親は何でも中古品を買えと命じ、ふだんは教会の不要品バザーを利用していて、カレンを連れて町のゴミ処理場へ行ってはガラクタを持ち帰って修理したり、再生したりした。カレンは通りのゴミ置き場からものを拾って帰るようになった。すると、父はかならず頭をなでてほめてくれた。「中年になって、子どものころの経験や価値観がよみがえって、わたしにとりついたのです……そして、わたしの人生は破滅寸前まで行ったのでした」

カレンは家庭で得られない愛情を「良い子」になることで補おうとし、学校ではオールＡの成績をとり、父親のばかげた要求に忠実にしたがった。それでも、父親はけっして手をゆるめなかった。ある日、彼女は母親に向かって、「あんなお父さん、大嫌い！」と叫んだ。その言葉を父親に聞かれたにちがいないと思った彼女は、その日、学校から帰宅するのが怖かった。ところが、家に入ってみると、父親は台所に倒れて死んでいた。心臓発作だった。「わたしは十五歳でした。銃で父の胸を狙って引き金を引いたのと同じだ、わたしが殺したんだと確信しました」。それ以来、彼女はいっそう完璧であろうと努力した。どこかで父親が見ていて、完璧になれば赦してくれるかもしれないと感じたのだ。完璧癖の代償は大きかった。彼女は拒食症になり、拒食と過食をくりかえす強迫的摂食行動のため、高校の卒業式の日に精神病院に入院した。彼女は卒業式で最優等生として表彰されるはずだった。

子どもの場合、短期間で治療効果があがることが多い。精神病の既往歴はなかった十一歳の少女は、家族で南カリフォルニアに引っ越した直後に、生まれてはじめて地震を経験したあと、強迫観念と強迫行為がはじまった。両親が怪我をするかもしれない、親と離ればなれになるかもしれないという強迫観念にとりつかれたのだ（彼女の家は震源地の近くで被害があったのだから、この不安には根拠がなくもなかった）。睡眠障害と強迫行為が見られるようになった。以前は十一歳の子どもらしくだらしがなかったのに、机のうえや身のまわりを神経質に整頓するようになった。また、寝る前に三十分間、ボードに「ママとパパにはなにごとも起こりません」と書く儀式をおこなうようになった。それに毎晩、水をコップに一杯置いておけば、両親とペットのウサギが無事だと信じこんだ。少女の父親は精神科医だったので、すぐに娘の問題に気づき、強迫行動がはじまって五週間後に専門家の助けを求めた。

治療にあたったセラピストは少女に、ＯＣＤという病気にかかったのだと言って、その病気がどんなものかを説明した。また、強迫衝動が起こってもがまんしなければいけない、そうしないとますますひどくなる、と教えた。治療がはじまって三カ月後には、症状はすっかり消えた。知識のない親であれば、そのうちに消えるだろうと考えて、子どものＯＣＤを放置しておいたかもしれない。そうしたらＯＣＤは根を張り、結局は家族全員を混沌に陥れることになっただろう。

共有される病

ＯＣＤになった者をほかの家族がばかばかしいまでに支えるという例はよくある。たとえば、カレンの夫は、集めたガラクタでうちがいっぱいになり、隙間をすり抜けて歩かなければならなくなってもがまんしていた。ふたりは、何年も他人を家に入れたことがなかった。それでも、彼は妻の奇妙な行動を容認していた。彼も病気だったのか。ハント博士はそうだろうと言う。「重大な心理的問題を抱えているひと」でなければ、そんな状況になるまでほうってはおかない。博士は六、七回も引っ越しをしたある夫婦の話をした。彼らは新しい家に移れば変わるだろうと期待したのだが、新しい家もガラクタだらけになるのに時間はかからなかった。

ハント博士は病気の診断には家族も立ち会わせるが、治療にどこまで参加するかは当人たちに決めさせるべきだと考えている。OCDの患者は、たとえば対等な人間関係が結べないといった、自分がもっているべつの問題を巧みに隠していて、セラピストに詮索されるのをきらうことがある。「彼らは怖がっているんです」とハント博士は言う。「彼らは学習された無力感という姿勢を身につけている。彼らには問題があり、その問題を解決できない。安定した関係を結んでいるとしたら、その関係はOCDの発症以来、病んでいるのがふつうです。どちらも、良くなることはありえないと絶望しているが、同時に事態を揺り動かすことを非常に恐れている。混乱させられるよりは、良くない人間関係のままで暮らすほうがいいと感じているのです」

ハント博士が「相互関係の力学」と呼ぶものが、しばしば家族のなかに生まれる。この言葉は、長いあいだ攻撃性をくすぶらせていたOCDの患者が、相手に自分たちの関係を踏みにじられるか、あるいは踏みにじられたと思ったとき、決定的にまずいタイミングで配偶者を攻撃するためにOCDを利用することを意味している。こうして、非常に激しい強迫行為が「とつぜん、爆発的に」起こり、ほかの家族の生活を混沌に陥れてめちゃくちゃにし、苦しみや怒りを呼びおこす。

ハント博士はドイツのハンブルクで経験した症例について話してくれた。娘夫婦と暮らしていたある女性は、しじゅう家が汚いと娘をなじっていた。そのうち、娘のほうに防衛的な強迫行為が起こった。彼女は何時間もシーツのしわをのばしてベッドメーキングをするが、ほかの家事はほったらかしになった。母親が娘の強迫行為をやめさせようとして喧嘩になり、母親は心臓発作が起きそうだと脅した。この争いは、どちらが支配するかをめぐる長年の争いのクライマックスにすぎないとハント博士は気づいたという。母親は良い主婦になることを娘に要求し、ふたりは争ってきたが、皮肉なことに結局、娘が母親を支配するために強迫行為を利用する結果になったのだ。

べつの女性は、二十年前に夫が浮気をしたという強迫観念にとりつかれた。彼女は夫を問いつめ、「汚いブタ」と罵ったが、夫は浮気を否定した。最後には、嫉妬が高じて精神障害の兆候が出たために、妻は入院させられた。退院したとき、妻には激しい洗浄強迫が起こっていて、家の八十パーセントは居住不能になった。妻が一日十六時間もかけて必死に掃除をしても、「充分にきれいに」なるのは二十パーセントだけだったからだ。彼女は仕事から帰った夫を裸にして、頭のてっぺんから爪先まで洗って消毒した。彼女の頭のなかでは、昔の浮気のために夫は不潔で、心の汚れは落とせないが、外側の汚れは落とせるからだ。夫を洗うことで、彼女は相手を支配していると感じた。しかし、治療のなかで、妻は昔の浮気の疑い以上に、かわいがっている六歳の娘が「放蕩者」の父になついていることを気に病んでいることが明らかになった。この女性は快方に向かい、儀式的な清掃はやんだ。しかし、医者は認めなかったが、当人は膝関節炎のせいで掃除ができなくなったと言い張り、夫を説得して、一緒にダンスの集まりに参加するようになった。ダンスが関節炎に効くというのだ。

べつの例では、夫が一度に何時間も簡単な文章を反復せずにはいられなくなった。彼は妻の前で文章をくりかえし、すべての言葉を正しい抑揚で正確に言えたかどうかを確かめさせた。妻がいやがって逃げようとすると、夫はドアに鍵をかけ、ついにはバスルームに妻を閉じこめ、自分はドアの外に立って文章をくりかえすようになった。解放してもらいたい妻は、ときおりドアごしに、「良いわ！」とか「正しいわ！」と怒鳴った。だが、それも夫の症状を悪化させるだけだった。夫が妻の誠実さを疑いだしたからだ。ある日、ようやく逃げだした妻は車に乗って通りへ出ようとした。ところが、走ってきた夫が車の前に身を投げだして阻止した。妻は負けた。

治療にあたって、ハント博士は患者に、ＯＣＤにしがみついていることの利点と欠点を考えなければならないと言いわたす。本人が快くなりたいと望んだからではなく、だれかに説得されて治療を受けるのなら、効果がないと考えるからだ。それに、セラピストと患者は協力して、治療戦略をたてなければならない。たとえば、洗浄強迫によって夫と互角になろうとしている妻なら、夫婦関係を立てなおして、強迫行動なしに強い立場を保つにはどうすればいいかを考えなければならない。これは、原因の見直しの拡大応用と考えることができる。ＯＣＤの症状をひきおこしているのは脳だけではない。対人関係で相手を操るメカニズムとしてOCDが利用されていることも一因になっているからだ。これはOCDの症状のなかの「疾病利得」要因で、原因を見直せば積極的にこの要因ととりくめるようになる。OCDが感情生活のなかではたしている役割を認識すれば、健全な方向へと変えていける。症状を対人関係の武器に利用することは、結局は自滅につながるだけだからだ。これもまた、四段階方式がOCDの抑制に効果的であることを示している。

甘やかすのではなく、理解する

念のために言っておくが、OCDと健全な結婚生活や人間関係とは両立しがたいというわけではない。一緒に四段階方式を実践して支えあい、愛情に満ちた安定した関係をつくりあげているカップルもいる。

だが、OCDがふたりの行く手に立ちはだかる可能性も無視してはならない。この障害の患者は、相手にたいする支配力を失う恐怖から、セックスに関連した不安を抱くことがある。けっして実行はしないが暴力的な強迫観念にとらわれる者もあるし、荒々しい性衝動が起こって抑えられなくなるという強迫観念にかられる者もいる。OCDの患者は、潜在的な攻撃性がもとでOCDの症状に関係する争いを起こし、相手によそよそしくなることもある。その場合、心を開いて傷つくリスクを避けたいというのが、じつは深い動機になっているのかもしれない。例の自己評価の低さという問題である。

もうひとつ、ハント博士が話してくれたのは、奇妙な食行動をするようになった十代の少年の例だった。少年はただひとつ、高価な珍しい魚しか食べられず、それも儀式的な方法で母親に食べさせてもらわなければならなかった。両親は彼のいるところで、彼が選んだ話題について話すことしか許されなかった。彼は二歳児程度にまで退行し、おねしょをしはじめた。不思議なことに、これらの症状はすべて、父親が愛人をつくって離婚すると言いだしたときからはじまっていた。少年は望みを達した。息子が病気になって、父親は愛人と別れた。だが、少年の病気は重くなるばかりで、同年齢の友達とも疎遠になり、外界から孤立した。恐ろしい悪循環がはじまった。父親は帰ってきたが、夫婦とは名ばかりで愛情はなかった。母親は感情的な不満をすべて息子に献身することで解消し、少年のOCDを悪化させた。少年は両親を支配するために病気を利用したのだ。彼は家族の解体を防いだが、自分が犠牲になった。家族は一緒にいたが、全員が病んでいた。この物語にはハッピーエンドはない。少年は家族ぐるみの療法でかなり快くなったが、のちに再発した。同世代の仲間ともう一度つきあいたいと考えたとき、彼の社会的な欠陥は取り返しがつかなくなっていた。母親もまた、以前の支え手の役割に戻った。またしても、家族ぐるみで病んだのだった。

最後に、アパートのドアの鍵を開けるときに大きな音をたてすぎると隣人に苦情を言われたある女性が、ハント博士のもとへ助けを求めてきたという。彼女は、どうすれば隣人の苦情を鎮められるか、それがわかればいいと言った。セラピーを受けているうちに、彼女は聖書翻訳強迫について語りはじめた。若かったころ、ふつうの社会的な接触から逃れたくて彼女は修道院に入った。そのときに多額の相続財産を修道僧に差しだしたのだが、一年後、失望して修道院を出たとき、修道僧たちは金を返してくれなかった。その後まもなく、彼女は聖書の翻訳をはじめた。既存の翻訳はすべてまちがっている、なぜなら聖書は自分にひどいことをした修道僧たちに倫理的指針を示しているから、ということを教皇に知らせるのが目的だった。聖書翻訳は、彼女の人生における唯一の使命になった。パートタイムの秘書として働きながら、彼女はアパートで修道女のように暮らし、ひたすら翻訳をしては教皇に送りつづけた。だが、強迫観念は彼女を裏切った。修道僧たちに仕返しをするどころか、彼女は奇妙な行動をとるようになり、それが孤独な人生のただひとつの目標になったのだった。

一緒にOCDを許す

だが、家族が協力すると、すばらしい結果を生むことがある。ある患者はわたしに、快くなったのは夫のおかげだと言った。「わたしたちは一緒にOCDを許したんです」

ナイフにまつわる暴力的な強迫観念にとりつかれていたララは、強迫観念が生じたときは自分のなかに引きこもり、無口で不機嫌で陰気になるという。すると夫が言う。「ララ、強迫観念はおやめ。きみの頭のなかでOCDの車がまわっているのが見えるよ。ほら、止めなさい」。このラベルの貼り替えは、彼女がはっと現実に戻るきっかけになる。夫が動揺するのは、彼女がOCDに苦しんでいるのがわかるからだった。彼はララを守ってくれた。「飛行機事故などの恐ろしい事件をテレビで報道していると、わたしが惨事に引きよせられていく傾向があるのを知っている夫が言うんです。『こんなものを見なくていいよ。それでなくたって、きみは飛行機が怖いんじゃないか』」。こうして、現実を知らせるのだ。ララの夫は細やかで理解があり、妻のOCDを恐れなかった。だが、ララ自身がときおり、説明できない恐れを感じた。ふたりは養子をもらおうかと相談したが、ララは養子が傷つくのではないかと怯えた。もちろん、いもしない養子には名前も顔もなかったのだが。「わたしは、子どもにはいつも危険がいっぱいだと感じて怯え、おろおろしてしまいました。子どもは事故にあったり、病気をしたり、誘拐されたり、死んだりするかもしれないと」。それで、養子の話は棚上げになった。

幼い娘を殺すのではないかという強迫観念につきまとわれていたカーラは、夫との関係でも闘っていた。「夫と睦みあうことなんて、考えられませんでした。OCDは一日の二十四時間を奪うんです。なんとか暮らしていこうとするだけでせいいっぱいでした。夫にはわたしたちの関係も、わたしの変わりようも理解に苦しむものだったでしょう」。OCDになる前は、彼女は非常に優秀なすばらしい女性で、仕事をし、ボランティア活動をし、病弱な両親のめんどうをみていた。だがOCDになったカーラは、すべてをこなすことはできなくなって苛立ち、不満の一部を夫にぶつけた。夫は戸惑った。十四年の結婚生活のなかで、責任を引き受けるのはいつもカーラのほうだったからだ。だが、今度は彼女は自分だけのための時間を要求した。夫はそうしたカーラに慣れていなかった。「残念なことに、わたしは自分に起こっていることにも、夫に起こっていることにもとりくむ余裕がありませんでした。それに、自分の頭のなかで何が起こっているか、ほんとうのことは話しませんでした。細かなことは恐ろしすぎて話せなかったんです」

家族が患者を支えて理解し、いたわり、辛抱強く励ませば、四段階方式を実践する大きな助けになる。だが、甘やかしたり、機嫌をとったりしてはいけない。支えることがだいじなのだ。どんな小さな進歩でも認めてやろう。OCDのひとたちは自信をもつ必要がある。長いあいだ、自信をもてないままでいたのだ。いけないのは短気な批判だ。それでなくても、当人は厳しく自己批判をしている。それに、早く快くなれとせかしてもいけない。小さな歩みを積み重ねて目的に到達すべきなのであって、一挙に目標を達成することはできない。たしかに、パートナーもOCDととりくむのにうんざりしたり、苛立ったりして、相手から離れたいと思うことがあるだろう。それはかまわない。それどころか、OCDのひとはパートナーがひとりになるのを積極的に認めるべきだ。

手洗い強迫があったジャックは、専門家の助けを求める前には何度か妻との関係が険悪になった。妻も娘も、ジャックに「手を洗ったか?」としつこく聞かれるのに辟易していた。いまになると、ジャックも妻子の気持ちがわかるという。「あれは、きみは汚いと言っているようなものだった」。OCDにゆがんだジャックの心には、妻の料理が不潔なのではないかという思いが浮かんで、頭が変になりそうだった。だが、彼は妻に手を洗ったかと聞かないことにした。「いまでも不安はありますが、あのまま聞きつづけたら、たいへんなことになると感じたのです。妻が出ていくかもしれないと」

治療の際に、ジャックは自分の進歩を認めてくれない家族への苛立ちを語った。家族は、OCDがいっぺんに快くなることを望んでいた。妻は「あなたが何をしているか、なぜしているかもわかるけれど、やっぱり頭が変になりそうになるの」と言った。診断を聞くまでは、彼女は夫に腹を立て、そんなに手を洗っていると手が溶けてなくなってしまうと言ったが、ただ夫は少し変わっているだけだと思っていた。「診断がついて、病名がはっきりすると、ひとは患者のすることをなじってもいいのだと思うらしい。以前は、何だかわからなかったし、怖くて聞けなかったのだが」と彼は笑う。「一刻も手加減せずに、こちらを変えようとする相手と暮らすのがどんなものか、わかりますか。『どうして、そんなことをするのか、わかっているんでしょう』『バスルームで何をしていたの』『どうして、また洗ったの』。聞いていると、頭がおかしくなりますよ。それで、しばらくすると彼女は専門家にまかせたほうがいいと言って、自分は身を引くことにしたんです。『あなたを助けてあげられたらいいのに』と言って泣いたこともあります。わたしは、助けてくれているよ、と答えました。わたしのOCDをがまんする、甘やかしてOCDを悪化させない、それが助けになるんだ、と」。もちろん、OCDをがまんするのにも、良いやり方と悪いやり方がある。

ジャックの妻はセラピーの集まりには参加しないとことわった。「どうしてあなたと同じことをしているひとたちを見に行かなくてはならないの」と彼女は言った。ジャックは強要しなかった。「きっと、多少は不安でもあるのだと思います。以前はわたしの奇癖だと思っていた。ところが、とつぜんに精神障害者になったんです。そのことを考えたくないんでしょう」

カレンは症状が激しくなるたびに鬱になり、神経質になり、苛立って、ひどく扱いにくくなったと語る。「夫はわたしを雌イヌと罵り、わたしはかっとしました。それでなくても、つらくてたまらないのですから。そこで、わたしは言い返したんです。『ああ、あなたはその点にかけては専門家よね。あなたの家族にはうじゃうじゃいるんだから』」。喧嘩はますますひどくなり、性生活は間遠になった。治療を受けた彼女は、夫もOCDであることを知った。だからこそ、長年、彼女の収集強迫に耐えられたのだ。

無価値なガラクタを集める儀式ではふたりは共犯だったから、だれもブレーキをかける者がおらず、悲しいことに危機的な状態になってしまった。遠くに住む旧友が訪ねてきても、家のなかへ入れられず、庭に立ったまま話をした。カナダの友人が来ると電話があったときには、カレンの母親の家で会う手はずをととのえた。それでもカレンは、友人が予告なしにあらわれるのではないかと怯えた。「車を数ブロック離れたところに駐車して、留守だと思わせようとしました。暗くなるとすぐにベッドに入ったのは、明かりを見てだれかが寄ったらたいへんだからです」

バーバラの夫は彼女の強迫観念を理解しがたいと考えていたが、優しかったし、確認強迫行為を責めもしなかった。だが、あるとき帰宅した彼女が、出勤途中にひとを轢いた気がして恐ろしかったと言うと、堪忍袋の緒が切れた。「夫はとうとう耐えきれなくなったんです。あまりにばかばかしく奇妙で、非現実的だったから。それで、ついに癇癪を起こしてしまいました」。彼女自身は、それもOCDの汚い罠のひとつだとわかっていたが、夫は知らなかった。「だれかを轢いたら、『ずしん』と手応えがあるはずだろう。道路にひとが転がっているはずじゃないか」。夫の反応の激しさにバーバラはぎょっとした。「自分では、それが何であるにせよ、いつもと同じものだとわかっていました」。まもなく、彼女は新聞で自分と同じ症状をもつ重度のOCD患者の記事を読んだ。ようやく彼女は自分が何であるかを知ったのだった。

バーバラが自主的行動療法をはじめると、夫も妻を支えるようになった。彼は妻がへとへとになっていないかぎり、かわりに確認しなかった。かわりに確認をするときには、ふざけて「チェック!」と叫んだ。それが、ラベルの貼り替えになった。「彼はわたしを治すことはできない、わたしが自分でするしかないと知っていました。だから、けっしてよけいな口出しはしませんでした。彼は驚くほど寛大で、適応力のある正常なひとです。もし、自分と同じようにあらゆる機能不全家族の問題を抱えたひとと結婚していたら、悲惨だったでしょうね。彼はOCDだけではなく、ほかの問題にも対応しなければなりませんでした。わたしはアルコール依存症も克服しなければならなかった。それに、自己評価がゆがんでいるという問題もありました。OCDの前にも、たくさんのお荷物があったのです」。そのお荷物のなかには、母親が軽いOCDで、外出前にはバーバラに火の元を二重に確認させずにはいられないひとだったことも含まれていた。「わたしは、台所へ入りすらしなかった。見てきたふりをして、『ええ、ママ、消えてたわよ』と答えたものでした」。皮肉なことに、何年もたってから、今度はバーバラが夫に火の元を確認してくれと頼むようになったのだ。

現在、バーバラはかなりOCDが軽くなり、コントロールできるようになった。だが、たとえ悪化しても、夫がついている。「夫に荷物を預けて緊張を解くことができるんです。彼はわたしの気持ちが軽くなるまで、辛抱強く相手をしてくれます」。その夫もときには不満を言う。「わかるだろう、きみは世界とつながっていない。繭《まゆ》のなかにいる。外界やほかのひとと関係をもっていないんだ。真空のなかで暮らしていたって、きみには同じことなんだよ」。たしかにバーバラは、週末など、ベッドに横になったきりのことがある。夫は寝室に入ってきて一緒にいてくれることもあり、ほうっておくこともある。子どもができたバーバラは仕事をやめた。それでストレスが減り、ひととのつきあいも生まれ、外界に関心をもつようになった。

十五分ルールは、家族がOCD患者とのコミュニケーションを強化するのにとても役に立つ。家族がセラピストのように患者を支える役割をはたして、「十五分、待ってみよう。いまはきみの言うとおりにはできないが、十五分たったらしてあげるよ。OCDのせいで不安なんだろう、わかるよ。だが、十五分待ったら変わるかもしれない、待ってみようよ」と言えば、十五分たつころには、患者も状況を見直すことができるかもしれない。もちろん、こうしたはたらきかけは親切にやらなければ逆効果になるだけだ。

急がせない、あせらせない

ＯＣＤのひとは長年の経験があるから、そのほうが得だと感じれば、非常にうまく病気を隠す。つきあってから何カ月かたっても相手に精神障害があるとは思いもしなかったと言うひとがおおぜいいる。少しばかり妙な言動があっても、まあ気にしないでおこうとか、何か理由があるのだろうと思ってすませてしまうのだ。ドミンゴのガールフレンドだったキャシーは、交際してまもないころ、ドミンゴのＯＣＤが非常に重い日があったと語った。彼女はＯＣＤのことは何も知らず、どうしていいか見当もつかなかった。「『どうしよう、どうしよう』とおろおろするばかりでした。彼を救いだすおまじないなど知らなかったし、下手なことばかり言い、何をしても彼を怒らせるみたいでした」。ドミンゴ自身が冗談でまぎらすこともあった。「ヌードになって前に立ってくれないかな。そうしたら、気をそらすことができるから」。彼のＯＣＤがひどいときには、彼の気持ちをほかへ向けられるなら何をしてもいいとキャシーは思ったが、「隣で爆弾でも破裂させるしかない」という感じだったという。

キャシーは説明しながら笑った。「おかしなことに、飼っていたイヌまでが同じように不安そうなふるまいをはじめたんです。ペットは飼い主に似るって言いますけれど。変なんです。うちのイヌはひとから離れられないんですよ。いつも、そばにいたがります。まるでくっつき魔です。うちに置いて出ようとすると、息づかいがおかしくなり、べろべろと舐《な》めながら、なんともいえない情けない顔になるんです。あれを見ていると、ドミンゴの不安そうなようすを思い出します。『あなたたちは、そっくりね』と言うんですよ」。ただし、OCD患者が飼うイヌがOCDになるという証拠はない。

OCDのひとには、引っ越しはトラウマになるくらいつらいが、そうでなくても、だいたい習慣の変化はすべて苦手だ。とくに不潔恐怖があるときは、旅行を非常にいやがる。旅行に出れば、公衆トイレを使い、知らないひとが寝たベッドで寝なければならない。ドミンゴは五百ドルで買ったマウンテンバイクを自分の好みどおりにあつらえたが、キャシーが山へ出かけようと誘ったときは、文字どおりマウンテンバイクごと家から引きずりださなければならなかった。ドミンゴは言う。「自分のマウンテンバイクに擦り傷でもついたらどうしようと思いました。ところがおもしろいことに、山に着いたとたん、もう自分のマウンテンバイクという感じがしなくなって、乗りまわして楽しめたんです。壊れようが、傷がつこうが平気でした。OCDはまったく不思議です」

ドミンゴとキャシーは一緒に暮らしていたが、寝室はべつだった。彼女がふざけて

「御霊屋《みたまや》」と呼んだドミンゴの寝室には、たいせつな美術品のコレクションが決まったとおり正確に並べてあった。何ひとついじらないほうがいいとキャシーは知っていた。「掃除でもしようものなら、彼は半狂乱になります。とんでいって、被害状況を調べなければいられないんです。洗濯も彼のものはしません。わたしの洗濯方法はいいかげんですから。漂白剤で色が抜けてしまうかもしれないし、そうなったら、やっぱり彼は半狂乱になりますから」

暮らしの変化や混乱に抵抗するドミンゴの性向には、思いがけない利点もあるとキャシーは考えていた。「彼がＯＣＤでなかったら、たぶん、十人ものガールフレンドをつくったでしょう。もともと、彼は女好きなたちですから。でもＯＣＤのおかげで浮気はしない。そこがいいところです。彼はラテン系ですよ。だけど、わたしを裏切ったとしたら、白状せずにはいられませんん。不潔恐怖がありますからね。だれかにさわったら、わたしに話さずにはいられないはずです」。ドミンゴもそのとおりだとうなずいた。「ものでもひとでも、慣れるにしたがって不安がどんどん薄れていくんです。新しくつきあおうと思えば、最初からやりなおしです。ＯＣＤの人間は変わっていきます。ものやひとに慣れるんです」。慣れのなかに安心が生まれる。

キャシーはわたしたちのサポート・グループに参加し、そこでＯＣＤ患者の親や家族に出会った。それぞれがＯＣＤのために苦労をしていた。キャシーは言う。「おおぜいのひとに、どうしてドミンゴとつきあっているのかと聞かれました。別れようと思えば別れられるのに、どうして一緒にいるのか理解に苦しむというんです。わたしは家族じゃない。親でもないんですから」。だが、キャシーはOCDとは関係なく、彼の良さを評価していた。

だからといって、たいへんな時期がなかったわけではない。OCDが近づいてくるのを察知すると、キャシーは本能的に身を引いて逃げだしたくなった。「『いけない、ここから出たほうがいいわ。わたしにはどうすることもできないもの。一生、こんな生活をしていけるかしら』と思うんです」。それでも、キャシーが何をしたらいいのかとたずねたので、わたしは、ドミンゴと一緒にやっていくつもりなら治療に関心をもち、参加してほしいと話した。

五年してドミンゴとキャシーはOCDとは関係のない理由で別れた。ドミンゴにとってはつらい経験で、症状は悪化した。「ぼくはひとやものに、とてもしっかりとなじんでしまう。そのパターンが崩れると、心の平和が乱されてしまいます。そうなると、苦労して平和を取りもどさなければならなくなる」。彼はキャシーと別れたあとに出会った女性と、最近結婚した。皮肉なことに、いまの奥さんと出会ったのは、キャシーが勧めた栄養補助食品を買いに行った健康食品の店だった。奥さんは、はじめて会ったときから、彼はどこか「変わっていて」、「興味深い」ひとだと思ったと語った。ドミンゴは彼女を夕食に誘い、ＯＣＤについてすべてを話した。ＯＣＤのことをはじめて聞いた彼女には理解できなかったが、しかし、彼女は学んでいった。ドミンゴは彼女に率直に言った。「けっして、急がせたりせかしたりしないでほしい。そんなことをすると、ぼくは攻撃的になる。『早くして！』というのは禁句だ。それを聞くと、ぼくの悪い面が出てしまう。ぼくがどんな思いをしているか知らない相手にせかされると、どうしようもなく、かっとしてしまうんだよ」。急がせるのは、靴下をはくとか、シャワーを浴びるといった簡単なことに、なぜ長い時間がかかるのか、わからないからだ。ドミンゴはいつまでも考えこんで抜けだせない。ズボンについたケチャップのしみに気づくと、血ではないかという強迫観念にかられて、ただのケチャップだと思えるようになるまで、じっと見つめつづけてしまう。

「せかさないで」というのは、ＯＣＤの症状と闘っているひとと暮らす者すべてが覚えていたほうがいいアドバイスだ。

ジルと娘たち

ジルの娘のエリカが十一歳のとき、ジルの親友が自動車事故で亡くなった。ジルは打ちのめされた。亡くなったマリリンは働いていた不動産会社の同僚で、仕事のあとに夕食をとりながら打ち明け話をした仲だった。だが、ジルはマリリンの遺体確認に死体安置所に行くのはおろか、葬儀に参列することもできなかった。そんなことをしたら、全世界が「穢れて」しまうからだ。

マリリンが死んだ日、帰宅するとエリカと八歳だったトレイシーが玄関で待っていたのを、ジルは覚えているという。「娘たちは泣いていましたし、わたしも泣いていました。娘たちがわたしに抱きつこうとしたので、言いました。『だめ、離れてなさい。わたしは穢れているから』」。その場でジルは服を脱ぎ、シャワーを浴びに行った。ジルは何週間も家から出なかった。「マリリンと一緒に行ったことのあるところへは、いっさい行けませんでした。穢れた場所だからです」。十八歳のころに夫の親友の葬儀で開いた棺を見たときから二十五年以上も、ジルは死にまつわる穢れの恐怖にさいなまれてきた。診断がついたのはそれから何年もたってからだが、彼女は重いOCDだった。

マリリンの葬儀がおこなわれる日、信じられないことが起こった。親友を失ったジルを慰めようと、友人たちが果物籠をもって寄ってくれたのだ。窓からのぞいて友人たちが立っているのに気づいたジルは、エリカとトレイシーに、ドアを開けてはいけないと命じた。マリリンの遺体を確認した友人たちだったからだ。友人たちも果物籠も穢れている。入れたら、家じゅうが穢れてしまうとジルは娘たちに言った。

「恐ろしいことでした」とジルは言う。「わたしは立ちつくして、『だめよ、もらえないわ、もらえないわ、もらえないわ！』と叫ぶばかりでした。でもほんとうは、受けとりたかったんです。それでとうとうエリカに、ドアを開け、籠を受けとって、バスルームに行き、バスタブに入っていなさいと言いました。友人たちは帰り、バスルームでは籠をもったエリカがバスタブのなかに立っていました。わたしは、どうすればいいかわからなかった。エリカも籠も穢れているからです」

ジルを現実に引きもどしたのはエリカだった。エリカは「ママ、マリリンを洗い流してしまうわけにはいかないのよ！」と叫んだのだ。

ジルはエリカに、見えるけれど手が届かない冷蔵庫のうえに籠を置き、それから念入りにシャワーを浴びなさいと言った。籠は長いあいだ冷蔵庫のうえにあったが、そのうちに捨てられた。だが、エリカもトレイシーもこの日の出来事を忘れなかった。

先日、トレイシーはジルがこの思い出話をするのを聞いていた。トレイシーは現在二十二歳で、奇妙な儀式的なシャワーや掃除、「穢れて」いない場所を求めての町から町へ、州から州への引っ越し、なぜ家へ招待できないかを友達に説明しようとしたときの恥ずかしさなど、昔のことを考えると母親に腹が立ってならなかったが、ここ数年ようやく赦せるようになったという。

ジルはわずか十八のときに結婚し、二十歳になるころには二児の母になっていた。数年後、彼女は離婚した。ストレスにストレスが重なった。シングルマザーになって、仕事を続けなければならなかったのに、彼女は病んでいた。閉じたドアごしでなければ親兄弟と話ができず、精肉業を営んで血に触れる母親が孫娘たちにキスするのを禁じるのは異常だとわかっていた。悲しみと失望のあまり、彼女は食料品の買い物と娘たちの送り迎えのほかは何カ月も家に閉じこもっていた。

ジルは十六年間、両親や兄弟姉妹とつきあいを絶っていた。両親たちは穢れているからで、電話で話すこともできなかった。エリカとトレイシーを連れたジルは、隣近所や町が穢れたというので、くりかえし引っ越しをした。

いまは、笑って話せるようになったトレイシーが言う。「かならず、ふたつクローゼットがあるアパートを探したんですよ」。片方を「穢れたクローゼット」と決めて、ジルは娘たちが汚れた学校へ通わなければならない事実と妥協した。彼女は娘たちと家を「清潔に」しておく決まりをつくった。娘たちが学校から帰ると、ジルがドアを開けて入れてやる。娘たちはドアのノブにさわることを禁じられていた。爪先だって入ってきた娘たちは「穢れたクローゼット」へ行き、服を脱いで、鞄を置く。それからまた、爪先だってバスルームへ行ってシャワーを浴びる。宿題があると、儀式はもう少しややこしくなった。ドアを開けたクローゼットのなかで宿題をしなければならない。それからまたシャワーを浴びる。もちろん、ジルはけっして「穢れたクローゼット」には近づかなかった。姉妹が宿題をしている最中にトイレに行くときには、まずシャワーを浴び（バスルームを清潔にしておくために）用をすませてクローゼットに戻り、宿題が終わるとまたシャワーを浴びさせられた。

エリカとトレイシーは私立学校に通っていたが、家計が苦しくなって一年休学しなければならなかった。ジルはつねに、不条理な八方ふさがりの状態にいた。「病気がひどくなると、一日じゅう掃除をしているので、仕事に行けなくなるんです。そして家賃が払えなくなるので、また引っ越しをしなければならないというわけです」

幼かったころには、娘たちは「みんな、こうやって暮らしている」ものだと思っていた。だが、大きくなると、母親の奇妙な行動をどう友達に説明すればいいのか、苦労するようになった。友達は、一度も家のなかへ入れてもらえないのを不思議がっていただろう。「ママは、いろいろごまかすための作り話を聞かせました。わたしは、友達のことでずいぶん悩みました。『今夜、みんなであなたのママに、スケートリンクに連れてってもらいましょうよ、いいでしょう？』などと言われるからです」。トレイシーは、「でも、だめなのよ」とつぶやくしかなかった。

トレイシーが三年生のとき、学校全体が穢れてしまった。トレイシーかエリカが校長室に呼ばれると、穢れは二倍になった。トレイシーは言う。「あるとき、どうしても校長先生のところへ行くことになりそうだったことがあります。カトリックの学校で、当時のわたしはとても敬虔でした。わたしは、どうか校長室に呼ばれませんように必死で神さまに祈りました。そうなったら、あのばかばかしい儀式を全部、やらされるのがわかっていたからです」。校長室に入るということは、帰宅したら二度か四度シャワーを浴びることを意味した。回数はつねに偶数でなければならなかった。

娘たちは嘘をつくようになった。ジルに追及されると、校長室に行っていても、行かなかったと答えた。教科書をこっそりと「穢れたクローゼット」から寝室に持ちこんで勉強をしたこともあった。

娘たちの嘘に気づいたジルは「怒りを抑えられませんでした。すべてのものが穢れてしまったんです。娘たちがほんとうはどこにいたのか、何にさわったのかわからないのですから。身体がむずむずして、呼吸が荒くなってあえいでしまいました」。九歳のとき、トレイシーは沈黙を破って親友に母親の奇妙なふるまいを打ち明けた。「まるで堰《せき》が切れたようでした。とうとうだれかに話してしまったのです」。友達はもちろん、ほかの友達に話した。まもなく、姉妹は学校でからかわれるようになった。「ねえ、おもしろいじゃないの。あたしもお宅のクローゼットに入ってみたいわ」。トレイシーにとっては、笑いごとではなかった。

娘たちは母親のOCDを憎んだ。だが逆手にとって利用することも覚えた。トレイシーは言う。「エリカとわたしは『友達をうちに呼べないのなら、外へ出かけなくちゃならないからお金をちょうだい』と言いました」。姉妹はベビーシッターのアルバイトを禁じられていた。アルバイト先の子どもや家族が穢れているかもしれないからだ。経済状態は楽ではなかったが、ジルは娘たちの望みはなんでもかなえてやった。

もちろん、ジルの穢れ恐怖は筋が通らず、娘たちは困惑するばかりだった。トレイシーは語っている。「エリカとわたしは母に、『どうして前は穢れていなかったのに、いまは穢れたことになるの』と、さんざんたずねたものです」。「穢れた」ひとから電話がかかると、ジルは何時間も電話のそばの壁をこすっているが、そのいっぽうで、流しには汚れた皿が山積みになっていた。「そのことが、娘たちをいちばん悩ませました。ときには、服が穢れないように脱いでからはじめたりしたのですから。帰宅したら、母親がペーパータオルとアルコールの瓶をもって裸でいるんです。変ですよね。娘たちは『ママ、アルコール依存症じゃないの』と言いました。もちろん、動揺する娘たちを見てわたしも動揺しました。子どもたちが自分を恥じているなんて、恐ろしいことです」。「わたし、母を憎みました」とトレイシーは言う。「いつも言ってました。『ママが憎らしい。こんなことをさせるママが憎い』って。OCDはわたしの暮らしのすみずみまで影響を及ぼしていました。ひとに嘘をついたり、悩んだり。四回、シャワーを浴びさせられたときには、『ママを愛しているから、ママのためにするんだわ』と自分に言いきかせました。それから、母が憎くなるんです。いまでもそうです。母に腹が立って叩いたりします。でも、母を愛している。叩きたくはないんです」

あるとき、トレイシーはふざけて友達と夜、墓地へ出かけた。いつものように、どこに行ってきたかとジルに聞かれたとき、トレイシーはほんとうのことを言った。それから何週間もジルは墓地－死－穢れという観念にとりつかれていた。ジルの留守にトレイシーの友達が訪ねてきたとき、トレイシーはほんとうのことは言えないと思った。世界じゅうのアルコールを使っても、家を浄めることはできないだろう。トレイシーの言うように、「町に出て箱単位で、三箱、四箱、五箱とアルコールを買ってくるんです。そのころは、母はただ掃除しかしていませんでした」という状態だったのだから。

事態はひどくなるばかりで、娘たちはほとほとうんざりした。トレイシーが十六歳で、一家がノースカロライナに住んでいたとき、ついに「大爆発」が起こった。エリカはジルに向かって、もう何年も前から自分たちは嘘をついてきた、するなと言われたことをして、しろと言われたことをしなかったのだと宣言した。「母に、『もう一緒に暮らすのはいやだ。こんな生活はもういや』と言いました」。姉妹は家を出て、学校友達の家族のもとへ身を寄せた。ジルはぼうぜんとした。自分を裏切る娘たちとは一緒に暮らせないと思ったが、病気のせいで、自分が娘たちに何をしてきたのかはわかっていなかった。

十九歳だったエリカは戻ってこなかった。彼女はトレイシーと一緒にアパートに移ったが、まもなくトレイシーは戻ってきた。「母が恋しかった。母を愛していました。母が気の毒でした。傷ついているのはわかっていました」

もちろん、トレイシーの帰宅によって、大々的に家を「アルコール」しなければならなくなった。トレイシーはひどく穢れていたからだ。ジルは「ネコまで浄めました」と言う。トレイシーも語る。「本やアルバムも一ページ、一ページです。学校でもらった賞状もアルコールでしみになってしまい、捨てなければなりませんでした。あんなにつらかったことはありません。母に話した姉にとても腹が立ちました。姉がすべてをめちゃくちゃにし、わたしが戻って後始末をさせられたんですから」。絶望した不幸なジルは、フロリダに行ったらなんとかなるかもしれないと考えた。それで南のほうへ車でようすを見に出かけることにした。だが、持ち物は全部、アルコールに浸してからでなければ積みこめなかった。

春休みだったので、ジルがフロリダへ行っているあいだ、トレイシーはアラバマ州モンゴメリーにいる学校友達を訪ねることにした。だがジルが、モンゴメリーは「ほんとうに穢れて」いると思っているのを知っていたので、嘘をついた。母にはジョージア州サヴァンナの友達のところへ行くと言ったのだ。ふたりはフロリダで落ちあう計画だった。ところが、疑いをもったジルがフロリダへ行く途中、トレイシーの友達に電話をかけた。ジルの最悪の疑いが現実になった。トレイシーはモンゴメリーに行っていたのだ。ジルは「またも裏切られたと感じました。娘がこんなふうにだますのかと思うと、胸がつぶれる思いでした。自分の病気のことはまだ、はっきりわかっていませんでした」。トレイシーも穢れた。もう一緒には暮らせない。トレイシーは言う。「母はエリカともわたしとも、電話で話そうとさえしませんでした」

結局、ジルとトレイシーはなんとか折りあいをつけ、トレイシーが通っていたUCLAの近くのアパートでしばらく一緒に暮らした。エリカとジルは何年も疎遠だった。エリカはなかなか母を赦す気になれなかった。彼女はべつの地方に住み、この五年に一度しか顔をあわせていない。だが、電話では話をする。ジルは「エリカの昔の恨みはまだ消えてないんです。でも、仲直りはできました。もう、家族を奪ったとわたしを責めなくなりました。これは病気だとわかったことで、ずいぶん救われました。あの娘はわたしを赦してくれました。いまは、わたしではなく、病気がさせていたのだと知っています」。

ジルとトレイシーの葛藤はすっかり消えたわけではないが、努力をしている。ジルの強迫観念に振りまわされると、トレイシーは「わたしは奇人になんかなりたくないわ」と怒る。内心ではトレイシーは自分にもOCDの気味があるのではないかと不安に思っている。トレイシーも死に関連する事柄に動揺するし、食べ物に神経質だ。

ジルはOCDのセラピーの集まりに欠かさず出席し、仲間やわたしに聞いたOCD

とその治療についての知識をトレイシーに伝えている。最近、ジルは交通違反切符を渡され、交通問題の自宅学習を課された。これで問題がひとつ起こった。ジルは離婚のときにはじまった公文書にたいする不潔恐怖のため、手引書にさわれなかったのだ（エリカは十六歳になったとき運転免許をとりたがったが、ジルが役所の運輸課に行けなかったため、さらに三年待たなければならなかった）。それで、トレイシーがページをめくってやらなければならなかった。終わったところで、トレイシーが「さあ、サインしなくちゃ」と言うと、ジルはサインした。トレイシーは「せっかくサインしたんだから、思いきってさわってみたら」と勧めた。ジルが不安そうにもじもじしているのを見て、彼女はちょっと考えてからさらに言った。「もし、さわれたらすばらしいと思うわ。大手柄よ」。ジルにとっては容易ではなかったが、手を伸ばして手引書に触れた。「ふいに、手といわず腕といわず、赤い斑点ができ、指のあいだがむずがゆくなりました。でも、さわらなければいけないとわかっていました。病気の行動療法として、さわらなければいけないと思いました」

いまでは、ジルの強迫観念と強迫衝動はほぼコントロールされている。もう、家を「アルコール」することもない。二年前、ジルの母の死をきっかけにいったん悪化したことがあった。穢れがなくなった家族がまた、とつぜんに穢れてしまったのだ。

だが、ジルは問題ととりくみ、毎日行動療法を実践している。「わたしはもともと、生存本能が強いんですよ」と彼女は言う。

ブライアンと妻

結婚して十四年、サラはブライアンのOCDやバッテリー液にたいする恐怖、バッテリー液に触れないように公道をこすって洗うという強迫行為とつきあってきた。夫のこと、病気のこと、病気のために結婚生活がいかに根本から破壊されてきたかを、サラは歯に衣を着せずに語る。「わたしの人生はOCDのために破滅させられました。OCDは夫を奪い、恋人を、仲間を、友人を奪うんです。時間も金もエネルギーも奪います。何もかもあらゆるものを奪い、何も返してくれません。そして、けっして『ありがとう』とも言わないのです」

サラとブライアンは職場結婚で、結婚するまで六年つきあっていた。つきあっているあいだ、サラはブライアンの病気にまるで気づかなかった。だが、結婚して数カ月もすると、夫の奇妙なふるまいが目につくようになった。「夫はある場所を歩くなとか、ある場所を車で通れとか、ある靴を履けと言うようになりました」。だが、サラは夫の奇行を気にすまいとしていた。

もちろん、夫が長時間かけてシャワーを浴びるのを変だとは思ったが、「きれい好き」のせいにした。

結婚して一年ほどして、職場でバッテリー液が漏れたことがあった。「夫はひどいショックを受け、入院しなければなりませんでした。あのとき、わたしたちふたりの地獄の門が開いたのです」

来る夜も来る夜も、ブライアンは近所に自動車事故がないかと、ベッドでじっとサイレンの音に耳をすましました。サイレンの音がすると、文字どおりバケツと苛性ソーダをつかんで現場に駆けつけ、道路をこすりはじめるのだ。

何か言いかけて、サイレンの音が聞こえると、ブライアンは話半分で飛びだしていき、そのまま五時間も戻らない。しかも、あわてたあまり、玄関を開けっぱなしにして出かけたとサラは言う。

それぞれの連れ子である息子たちを含めた一家は、OCDによって引き裂かれてしまった。「子どもたちは何が起こっているのかわからなかった」とブライアンは言う。「わかっているのは、パパがバッテリーとバッテリー液を死ぬほど怖がっていること、人前に出たがらないことだけだった。ひどいことです。ほんとうにひどい。妻は罪悪感を覚えずに出ていけるものなら、とっくに出ていったでしょう。わたしにはどうすることもできない。岩の下にでも這いこんで消えてなくなりたいと思いました」

もちろん、息子たちは友達を家へ呼べなかった。どこを通って車を走らせてくるか、つぎにどこへ出かけるか、ブライアンには指図できなかったからだ。あるとき、学校から帰った息子たちがサラに、「今日は化学の実験で、あたり一面硫酸が飛び散っちゃった」と打ち明けたことがあった。そのことはブライアンには秘密にしておかなければならなかった。そうしないと、その場で息子たちをつかまえてこすりはじめただろう。ふりかえって、ブライアンは言う。「わたしの息子は、どうしても海兵隊に入ると言ってききませんでした。たぶん、わたしから、この問題から離れたいだけだったんでしょう」

ＯＣＤがひどくなると、ブライアンは仕事ができなくなった。「完全にだめな人間になっていました。身体じゅうに酸がついていて、落とせないと感じました。寝室も、壁もです。ある日、妻の友人がやってきたのですが、自動車事故が起こったばかりの現場を通ってきたというのです。彼のタイヤにバッテリー液がついたはずだ。わたしは一晩じゅう、四つん這いになってカーペットを苛性ソーダと水で洗いました。それから、強力な掃除機を借りてきて、掃除をしまくりました」

ブライアンは言う。「ついに、病気が高じてどうにもならなくなりました」。一晩じゅう道路をこすって、ベッドに入る。目が覚めてもぐったりしていて、また同じ一日をくりかえすのだった。

彼は狂っていたのか。サラは狂っていたのか。このころには、すっかり混乱していたサラは何も確信がもてなかった。

ブライアンはまた不安と道路掃除の一日が明けるのを遅らせたい一心で、テレビの前で夜遅い番組を見、さらに深夜放送を何時間も見ていることがあった。

精神科医にも助けを求めたが、統合失調症というのをはじめとして、さまざまなまちがった診断名をつけられた。三十日間、精神病院に入院してもほとんど快くならず、さらにべつの病院に二週間、入院したが変わらなかった。どこが悪いのか、「だれにも見当がつかなかった」とブライアンは言う。解決策はと言えば、「わたしを眠らせるために、薬を山と出す」しかないようだった。

一九八五年の最初の五カ月のことを、ブライアンはほとんど覚えていない。「あとになってサラに、そのころ知り合いが亡くなったと聞きました。だが、わたしはベッドで完全にのびているだけだったんです。ひどい鬱状態になって、狂人のように泣きわめきました。自分の内部が崩壊していたからです」

ある晩、テレビで「20／20」という番組を見ていたところ、ＯＣＤの特集をやっていた。サラが言う。「ようやく病気の名前がわかって、心からほっとしました」。ブライアンは「やっと警報が鳴りやんだ」と言う。自分が何の病気なのか、ついにわかったのだ。番組ではＵＣＬＡのＯＣＤ患者外来治療プログラムをとりあげていたので、ブライアンは電話した。わたしと会ったときには、彼は安堵のあまりその場で泣きだした。

ブライアンは典型的な、そして重度のOCDで、どれだけ薬をきちんと飲み、どれだけ四段階方式の行動療法を実践し、セラピーの集まりに出席するかで、症状は快くもなり悪くもなった。

彼は一所懸命に努力すれば症状をコントロールできるのだが、いちばんだいじなことを学んでいない。OCDを克服するには、不断の努力が必要だということだ。このことがわかるまでは、彼も苦しいし、サラも一緒に苦しまなければならない。ブライアンのOCDが悪化したときには、「ドアを開けるのに、ペーパータオルとサンドイッチ用の袋が必要になる」とサラは言う。「それに、バッテリー会社のオーナーが来るから、教会にも行けないいんです」。ブライアンは「パクシル」を処方どおり飲んでいれば、鬱と自殺念慮を抑えることができる。

サラは、怒りの爆発などの予想される結果を覚悟できれば、現実と直面するよう夫を促し、夫を不安にさせているのはバッテリー液ではなくてOCDなのだと認めるように言うことができる。ブライアンは認めることもあり、認めないこともある。だが、たいていは認めないという。サラは「OCDという大きな怪物はじっとすみに座って待っているんです。わたしたちは生きたまま食いつくされているのに、それに気づきもしないいんです」と言う。

バッテリー液恐怖だけでもたいへんだが、とサラは言う。「バッテリー液を毎日噴霧したとしても、彼がバッテリー液の汚染を防ごうとして及ぼすほどの被害はなかったでしょう」。車寄せにも芝生にも苛性ソーダとアンモニアがあふれた。木の陰まで、ブライアンは掃除した。流しもアンモニアで穴が開いた。サラは、いつかは排水パイプが壊れるのではないかと言う。

「毎月、三百ドルから四百ドルを苛性ソーダとアンモニアに使います。見ていられません。服も靴もカーペットもみんな、ぼろぼろになるんですから」。ブライアンはサラがどこを歩いたか監視し、クローゼットから靴をそっと取りだして洗ってしまう。気に入っていたブルーのスエードの靴はアンモニアに漬けられて気持ちの悪い緑色に変色した。

浪費できるような家計状態でもなかった。ブライアンは車の販売店の共同経営者だったが、店の拡大しすぎに不景気が重なったうえ、一九九〇年代はじめに幹線道路が離れたところに移され、その犠牲になった。このため、ブライアンは窮迫した。OCDのせいで、ブライアンの仕事の成績はよくなかった。現在のセールスの仕事ではあちこち運転してまわる必要があるが、バッテリー液がこぼれているかもしれない道路を通らなければならないとわかると、顧客との約束の時間を守れないのだ。

家計が困窮しているのに、ブライアンはあいかわらず、必要もないものを買わずにいられなかった。彼のクローゼットは着るはずのないスーツやネクタイでいっぱいだった。「服やネクタイが汚れるのがいやなんです」とサラは言う。あるとき、彼女は夫の誕生祝いを買いにデパートへ出かけた。迷った彼女は店員に相談した。すると、店員はネクタイはどうかと勧めた。彼女はすぐに、べつのものを選んだ。支払いをするとき、クレジットカードの名前に気づいた店員が言った。「ああ、ネクタイはもういりませんね」。ネクタイを買わずにいられない客だと知っていたのだ。

ブライアンは金槌などの工具もいくつも買うので、買いためたものを置くためにガレージを借りたこともある。サラは言う。「病気のためにかかったお金があれば、彼の息子を大学へやることもできたでしょうね」

彼はものを買いまくり、それから激しい後ろめたさにかられる。自分はOCDだから、すべてを禁じなければならないと考える。「すべてです」とサラは言う。「シャンプー、理容店……それから、禁じたと同じだけのぜいたくをするんです」。こうして浪費と禁欲がくりかえされる。

だが、家族の感情的な面の犠牲がいちばん大きかった。「首から下が病気なら、だれでも助けてくれます」とサラは言う。「でも、首から上だと恥になるんです。不治の病の夫に最後まで付き添う妻は聖女です。ところがブライアンと一緒にいるわたしは、『頭がどうかしているんじゃないか』と言われます。でも、わたしは言うんです。『もし彼が小児麻痺か心臓病だったら、そばにいてあげるじゃありませんか』って」

怒りや苛立ちのあまり、別れようと思ったことも何度もあった。「車に乗って、ガソリンがなくなりかけるまであてもなく走ったこともあります。最後に、車を停めて『わたしはどこにいるんだろう』と考えたんです」

「離婚したいと彼に言ったことがあります。そのときから、彼は薬を大量に飲み、お医者さんに電話して、セラピーの集まりに行くようになりました」。だがそれも、夫婦間の危機が去るまでだった。

サラが別れずにいる理由はいくつもある。彼女は五十六歳で、ブライアンは三人目の夫だ。最初の夫は統合失調症で、二人目はアルコール依存症だった。夫を見捨てることができるかどうかが問題なのだ。「彼にはどうしてもわたしが必要なんです」。それに、と彼女は言う。「たとえ不安定な状態でも、それが続くとそれなりに落ちつくものです」

ほんとうのブライアンは親切で優しくて魅力的な男性だと、サラは知っている。彼女が結婚した男性、病気がひどくなる前の、自分のことしか考えられなくなる前の男性だ。

サラは、自分が結婚生活でいやおうなくはたさなければならない役割をきらっている。「わたしは母親、番犬、批評家になっています。吠えたて、うるさく小言を言い、コントロールしようとしています。泣いたり、あきらめたり。それから、何にもなくなります。ただ無気力で悲しいだけです。なんという無駄でしょう。彼もわたしも、時間もお金も、すべてが浪費されているんです」

何よりも、孤独感がつらいという。「たいていは、ブライアンがうちにいようがいまいが、わたしはひとりぼっちです。彼はもう、わたしのことを考えていません。いつも、自分の思いのことばかり、バッテリー液のことばかり考えています。こんなに孤独なのははじめてです。離婚したって、これほど孤独じゃありません」

ほとんどの場合、彼女は「汚染されて」いるので、肉体的な触れあいは考えられない。「彼はわたしがさわったものにはさわりませんし、同じタオルやカップもけっして使いません」。サラが自動車の販売店で働いているため、事態はさらに複雑になった。それはブライアンにとっては、ただひとつのことしか意味しない。バッテリー液だ。

サラが何度か、なにげなく夫を抱擁しようと手を差しのべたとき、彼は「恐怖におののく」表情をした。また、サラが腕をとると、夫は「はっと身を引いて」しまう。やがて、サラは自分の感情を抑えるようになり、拒絶されるのを恐れて、自分からは愛情を表現しなくなった。「もうわたしは対等の相手でも、女性でも、愛情の対象でもないのです」

「OCDほど、ひとを孤立させる病気はありません」とサラは言う。「友達も友人も遠ざけようとするのです。集まりを計画したり、休暇の予定をたてたりもできません。

ドライブの目的地、歩く場所、買い物する店、見る映画、生活のすべてがＯＣＤに支配されてしまう。影響されないものは何もないのです」

サラは微笑んだ。「ユーモアのセンスがなければ、自殺するか、彼を殺していたでしょうね」

薬を飲まず、行動療法を怠けて、症状がほんとうに重くなったときには、サラは夫が自殺するのではないかと不安になる。「ガレージで夫が首を吊っているのではないかと心配しながら、勤めから帰るのはたまりません」

サラは正気を失うまいと苦労する。ブライアンの病気を頭から締めだそうと、腰を下ろして掛け算の九九をくりかえしたりする。彼女は三年前からセラピーに通っているし、仇討ちのように趣味に精を出している。「死に立ち向かう準備をしているんです」だが、彼女のほんとうの力は「深い確固とした信仰心」と、アルコール依存症者の夫と暮らして身につけた生きる技術から生まれている。「心のなかで楽しかった日々を何度も何度も思い返し」、つらさに耐えるのだ。

だが、サラは心臓の動悸を抑えるために薬を飲まなければいられない。それに、過食傾向もある。「食べ物は何も解決してくれないということがまだわからないんですね」。ブライアンが留守だったとき、彼女は好きなのに「汚染されている」から行けなかったイタリアン・レストランに大量のパスタを注文し、はじから平らげていった。

数年前、ブライアンとサラは息子たちを連れてハワイへ出かけた。「夢見ていた休暇でした」とブライアンは言う。「きっと楽しいぞと思っていました」。着いて二日目、一行は沖合いにシュノーケル遊びに出かけることになった。ボートの所有者が、客全員に乗船する前に靴を脱いでくれと頼んだ。それから、荷物入れを開けて、靴をしまった。その荷物入れにバッテリーが置いてあるのを見て、ブライアンは凍りついた。

その瞬間から、「わたしたちが身につけていたものも、買ったものも、すべて汚染されたのです」とサラは言う。「休暇は台無しになりました」

「それからの五日か六日は、文字どおり地獄のようでした」とブライアンは思い出して語った。「ボートを下りても靴を履けませんでした。靴は置き去りにしてきました。だが、子どもたちがテニスシューズを履いて歩いたところすべてを掃除してまわることはできないし、靴を脱がせて新しいのを買ってやることもできなかった」

サラは長いあいだ、よくブライアンを支えてきた。絶望的になったブライアンが脳の手術を受けると言いだしたこともあったが、彼女が止めた。ブライアンがＵＣＬＡに助けを求めてきたころ、サラは離婚について弁護士に相談していた。ブライアンが言う。「わたしが勧めたんです。『サラ、ぼくはちっとも快くならない。一生、きみにこんな暮らしをさせることはできないよ。別れて、だれかべつのひとを見つけなさい。もう、終わりにしよう』と」

だが、サラは別れなかった。ひとつには、ブライアンが自分なしでやっていけるとは思えなかったからだった。それに、彼が自殺するのではないかという心配が消えなかった。ブライアンは語る。「自殺の方法が四百五十種類、載っている本を買いました。手首の切り方をはじめ、あらゆる方法を学びました。一度も実行はしなかったが、本気で考えたんです。UCLAの医師にこう言ったのを覚えています。『今日、どれくらいひどいかわかりますか？　癌病棟の患者のだれとだって代われるものなら代わりたい、それくらいひどいんです』」

サラは不安や孤独を訴える。ときには、疲れはててブライアンのOCDと闘う気力がなくなり、良くないとわかっていて、言うままになることもある。

「彼の病気に負けまい、共依存になってはいけない、症状の支え手になってはいけないと努力しています。でも、そうなるとうちは戦場なんです。どこにも安らぎがありません。だから、ブライアンがある通りにバッテリー液がこぼれていると考えたら、彼を不安にさせないように、その通りを避けます。なんとか平和におさめようと、いつも綱渡りをしているんです」。勇気を奮いおこせたときには、病気と立ち向かうよう夫を促す。すると夫は行動療法を再開し、薬を飲む。すると、目に見えて症状は快くなる。

いちばんつらいのは、「彼が孤独で、わたしも孤独だ」ということだとサラは言う。

自分を不安にさせているのはバッテリー液ではなくてOCDなのだ、とブライアンが正直に認めることはめったにないが、そんなとき、サラは心からほっとする。だが、たいていは、「病気という獣がわたしたちを食らい、わたしたちはだれも何の影響も受けていないというふりをしているんです」。

サラは「きみが一緒にいてくれて、ほんとうにうれしい」というブライアンの言葉を聞きたがっているが、彼は言ったことがない。自分がどんな思いをしているか、彼はわかっていないとサラは思っている。夜中に起きあがって、道路をこすりに行くのはブライアンなのだから。友人たちは彼女に、「あなたの精神状態を診てもらったほうがいい」と言う。だが、彼女は、「自分がいなかったら彼がどうなるか、どうやって生きていくか」と思うと心配でいられない。だから、一緒にいる。

ブライアンはどこに助けを求めればいいか知っているので、いつかは病気を克服する決意をするのではないかと、サラは希望をもっている。彼自身のためにも、まわりのためにも、決意するしかないからだ。だが、いまのところは、「彼は彼の人生を無駄にし、それを見ながら、わたしは自分の人生を無駄にしているんです。彼を取りもどしたい。一緒に闘いたいんです。彼もわたしと同じように孤独にちがいないと思います」と言う。

薬を飲み行動療法をすれば目に見えて快くなることが、当人を含めてだれの目にも明らかなのに、どうしてブライアンが長いあいだ治療をサボっているのか、説明するのはむずかしい。古典的な心理療法の視点からすれば、彼には回復について「感情的な葛藤」があることは確かだが、その根がどこにあるのかつきとめるのは容易ではない。治療計画にたいする協力のパターンからみると、緩解期がだんだん長くなる希望もないことはないが、いまのところ、一進一退である。

ブライアンの症例から言えるのは、だれでも同じように回復のチャンスをつかめるわけではないということだろう。ひとによっては、苦しみにいつまでもしがみつきたがるらしい。ブライアンがいつかは立ちなおって、効果のあることが証明されている薬物療法と行動療法にしたがってくれるよう期待しているのだが。

ジョエルと両親

どちらも学者だったスティーヴンとキャロルは、十四歳の息子ジョエルがあちこちの都市の新聞を購読しはじめたとき、はじめは放任しておいた。

ふたりが知らなかったのは、ジョエルが新聞の内容には何の関心もないということだった。彼は新聞を読みもしなかった。ただ、収集するだけだったのだ。部屋にはうずたかく新聞が積みあげられた。「火事にでもなったら、たいへんだったろうな」とジョエルは言う。

キャロルが語る。「息子の部屋に入ると、異臭に圧倒されてぎょっとします。それから、ふいに新聞の匂いだと気づくんです」。キャロルとスティーヴンは理にかなった態度をとった。何百キロも溜まっていた新聞を庭に出し、取っておきたいものを選びなさいと息子に言ったのだ。ジョエルは選びかけたが、「ふいに、パニックになりました。選ぶことなどできませんでした」とキャロルは語る。ジョエルは新聞を読みもしなかったのに、「この情報を保存しておかなければならない」という強迫観念を抱いていた。長いあいだ、ジョエルは自分の「収集」を合理化していた。

両親は奇妙だとは思った。だが、これがOCDの収集強迫の第一段階で、まもなく手に負えなくなるとは知る由もなかった。まもなく、とキャロルは言う。「食品の容器の使い古しが目につきはじめました。息子がマクドナルドの包み紙などを集めだしたのです。気がつくと、家じゅういたるところにありました。はじめ、スティーヴンは『いいさ、コレクションをしているんだろう』と言い、一種類ひとつずつ取っておきなさいと言いました」。ところが、まもなくジョエルは町をうろついて、よその家のゴミあさりをして包み紙を拾ってくるようになった。それから、無用なダイレクトメールを集めだした。キャロルは届いたダイレクトメールはすべて学校へ持っていって捨てなければならなかった。

キャロルもスティーヴンも、息子の行動に不安を感じたが、ジョエルの頭のなかで何が起こっているのか見当がつかなかった。思い返してみれば、数年前の、当時は無害だと思われた出来事がはじまりだったらしい。ジョエルはふいに、ビデオ撮影に興味をもった。だが、ふつうの少年らしい趣味とはちがっていた。まもなく彼は強迫的に、やみくもにビデオを撮りだした。一日じゅう、ビデオカメラをつけっぱなしにしていた。もちろん、撮影したテープは一度も再生しなかった。ビデオ撮影とビデオテープそのものに、ひたすら時間が費やされた。

ジョエルは収集癖をリサイクルだと説明した。だが、キャロルは「何もリサイクルなどしていない」のに気づいた。ただ、溜めこむだけだった。

両親がほっとしたことに、収集強迫はまもなく薄らいでいった。ジョエルは部屋のガラクタを捨てはしなかったが――収集物の始末ができるほど健康ではなかった――それ以上集めては来なくなった。キャロルとスティーヴンは「これも、思春期の問題のひとつだったのだろう」と考えた。精神科医にも相談してみたが、十代という年齢と苛立ちが原因でいろいろと奇妙な問題が起こる可能性があると言われた。

数年は平穏に過ぎていき、ジョエルは十六歳になった。誕生日に、キャロルとスティーヴンは息子の好きなレストランに連れていった。ところが、ジョエルは食べることができなかった。テーブルを変えてもらっても、ほんのひと口、ふた口がやっとだった。ジョエルは、しばらく前から有機農法の菜食を実行しようと考えていたが、急にどうしていいかわからなくなり、食べ物がのどを通らなくなったのだと説明した。若者らしく、彼も環境問題に関心をもっていて、食用に動物を殺したくないという考えに傾いていた。キャロルとスティーヴンは理解を示した。反対どころか、できるだけ息子の菜食主義を生活に取り入れてやった。この段階では、ジョエルはまだ牛乳を飲めたし、だれかが料理してくれれば、たまには肉も口にした。

だが、まもなくジョエルは「不潔さ」に異常にこだわるようになった。大量の水を使ってくりかえし手を洗い、長時間シャワーを浴びた。キャロルとスティーヴンは、ジョエルが食事にたいしてだんだん気むずかしくなってきた背景には、生態学的関心以外の何かがあるのではないかと考えた。のちにふたりは、ジョエルが「有機的でないもの」を「不潔」と同一視していることに気づいた。ジョエルは健康食品の店で何時間もかけて野菜を選んだ。その野菜を持ち帰ると、今度は何時間も洗う。野菜のかたちがなくなるほどになっても、まだ食べられるほどきれいになったとは思えないのだった。スティーヴンは語る。「菜食主義というだけではなかった。それなら理解できる。そうではなくて、どんな汚染の可能性があるかわからないと、細かく細かく、延々と洗いつづけるんです」。成長期のジョエルは背が伸びたものの、ひょろひょろに瘦せていたので、両親は栄養失調を心配しはじめた。

このころ、洗浄強迫が手に負えないほどひどくなった。以前は時間に几帳面だったジョエルが、学校に遅刻するようになった。家を出ようとすると「長時間手を洗わずにはいられなかったからです」とスティーヴンは語る。「洗う時間も長くなるし、洗い方もしつこくなりました。当人は、こうしなければならないとしか説明できない。わたしはどうしていいかわからなかった。叱っても効きめがないのははっきりしていました。息子はよけいに神経質になり、手洗いがひどくなるだけです。二、三度は、『水道本管のバルブを閉めて水を止めてしまえば、びっくりしてやめるかもしれない』と考えました。だが、大騒ぎになっただけでした。事態はますます悪化し、息子はよけいに手を洗わなければ外出できなくなる、というわけで、悪循環です。なにもいいことはなかった。それに、そう何度もくりかえせることではありませんでした。本管を何度もいじったらおかしくなります。それで、あきらめるほかはありませんでした」

キャロルとスティーヴンは、息子をかりたてている力がなんであれ、本人にも親にもどうすることもできないと気づいた。

家族全員の生活がめちゃくちゃになった。ジョエルは、ほかのひとが使ったかもしれないタオルでは手を拭けないので、濡れた手を振りまわし、あたりをびしょびしょに濡らした。流しにたくさん水を溜めるので、手を洗っていると床にこぼれた。キャロルもスティーヴンも、濡れた床ですべって転んだ。ふたりは業務用のモップを買ってきて掃除をした。ジョエルの手は赤むけになった。ふりかえると、当時の暮らしは

「がまんくらべ」だったと彼らは言う。ジョエルは何が「不潔」なのか、説明できなかった。黴菌《ばいきん》が怖いのではなかった。ただ「汚いものがあらゆるところに広がっていく。ひとつが汚れるとつぎつぎに汚れていく」と感じるだけなのだ。

まず自分の皿やフォーク、スプーンを何度も洗ってからでなければ、食事ができなかった。キャロルとスティーヴンは、食器戸棚のものを出して掃除し、皿を全部洗いなおした。だが、無駄だった。ジョエルはきれいになったとは思わなかった。

ほどなく、ジョエルはトイレに行くのを避けるようになった。行けば、また手を洗わなければならないからだ。学校では、「トイレにはまったく行かなかった。何度も何度も手を洗っているのを、ひとに見られたくなかった。もちろん、友達はぼくのようすがおかしいのに気づいていたにちがいない。十分、二十分、三十分と遅刻しては、手を石鹸で真っ白にしてあらわれるのだから」。

このころ、ジョエルは服も強迫的に洗濯していた。キャロルは言う。「彼は洗濯に七時間も八時間もかけ、それから、乾燥機に入れる前に乾燥機を掃除していました」。もう、母親の洗濯は信用してもらえなかった。ジョエルは（片手で）乾燥機から一枚ずつ取りだし、いまにも持った服が爆発するのではないかと怖がっているように、手を突きだし、何にも触れないようにして、階段を駆け上がっていった。

カリフォルニア南部では旱魃《かんばつ》のために給水制限がおこなわれていて、一家は制限を超えて大量の水を使ったために罰金を課された。スティーヴンは節水バルブと節水シャワーをとりつけたが、同じことだった。ジョエルは発病前は節水に敏感だったが、いまでは、水を流す時間が長くなるだけだったからだ。キャロルとスティーヴンはハワード・ヒューズをひきあいに出してからかったが、無駄だった。ジョエルは大量のタオルと、非動物性の石鹸の山のなかで暮らしていた。キャロルが言う。「水道局に水を止められるのではないかと心配でした」。絶望したスティーヴンは洗濯機に鍵をかけた。だが、ジョエルが壊してしまった。洗濯機にへばりついて、何時間もせわしくダイヤルを動かしつづけていることもあった。あるとき、堪忍袋の緒を切らしたスティーヴンが息子を叩いた。叩けば正気に戻るかと思ったのだが、心の底では無駄だとわかっていた。スティーヴンは、流しから水がこぼれるのでジョエルが床に敷いておいたタオルを片づけようとした。すると、ジョエルは半狂乱になって椅子やテーブルをなぎ倒した。

キャロルとスティーヴンは、ジョエルがかかっていた精神科医に、状況が手に負えなくなったら警察に連絡するようにと忠告されていた。それで、ふたりは911に電話して、警察を呼ぼうとした。ジョエルは電話線を壁から引きちぎろうとしてキャロルを殴り、戸外へ逃げだした。警察が到着したときには、ジョエルの姿はなかった。

明らかに危機的段階に達していた。ジョエルはくりかえし手を洗ったあとは、何にも触れられなくなった。テレビのチャンネルを替えるのに膝をつかい、登校するときも「膝で」すべてをすませようとした。以前は新聞を収集していたのに、今度は印刷インクを恐れて新聞が読めなくなった。

ジョエルはアマチュア無線や園芸といった趣味をすべて放棄して、強迫行為に集中した。皮肉なことに、自分と食物を清潔に保とうと全エネルギーを注ぎこむいっぽうで、「汚れ」に触れないために、部屋はすさまじいごみ箱と化した。裏庭には大量の新聞紙が積みあげられていたが、だれも捨てようと言いだせなかった。ジョエルがパニックになって、泣きわめくからだ。彼はめったに笑わなくなり、怒鳴るかつっかかるかする以外は両親とも口をきかなくなった。彼は自分の人生が狂いはじめ、それまではトップクラスだったのに宿題もサボりがちなのに気づき、しじゅう苛立ちに身をよじっては泣いた。高校の最終学年になっていたが、学業には興味を示さず、大学の願書も白紙のままだった。毎日が洗濯とシャワーに明け暮れた。

食品恐怖もつのった。まだ牛乳は飲めたが、ひとつの銘柄にかぎられた。洗浄強迫のため、朝食も昼食もとる時間がなくなった。菜食の夕食を自分でつくると言い張ったが、何度も何度も手を洗ったあげくに片手しか使えないので、手際は悪いし、時間がかかった。野菜をきれいに洗えないので、サラダは論外だった。洗いすぎて肌はひび割れていたが、洗浄強迫を止めようとしてキャロルとスティーヴンが特別製の石鹸を買わずにおくと、シャンプーで洗いだした。

彼は何も触れないように、何時間も握りしめた拳をだらりと下げ、何もせずに突っ立っていた。以前は自転車で健康食品の店へ行くのを楽しみにしていたが、車で送ってもらわなければ行けなくなった。ある日、キャロルとスティーヴンが帰宅すると、真っ暗な家でジョエルが拳を握りしめて立っていた。スイッチにさわれなかったのだ。靴はぼろぼろになったが、新しい靴に取り替えるのを拒否した。新しい靴は汚いし、履きにくいから手を使わなければならないが、古い靴なら手を使わずに足を突っこめる。

キャロルとスティーヴンは、何がそんなに不安なのか聞きだそうとしたが、ジョエルは黙りこむか、話題を変えるだけだった。一般的なあたりさわりのない話しかできなかった。

当然ながら、こうした状況は成績にも響いた。かつてはきちんとしたまじめな少年だったのに、いまではレポートや宿題は、提出期限ぎりぎりになってから、ろくに調べも考えもせずにパソコンを叩いてごまかすようになった（キーボードとマウスにはまださわれた）。試験勉強にも集中できなくなった。幸い、ＯＣＤがひどくなる前にカリフォルニア大学の各校に願書を提出しておいたので、数校から入学許可通知が届いた。キャロルとスティーヴンは自尊心を回復できるのではないかと、大学からの通知を読むように勧めたが、本人はほとんど関心を示さなかった。おざなりにいくつかの学校を見学したあと、最終的に――あまり熱意を見せずに――サンディエゴ校に入学することに決めた。最終学年の成績がぱっとしなかったので、両親はサンディエゴ校から入学許可を取り消されるのではないか、あるいは当人が進学せずにうちでぶらぶらしていると言いだすのではないかと心配した。

三人で一緒に食事をすることはほとんどなくなった。大騒ぎになるので、だれも耐えられなかった。ジョエルのいるところで両親が食事の支度をすれば、清潔かどうかで長時間の争いになった。キャロルとスティーヴンは、ジョエルのこだわりを「分子レベル」だと言うようになった。それがどれほどわずかでも、あるいは想像の産物であっても、汚染の可能性があれば不潔だから捨てなければならなかった。床に触れたり、キャロルやスティーヴンがさわった服は着られなかった。洗浄強迫はますます激しくなった。排水管が漏りはじめたので、スティーヴンが下にバケツを置き、ときどき捨てなければならなかった。流しの向こうの壁は、ジョエルがきれいにしようと水をかけるので、いつも濡れていた。うちじゅうに、まるめたペーパータオルが散乱していた。キャロルとスティーヴンは自宅にいながら囚人同様になった。「わたしたちは、ジョエルが荒れていないときを見はからって、あわてて食事をしました。彼はそばにいられるのをがまんできなかったのです」。ジョエルは「うちは汚い」としじゅう文句を言った。じっさいには、あちこちにものを散らかして汚くしているのは、当人だった。

ジョエルの食物へのこだわりも悪化した。両親も含めて何もかもが不潔で、両親が料理したものを食べられなかった。それに皿やナイフ、フォークも使えなかった。パッケージで売っている有機野菜の食品とジュースを買ってきて、ジュースは箱からじかに飲んだ。このころには電話も使えなかったし、ドアも開けられなかった。映画が唯一の娯楽だった。自分だけの特別製のスナックを持って、バスに乗って映画館へ行くのだった。

しじゅう、家族のあいだに争いが起こった。ジョエルは苛立ち、怒りっぽかった。いっぽうでは、親にたいしてふつうの十代の若者らしい愛憎の葛藤があったのに、もういっぽうでは、たとえばドアを開けてもらうというばかばかしいことで両親に依存しなければならなかった。肉体的には長時間の強迫行為と、バランスを欠いた食事のために疲れはてていた。もうベッドで寝られず、へとへとになって椅子で寝こんだ。さらに儀式的強迫行為がひどくなると、朝になってもシャワーや着替えをしなくていいように、寝袋で寝た。

悪いことに、ジョエルは家のなかの一部に虫が湧いていると想像するようになった。ときどきパソコンまで不潔だと言いだすので、スティーヴンが使い捨てのビニール手袋をまとめて買ってやった。だが、ジョエルは手袋が短すぎるとか、虫の「破片」が手袋のなかに入っていると文句を言った。

　高校の同級生はヨーロッパ旅行に出かけたが、ジョエルは関心を示さなかった。高校の最後の年を、彼は這うようにして過ごした。

　生活能力を完全に失う直前、そして外出できなくなる直前に、ジョエルはたまたま、ジュディス・ラパポートの『手を洗うのが止められない』という本を学校の書店で見つけ、熱心にページを繰った。同じころ、キャロルも同じ本を見つけて数冊買って帰った。キャロルと夫はこの本をすみからすみまでむさぼるように読んだ。だが、ジョエルは読めなかった。両親が触れたものにはさわれなかったからだ。三人とも、ジョエルの病気が何であるかを知り、あちこち問い合わせたあげく、ＵＣＬＡのわたしのところへ連絡してきた。「あのとき、はじめて全体像がつかめたのです」とスティーヴンは言う。「あれが、わたしたちの理解のはじまりでした」

　ジョエルは、自分が脳の生化学作用のアンバランスに起因する病気だということはわかってきたものの、体力がすっかり落ちて病気と闘う気力がなかった。このころには、うちに軟禁されているようなものだった。シャワーを浴びなければ外には出られないが、八時間も九時間もシャワーを浴びる元気はもうなかった。ある土曜日、ジョエルはスティーヴンを起こし、泣きながら、夢精したのでシャワーを浴びなければならないと言った。スティーヴンはうなずき、儀式的なシャワーの一部を省略したらどうかと言ったが、効きめはなかった。このとき、ジョエルは七時間、シャワーを浴びていた。

ジョエルはまだ手をくりかえし洗っていたが、終わっても手が汚れるのを恐れて蛇口にさわれなかった。ある日、キャロルとスティーヴンが帰宅すると、一日じゅう蛇口が開いて水が流れっぱなしになっていた。夜中に両親を起こし、蛇口を閉めてくれと頼むこともあった。

水道の水が飲めなくなったジョエルは、瓶入りの水だけを飲んだ。以前よりもせっぱつまったようすで、非常食料や飲料水、汚染されていない特別な食品を買ってきてくれと頼むことも多かった。両親はできるだけ頼みをことわったり、はぐらかしたりし、息子の不合理な頼みを聞き入れるにも限度があるとくりかえし言って聞かせた。

儀式的シャワーの負担に耐えかねたジョエルは、シャワーを浴びるのをやめてしまった。シャワーを浴びようかと考えることでさえ、徒歩で「砂漠を横断する」ほどの大事業だった。スティーヴンは言う。「あるときは、シャワーを浴びようと決意するのに二十一日かかりました。それも、わたしたちが病院に連れていくと言ったからでした」。ジョエルはずっと、薬の服用を拒否していた。薬は汚染されているかもしれないからだ。ジョエルを含めてだれもが入院するしかないと考えた。彼は生活能力を失っていた。当人が言うように「凍結して」いたのだ。

このとき、シャワーを浴びたのが回復へのきっかけだった。「ＯＣＤがひどいときには、わずかな事柄にとてつもない勇気が必要なんです」とスティーヴンは言う。「言葉で、『さあ、シャワーを浴びなさい、出かけるよ』と言うのは簡単です。だが、それはとても恐ろしいことなんです。息子が話してくれましたが、シャワーの下に立って身体を洗う、ところが一度洗ったところにお湯がかかるとまた洗いなおさなければならない。湯気でのぼせて失神しかけたこともあります。もちろん、シャワーのあとは皮膚は赤むけになっています。病院に行ったときは、手から肘まで表皮がなくなっていたくらいです」

ジョエルは十週間、入院した。これで、一家の「精神障害用」の健康保険給付金は消えた。まだ十八歳にはなっていなかったが、高校は卒業していたので、彼は成人病棟に入った。これは大きな意味があった。ここでわたしの治療グループに参加したのだ。病院ではシャワーにかける時間も含めて、すべてが監視されている。スティーヴンは言う。「病棟ではごつい大男がいて、シャワールームから裸の患者を追いだしていました。そうするしかないんです」。治療には曝露反応妨害法が含まれており、ジョエルはたとえばバスルームのドアのノブといった「不潔な」場所にさわることを命じられた。

ジョエルは数週間は少しずつ快くなったが、それから横這い状態になり、また少しずつ快方に向かった。このとき、彼は勇気を奮いおこして薬を飲みはじめ、不安がだいぶ解消した。それでも病院では、パニックになることがあった。知らないひとが服にさわるかもしれない。彼は両親に服を「持ち帰ってほしい。ぼくにはどうにもできない」と頼んだ。そして、新しい服を持ってきて、古い服は捨ててくれとくりかえし言った。両親は「汚染されていない」袋に入れて持ってこいという息子の要求を満足させることができないのを知っていた。それに、服を届けはじめたら際限がなくなるのもわかっていた。病院のスタッフが洗濯した服は着られないから取り替えろ、と言いだすからだ。それでふたりは息子に、すでにあるものを着るか、さもなければ病院で支給されるガウンを着ろと、最後通告をしようかと考えた。だが、これもジョエルのような恐怖にさいなまれている者には過酷だし、侮辱的だと思った。結局、ふたりは見舞いに行くたびに、ワンセットずつ、「きれいな」服を持っていくことにした。服を封印して、ジョエルに直接渡してくれと病院スタッフに頼むのだ。これは功を奏したようだった。

十週間が終わる直前、ジョエルの症状は大幅に快くなった。退院した彼は再発を防ごうと決意した。UCLAの外来治療プログラムにきちんと参加し、OCD治療の集まりにも毎週出席した。いまでもたくさんの不安を抱えているが、儀式的な強迫行為は自分でコントロールできている。汚染恐怖が生じると、彼はべつのことに関心の焦点を移す。家族の恐ろしい経験は過去のものになった。外来患者として半年間、行動療法を続けた結果、洗浄強迫は九十九パーセント消えた。まだ、精神集中がむずかしかったが、ぶじにUCLAに入学した。

真実が見えたのは、ある日、ジョエルがこう言ったときだった、とキャロルは語る。「ぼくはひとよりも優れてなんかいないんだね。ひとより清潔になることなんかできないんだ」。キャロルは、息子はいちばん困難な問題を乗りきったのだから、もうだいじょうぶだと感じた。ジョエルはトイレのハンドルにさわったのだ。

スティーヴンは言う。「間に合ううちに良い治療にめぐりあえて助けてもらえて、ジョエルは幸運でした。OCDがはっきりして一年以内という早期に良い治療を受けなかったら、治るまでに何年もかかったかもしれません」。もちろん、両親が適切な治療を探し求め、当人の行動療法を支えつづけたことも大きな意味をもっていた。

キャロルとスティーヴンは症状が悪化する兆しがないかと気をつけていて、何かが「正しく」洗えたかどうか気になるといった気配があると、すぐにジョエルに注意する。ほとんどの場合、ジョエルはだいじょうぶ、コントロールできているよと答える。彼はラベルの貼り替えと積極的な価値の見直しが非常にうまくできるようになった。いまも菜食主義を貫いているが、皿とナイフやフォークを使ってふつうに食事ができる。

精神集中がむずかしいため、ジョエルは休学して、UCLA医療センターでボランティアとして活動し、その後パートタイムの職についた。また、私立のクリニックでカウンセリングを受けて、成績や業績にたいする不安を克服しようと努力をはじめた。スティーヴンは息子に「どうして、これこれのことをしないんだ？ どうして、精神を集中しようとしないんだね？」と言いたいのをがまんした。「あのような経験をしてきた者には楽でないことがわかるからです。彼にはつらいことなんです。まだ若いのに、彼はたいへんな思いをしてきた。今学期大学に行こうが、来学期になろうがどっちでもいいじゃありませんか」

やがて元気になって家を出たジョエルは、州外にある大きな大学に入学し、コンピューター・サイエンスを勉強している。「あの恐ろしい経験はもう終わりました」とスティーヴンは言う。「息子はほんとうの自分に気づくでしょう」

アンナとボーイフレンド

アンナの記憶によれば、最初に強迫観念めいたものに襲われたのは五年生のとき、ガールスカウトのキャンプでのことだった。この年もアンナは例年のような楽しいキャンプを期待していた。ところがある日、同室になった少女が重い腎臓病の姉の話をはじめ、症状を手にとるように細かく説明しだした。アンナは言う。「それからキャンプが終わるまでの毎日、会ったこともない病気のお姉さんのことが頭から離れませんでした。まるで知らないひとなのに、そんなに気になるなんてどう考えてもおかしいのですが、そうだったんです」。悲しいキャンプになり、見知らぬ病人のことを頭から追いはらえたのは帰宅してからだった。

何年かして、同じく説明のつかない不合理な強迫観念が生じた。今度はボーイフレンドに裏切られているのではないかという根拠のない不安と疑惑で、相手を追いつめて危うく関係が破綻しかけた。それからようやく、彼女は自分が嫉妬深く口うるさい女ではなくて、重症のOCDなのだと知った。

アンナは子どものころから心配性で、いつも不安に怯えていた。高校二年生のとき、一学年上のハンサムな男の子にはじめて恋らしい恋をした。ふたりはステディになった。「わたしたちは、愛しあっていると思っていました。たがいに毎日の細かなことまで打ち明けあいました」。ある日彼は、スーパーモデルのシェリル・ティーグスのビキニ姿の写真を見ながらマスターベーションをしていると告白した。これがアンナの強迫観念になり、しまいには気分が悪くなるほど彼の姿をくりかえし思い浮かべた。「どうして、こんなことを考えるのだろう」と自問したが、答えは見つからなかった。のちに彼女は、恋人らしくふるまわないボーイフレンドがスーパーモデルを見て幻想を抱くのは、アンナに魅力がないからというよりも、彼に抑圧した同性愛傾向があるためだと知った。それでもシェリル・ティーグスにまつわる強迫観念を振り捨てるのは容易ではなかった。一九七〇年代はじめのことで、ティーグスの写真はどこにでもあった。それを目にするたびに、アンナはまた強迫観念に襲われるのではないかという不安にぞっとした。

自己分析をしたアンナは、自分は異常に神経質で嫉妬深いのだと思い、こんなささいなことが苦痛では、将来、男性とうまくやっていけるだろうかと心配した。大学でつきあった相手は麻薬常用者だった。最初は彼の麻薬に寛大でいようとしたが、まもなく、そのことが頭から離れなくなった。だれとどんなふうに麻薬を使うのか知らずにはいられなかった。まもなく、彼女は彼の麻薬問題を自分の落ち度だと思うようになった。大学の精神科医に相談に行ったところ、十五分の診察で、あなたの真の問題は母親の乳房にたいする強迫観念だと言われた。当然ながらアンナは、そんな強迫観念と自分の不安やますます頻繁になってきたパニック発作とどう関係があるのか、納得がいかなかった。

結局、彼女は外出が異常に怖い広場恐怖症と診断された。これはパニック発作のあるひとにはそう珍しいことではない。「パニック発作は、完全主義の家庭で育って、怒りをうまく表現することを教えられなかったせいではないか、と言われました」。現在は、ＯＣＤのようなパニック発作はおもに生物学的な原因で起こると考えられているが、精神異常をきたすのではないかというアンナの不安はこの説明でやわらげられた。感情表出を促す「主張訓練」とパニック発作の原因になる人混みや暗闇にあえて身をさらす曝露療法によって、恐怖感や心臓発作の不安はだいぶ軽くなった。

ボーイフレンドとはとっくに別れていたが、まだ麻薬についての強迫観念は消えていなかった。その後、大学を卒業した夏に、アンナは新しいもっと強烈な強迫観念にとらえられた。死である。「遅かれ早かれ死によって人生を断ちきられ、存在は無意味になってしまうのに、どうして暮らしていけるのだろうと不思議でした」。彼女は正気を失いかけているのではないかと思いはじめた。

大学院に進学したアンナはガイと出会った。「だれかと恋をしてしばらくすると、強迫観念が生じるのです。ガイと会ったころは、それまでの健全とは言えなかった男性経験のせいでとくにトラブルに敏感になっていましたから、たとえ相手にそのつもりがなくても傷つけられるのではないかと、ああでもないこうでもないと心配しました。深刻な問題を抱えた男性に惹かれる傾向が自分にあって、それが危うい精神状態に悪影響を与えることを何度も経験して知っていたんです。皮肉なことですが、傷つくまいとしたために、とくに重いOCDの症状をきたしたのではないかと思います」

ガイは何も知らずに犠牲になった。

「このときはじめて、わたしは信頼でき、頼りになる相手を選んでいました。それなのに、彼を責めはじめたんです。まず、彼が麻薬を使用しているのではないかという疑いが頭を離れなくなりました」。彼は麻薬など使用していなかった。「それで、際限なく聞きただしました。つぎに、彼は誠実で愛情深かったのに、過去の恋愛が気になってならなくなりました」。「前にも恋をしたことがある？」「そのひとと、最後に会ったのはいつ？」何度も何度も、「どうして別れたの？」「そのひとのこと、考える？」と聞いた。彼がポルノ雑誌を読んだかどうかまでが気になった。アンナは、いつその種の雑誌を読んだのか、なぜか、どこで手に入れたのか、最後に見たのはいつか、最初に見たのはいつか、いままで何度読んだのか、どの雑誌を読んだのかと知りたがった。

さらに、彼女は即答を要求した。「当然ですが、ガイはそういう質問をきらい、しまいには喧嘩になりました。彼は、わたしが無意味に疑い深くて、自分を信用しないと怒りました。わたしは、彼があいまいに答えてはぐらかしていると感じて腹が立ったのです」。彼女は何時間も彼の答えを反芻しては、彼の話を頭のなかでくりかえし、食い違いがあるのではないかと考えた。「答えを一度聞くだけでは満足できないこともしょっちゅうでした。以前したのと同じ質問に彼がちがう答えをすると、わたしは苦悶にさいなまれました。答えが矛盾しているのは、ガイがもともと信用できない証拠だと思ったのです」

ガイはとんでもないことになったと途方にくれた。アンナはおどおどし、不安にかられ、自分を抑えられないことを恥じた。つきあって一年ほどしたころ、アンナは心身症になり、漠然と自殺を考えだした。精神を病んで頭に銃弾を撃ちこんだところ、病んだ部分が取り除かれて奇跡的に「治った」というひとの話を読んだが、それはゆがめられた、まちがった記事だった。「わたしもそんなふうに治らないかと願いました」彼女は、自分が嫉妬深くて要求がましく、つきあいにくい不幸な女性だと思うようになった。それがいやでたまらなかった。

ガイは十代のころヨーロッパに住んでおり、ふたりは夏の旅行で彼が育った場所や友人たちを訪ねた。アンナは、古い友達が彼にとってどんな意味をもっているのかをしつこく知りたがった。女性たちとはいつからのつきあいなのか？　高校生のとき、デイトしたのか？　「質問にはいつも答えていたが、同じ質問を五度もされるとばかばかしくなった」とガイは言う。「ぼくは聞き返した。『どうしてそんなことを聞くの？』彼女は、『知りたいの、はっきりさせたいのよ』と言うだけだった」。ときには彼は、いいかげんに答えてすませ、それで彼女も満足すると思った。「そう、最後に会ったのは三年前の八月だよ」。ところがあとで、なにげなく、三年前ではなく四年前で、八月ではなく七月だとわかると、アンナはまた質問攻めにした。

アンナに考えられる解釈はふたつしかなかった。ガイが嘘をついているか、自分が狂気に陥りかけているかである。彼女はガイの答えをいちいち記録していなかったので、ほんとうに彼の答えが矛盾していたのか、それとも想像しただけなのかわからなかった。それで彼女は、自分が想像しただけなのだと証明してもらいたがった。

アンナは解決策を思いつき、ガイにこれから彼の言うことをすべて記録すると言った。このときばかりは、ガイも抵抗した。「いや、そんなことをしてはいけない。そんなの、最悪だよ」。彼の言うとおりだった。ガイは語る。「彼女に『そのひとと出かけて飲んだことがあるの？』と聞かれて、あるとかないとか答えるのはいい。だが、いや、と答えて、今度は『じゃ、最後に会ったのはいつ？』などと追及されたら、彼女が満足するように細かく答えることなんかできませんよ」。そうすると、また彼女の質問攻めがはじまるだろう。

つきあいはじめて何年かのあいだに、ふたりはガイの両親が住んでいるヨーロッパに数度、旅行した。当時、ガイは自分では気づかずにアンナに行動療法をするよう仕向けていた。疲れると強迫観念が「頭をもたげる」のに気づいたので、できるだけ疲れさせないように旅行計画をたてた。また、毎日の行動を前もって考えておいた。忙しく動きまわっているときは、アンナもばかげた質問をしなかったからだ。

二度目の外国旅行のとき、ふたりはガイの両親の住む小さな家に泊まった。これがまちがいだった。ガイの母は、息子が頭のおかしな女性を連れてきたと考え、奇妙なふるまいを容赦しなかった。母のほうも大きな問題を抱えていた。夫が心臓発作を起こしたばかりだったのだ。彼女は苛立ちを隠さず、それがアンナのストレスを増大させて、OCDが悪化した。

ガイの母は「あなた、よほどそんなことがしたいらしいわね。きっと、何か特別な動機があるんだわね」と言った。ショックを受けたアンナは、「いいえ、そうじゃない！あなたにはわからないんです」と答えた。ふたりの争いに、アンナもガイもみじめになった。「わたしはどうしようもなかった」とアンナは言う。「強迫観念に襲われてばかげたことばかりして、死にたいと思いました。わたしは、ガイの過去を再現したかったんです。彼はとても穏やかに生きてきたひとだったのですけれど」

彼女は、つきあったすべての女性について問いつめた。「どんな感じのひとだったの？」「一緒に出かけたときは、何を食べたの？」どこへ行ったの？オードブルは何を食べたの、メインコースは、デザートは？食事は正午だったの、それとも十二時四分過ぎ？何を話したの？アンナは狂気じみていた。

「自分でもどうなっているのかわからず、そういう異常な質問でボーイフレンドを苦しめているのを知っていたので、たまらなくなりました。彼もひどく動揺していました。わたしがおもしろがってやっているのかと思ったのです。彼は繊細なひとで、わたしに信用されていないのだと考えましたが、それもある意味ではあたっていました。

でも、それがほんとうは何のせいなのか、どちらも知らなかったんです。手がかりもありませんでした。わたしはパニック発作の治療を受けていましたから、パニック発作というのが何なのかは知っていましたが、それとはまったくべつのものでした（OCDの患者の十パーセントから十五パーセントはパニック発作を起こす）。自分はおかしい、精神科医に診てもらわなければならないと思いましたが、ヨーロッパにいたので、なんとか夏を過ごさなければなりませんでした」

アンナは心の底では、ガイが「ほんとうに安定したすてきな男性」だと知っていた。彼が不愉快な態度をとるのを見たことはなかったし、酒を飲みすぎることすらなかった。彼女は心の底では、自分の不安定さのためにすばらしい男性を失いかけていることに気づいていた。知らなかったのは、自分がOCDであることだった。

その夏、彼女が最悪の状態のとき、ガイは結婚を申しこんだ。「どうかしてましたよね？」と彼は笑う。だが、将来にたいする深刻な疑いが湧いてきた。アンナは語る。「わたしたちは何度も喧嘩し、わたしは彼に嘘つきと怒鳴りました。何かがあったのが水曜日だったか木曜日だったかとたずねたとき、彼がちがった答えをしたとか、そんなことのためでした。『彼は嘘つきだわ。こんなひととは別れなくちゃいけない』と思いました」

じつは、彼はうるさい質問をかわそうとしただけだった。前にどんな答えをしたのかいちいち覚えていなかったからだが、彼女は覚えていた。

　ロサンゼルスに戻ったふたりは、どこか助けてくれるところはないかと探し求め、紹介されてUCLAの神経精神科研究所のわたしのもとへやってきた。そのころ、ふたりは一緒に暮らしていたが、どちらにもストレスの多い時期だった。アンナは大学院生で、ガイは学者として出発したところだったのに、仕事に精力を集中できなかった。彼は当時をふりかえって、「頭がぼんやりしていた」と言う。「ぼくたちはつらい時期を乗り越えようとしており、ぼくは問題がアンナのせいなのか、それとも自分が教師として無能なのか決めかねていました」

　わたしは典型的なOCDだと診断した。九年前のことで、OCDは「ブレイン・ロック」と呼ぶ脳の生化学的なアンバランスで起こるとある程度の自信をもって説明できた最初の患者のひとりがアンナだった。脳の病気だと言われて安堵したアンナは、ぜひ治療を受けたいと言った。四段階方式の行動療法はまだ完成していなかったが、わたしははじめて十五分ルールを系統的に適用してみた。

　OCDの患者の家族は、患者が変わってしまうのではないか、家族の言うなりにならなくなるのではないかと不安に思い、行動療法を妨げようとすることがある。だが、ガイは積極的にアンナを助けた。彼は「これは自分が愛した女性ではない。彼女は好きでこんな奇妙な行動をしているのではない、彼女は苦しんでいる」と理解していた。

治療がはじまったころ、質問に答えるほうがガイにとっては楽なことがたびたびあったが、それでは彼女のためにならないことを知っていた。それで、彼はルールをつくった。質問には一度だけ答える。つぎつぎに質問されても答えない。十五分たったら、もうひとつ質問に答える。ふたりは争い、アンナは泣いたが、ガイは十五分ルールはただの時間稼ぎではないことを洞察していた。彼女の質問がばかばかしいものであること、彼女ではなくOCDがそうさせていることを、無意識のうちに認識させる方法だった。

ガイは語る。「どちらを信ずべきか、彼女にはつらい問題だった。ぼくが『それはOCDだ』と言うと、彼女は、ぼくが答えたくないからそう言っているのだろうとなじった」。彼はいつも、「OCDなんだ。心配しないほうがいい」と励まし、穏やかに「ほんとうに聞きたいのなら、質問に答えてあげるよ」と言った。だが、彼女がほんとうに知りたいのではない、OCDがそうさせているのだと注意した。「最初の三カ月は、彼女にとってもぼくにとっても苦しいのひとことでした」と言う。彼女はドアをばたんと叩きつけて荒々しく部屋を出ていくか、ベッドに座りこんで泣きだす。狭いアパートだったので、実際的にも精神的にもそれぞれがひとりになる場所をつくらなければならなかった。ひとりは台所、もうひとりは寝室で十五分を過ごす。ときには、十五分ルールをあまり建設的でない方法で利用することもあったとガイは言う。「ひとりがふくれてぷいとよそへ行くんです」

アンナが快くなってくると、ガイは「ほんとうに質問に答えてほしいのかい？」と聞けるようになった。そうすると、彼女はいいえと答えた。大きな進歩だった。「そんなときは、彼女は幸せそうでした。どちらも、ぼくが質問に答えるかどうかはどうでもいいのだとわかっていました。もう、前に聞かれて答えているのに、彼女は忘れている。だから、少しずつ心配はなくなっていたんです」

アンナはOCDを憎んでいたので、快くなろうと必死だった。ときには何週間も質問しないでがまんしていられた。ガイは言う。「アンナは人生を立てなおさなければならないと思っていたし、これを解決すれば立てなおせると知っていた」

いつか快くなるために苦しい十五分に耐えるか、質問をしてとりあえずは楽になるか、そのときには厳しい二者択一だった。ガイは語る。「アンナは心の底では、脳の作用のせいだと知っていた。OCDだとわかれば、強迫行為を実行する価値は薄れました。一週間が過ぎていくごとに、OCDに人生を餌食にされるごとに、マイナスの強迫衝動に屈服せずにいる価値は上がっていきます。アンナはよく『油断してはいけないわ』と言っていました」。アンナが必死になってうちじゅうをチェックしだすと、さぞつらいのだろうとガイは考えた。彼女はむら気になり沈みこんだ。「ぼくの帰宅が三十分遅れると、彼女は動揺してしまうのです。ぼくがこうするよと言ったとおりにしなかった、ということですから」

何カ月かたって、アンナはOCDの症状を抑えられる自信をつけた。ガイは行動療法のパートナーだった。「今日はOCDがちょっと重くて、つらいんだろう。でも、先週はだいぶ良かったじゃないか」と彼は励ます。あるいは「今週はたいへんだったね、わかるよ」となぐさめる。

アンナは一年半のあいだ、毎週、行動療法に通い、浮き輪役の薬を少量服用した。そのあいだに、「ガイはわたしの扱い方を身につけました」と彼女は言う。「以前は、怒って『そんな言い方はいやだね。よせよ』と叫んだものです。でも、OCDだとわかると、断固として『きみの強迫観念には荷担しないよ。きみはしたいようにすればいいが、ぼくに答えさせることはできない。だから、十五分待って、またおいで。それから話をしよう』と言うようになりました。快くなったのは彼のおかげです。家族があまり助けてくれない場合もたくさんありますが、彼はいつもそばにいて支え、OCDだよと指摘してくれました。もちろん、わたしが信じないで、『ちがうわ。これはほんとうに聞きたいのよ。助けてほしいのよ』と答えることもありました。質問に答えてもらいたい、何かを確認してもらいたいと絶望的になることも。でも、彼は確認してくれなかった。ときにはすごく腹が立ちましたが、それがよかったんです。治療を受ける前は、彼がはぐらかしていると疑って、激怒したものです。でも、いまは快くなるための一歩だとわかっています」

ガイはアンナが快くなろうと——彼の助けで——どれほど努力しているかを知っている。「ある意味では、ぼくたちは幸運でした。彼女のOCDには、ぼくが深くかかわれましたから。もし、これが洗浄強迫のようなものだとしたら、同じように助けられたかどうかわかりません。強迫観念がぼくに関係していたから、問題の存在に気づき、治療を助けることができたんです」

いまでもアンナはときどき、奇妙な観念につきまとわれる。「もし……だったら？」という答えのない疑問が浮かぶのだ。夜、ベッドに横になっていて考える。「もし、夫がゲイだったら？」すると彼女はガイのほうを向いて、OCDの奇妙な強迫観念が浮かんだと告げる。彼は「そう、きみの言うとおりだよ。OCDだ。ばかばかしいよ」と答えて、眠ってしまう。

アンナは厳しい大学院のコースを卒業し、ふたりとも優れた教師として経験を積みはじめた。四年の幸福な結婚生活のなかで、赤ちゃんも生まれた。

アンナは、いまの自分は「正常」だという。

覚えておくべきポイント

●ＯＣＤはかならず家族を巻きこむ。

●ＯＣＤの症状が愛するひとたちに及ぼしている影響に注意すること。

●愛するひとを遠ざけるためにＯＣＤの症状を利用していないか注意すること。

●どんなことがあっても、愛するひとに怒りをぶつけたり、困らせたりするためにＯＣＤの症状を利用してはいけない。

●家族がむやみに批判したりＯＣＤの症状を助長することがないように、ＯＣＤについてわかってもらい、四段階方式の実行を助けてもらおう。

●家族はすばらしいセラピストになれる。批判するのではなく、助けてくれるように頼むこと。

●前向きなはたらきかけのなかでおたがいを認めあうことは、四段階方式の効きめを強化するうえで非常に役立つ。

第7章 過食、アルコール依存症などへの応用

摂食障害、薬物依存症ほか

強迫性障害（ＯＣＤ）と、たとえば摂食障害といったほかの障害の治療にはどんなちがいがあるのかとよく聞かれる。ＯＣＤに関連があるかもしれない症状に、四段階方式をどう適用すればいいだろうか。摂食障害や病的賭博、麻薬・アルコール依存症、強迫的性行動といったその他の衝動制御の障害の治療には、ＯＣＤと同じく、脳内セロトニンの代謝が関係しているらしい。

四段階方式によるＯＣＤの治療とその他の障害の治療とのおもなちがいは、ＯＣＤの場合、患者が強迫行為の衝動をつねに不快に感じていることだ。ＯＣＤの患者は洗浄や確認の衝動が激しすぎるというだけでなく、自分でもその衝動をまったく不合理だと思い、振りはらいたいと考えているのにどうすることもできないと訴える。

治療という観点からみれば残念なことに、摂食障害や薬物依存症、強迫的賭博や性

行動の場合には、やめたいという当人の意志がこれほどはっきりしていない。たしかに、食事や麻薬、賭博、性行動などに関連する障害のあるひとたちは、自分でもやりすぎだと感じ、衝動を抑えられないのは問題だとは思っている。だが、これも当然ながら、ひとは食べるのをやめてしまうことはできないし、麻薬依存症者の多くは適度にコントロールできるなら麻薬を使いつづけたいと考えている。賭博も同じだし、性行動の場合にはもっとその傾向が強いだろう。したがって、治療の鍵は、こうした行きすぎた問題行動を当人がどこまで「真に自己失調的《エゴ・ジストニック》」だと感じられるかにある。OCDの患者が自分の症状に違和感と嫌悪を抱いているのと同じように、ほんとうは自分はそんな行動をとる人間ではなく、そうなりたいとも思っていないと考えられるかどうかが重要なのだ。

隠された問題

このちがいがあるために、四段階方式を摂食障害や衝動的賭博、性行動の治療に適用するにあたっては、準備段階ともいうべき追加的な作業が必要になる。衝動制御の障害がある患者は、そうした問題行動が自分の人生でどんな役割をはたしているか、やめたいとどれほど強く感じているかをOCDの患者以上に明確にしなければならない。OCDの場合も、強迫行為にしがみつく隠れた理由がたくさんある。真の現実がつきつける困難ととりくみたくないために、強迫行為に逃げるのだ。この隠れた理由は家族関係や、人間としてもっと大きな責任を引き受けることへの不安と関係がある場合が多い。

しかし、OCDのひとたちが洗浄や確認をくりかえさずにいられないのを心からいやがっているのも事実である。こうした行為が自分とは異質だとよく知っているから、いやな現実や不安な現実、とくに人間関係の問題から目をそむけるために強迫行為を利用している可能性があることを、少なくともある程度までわかってもらうことは、そうむずかしくない。ほかの衝動制御の問題はもっと込み入っていることが多い。その病的行動が過食であろうと、麻薬、賭博、性行動であろうと、その一面を当人が心から楽しんでいるからである。こうした行動は、行動療法理論では「一次性強化子」と呼ばれる性格をもっている。言いかえれば、人間も動物と同じように快感を与えてくれる食物や性、麻薬などを獲得しようとして努力する性向があるということだ。

この事実は、精神的健康の問題を扱う専門家でなくてもよく知っている。したがって衝動制御の障害には、四段階方式の第一歩を適用する前にとりくまねばならぬ大きな関門がある。当人がどこまで問題行動をやめたいと思っているか、問題行動から得られる快感をどこまであきらめる覚悟があるか、ということだ。とくに問題行動がそれほど病的になっていないころだと、そこを認識させるのはむずかしい。

したがって、食べたい、酒を飲みたい、麻薬を使用したい、賭博をしたい、性行動をしたいという衝動を克服するには、洗浄行動や確認行動をやめるよりももっと、意志力が強固でなければならない。ここにジレンマがある。「わたしではない、OCDがさせるのだ」と言えれば、自分は確認したり手を洗ったりはしたくないのだ、ということにすぐ気づく。だから、四段階方式の成果をあげるには、そうした衝動が自分のほんとうの欲求ではなくて、脳のまちがったメッセージから生じているという事実を肝に銘じる努力をすればいい。この作業は、摂食やアルコール、麻薬、賭博、性の問題を抱えたひとの場合よりもわかりやすい。四段階方式がほかの衝動制御の障害にも適用できるかどうかは、当人が問題行動と自己をどこまで切り離せるかにかかっている。

衝動を衝動と見きわめる

OCDの患者にとっても、自分とOCDのちがいをはっきりと見きわめるには努力がいる。だが、OCDが「自己失調的《エゴ・ジストニック》」であることはまちがいない。洗浄強迫や確認強迫は自分と異質だと感じる。衝動制御の問題を抱えたひとたちが、「これはわたしではない。食べたい、飲みたい、麻薬を使いたい、賭博をしたい、セックスをしたいという異常な衝動にすぎない」とどこまで認識できるかが、認知行動療法の手段としての四段階方式の効果の有無を決定する。こう考えると、「原因を見直す」という段階の意義がさらにはっきりする。原因を見直す段階では、洗浄強迫や確認強迫が脳のまちがったメッセージによってひきおこされることを理解するが、それ以外にも、親密な関係を回避したいとか、人間としての責任から逃げたいという感情的要因が強迫衝動のひとつの要因になっていることに気づくひとは多い。

こうした感情的要因の認識が強迫観念や強迫衝動の真の原因を見直す段階で重要な役割をはたす。そのことがわかれば、衝動制御の問題を抱えたひとたちはどんなふうに認識を深め、意識を変えていけばいいかが見えてくる。衝動制御の問題のあるひとたちは、ほんとうの自分、ほんとうにこうありたいと思う自分と、食べたいとかハイになりたい、賭博をしたい、不健康なセックスをしたいという衝動とのちがいをはっきり認識しなくてはいけない。そこをはっきりさせるためには、従来の心理療法が必要だろう。それがわかれば、四段階方式を効果的に適用できるし、ＯＣＤのひとたちのように「これはわたしじゃない。不適当な衝動にすぎない」と闘いの鬨《とき》の声をあげられる。また、不適当な衝動にたいする洞察が深まれば深まるほど、自分と衝動的行為を促すものとのちがいがはっきりとわかってくる。こうした不適当な衝動には脳の生物化学的作用が重要な役割をはたしていると思われるが、だからといって、そうした衝動が起こったときの行動に当人が責任をとらなくていいわけではない。これはＯ

CDにも、衝動制御の問題にもあてはまる。脳がつらくていやなメッセージを送ってくるとしても、それに自滅的な行動ではなく、健全で有意義な方法できちんと対応する責任は本人にある。その責任をはたすためには、OCDの場合と同じく衝動制御の問題でも、関心の移動という方法が役に立つ。

ほんとうの自分を見つめる

四段階方式の最初のふたつは、関心の焦点を移す力を補い、強化するために考えられている。公平な観察者の役割はここにある。自分の行動をあたかも他人のそれのように観察するのだ。これがうまくできるようになると、べつのもっと健全な行動に関心の焦点を移すことができる。もちろん、このふたつの段階はもちつもたれつの関係にあることを忘れてはならない。関心の焦点を楽に移せるようになれば、公平な観察者の力も強まる。公平な観察者が力強くなればなるほど、関心の焦点を移して、もっと健全で有意義な行動ができるようになる。この原則は、OCDと同様に衝動制御の問題にもあてはまる。衝動制御の問題に四段階方式によってとりくみたいと思うなら、自分の行動の動機と将来の目標を率直に見つめ、過食や飲酒、賭博などの衝動と、自分のほんとうの心とを切り離す作業をする必要がある。

この努力ができれば、ラベルの貼り替えと原因の見直しの段階を効果的に適用できるし、OCDの場合と同じように、さまざまな健全な活動を利用した関心の移動ができるようになる。

　要約すれば、OCDのひとは四段階方式の出発点で有利な立場にある。洗浄強迫や確認強迫が自分とは異質なものであることを知っているからだ。衝動制御の問題を抱えたひとたちも、同じ認識をもつ必要がある。それができればOCDと同じように、四段階方式を活用できる。

　最後に、OCDにも関係のある抜毛癖について、現実的な助言をしておきたい。関心の焦点を移動して髪の毛を抜くのをやめるためには、両手を使うべつの活動をすることがとくにだいじだ。編み物や刺繍をしたり、陶器づくりや楽器の稽古など、両手を使うさまざまな活動を覚えるひとは多い。ゴムのボールを握りしめるだけでもいいし、ほんとうにつらくなったら両手をしっかり握りしめてもいい。メルボルンのドン・ジェフリー博士は、お札を数えたり書類いじりをするときに使うゴムの指サックも効果があると言っている。体毛が抜きにくくなり、衝動が軽くなるからだ。十五分間、両手を尻のしたに敷いて座っているのが効果的だというひともいる。この関心の移動でも、できるだけ時間を延ばしていくこと、十五分後のわずかな変化も見逃さないことが重要である。

　もうひとつ、抜毛癖のあるひとが注意するべきポイントは、手が頭にいきそうになるのを自覚することだ。自分でも気づかないうちに、髪の毛を抜きはじめる場合が多いからである。チェーンスモーカーが自覚せずにタバコに火をつけるのと同じだ（ちなみに、薬物依存症と四段階方式の関係は、禁煙にもあてはまる）。ときどき、わたしは「さあ、十時だ。わたしの両手は何をしているかな？」と聞いてみる習慣をつけなさいと、抜毛癖のひとに冗談を言う。これはじっさいに役立つ習慣だし、公平な観察者の自覚を促す手段でもある。いつのまにか忍び寄ってくる無意識の習慣には簡単に支配されやすい。好ましくない自己破壊的な行動を振り捨てるには、自覚的な気づきが最大の味方である。

覚えておくべきポイント

- 四段階方式は、変えたいと思う習慣、行動のほぼすべてに適用できる。
- ラベルの貼り替えと原因の見直しの鍵は、自分と自分が変えたいと思う行動をはっきりと切り離すことにある。
- 心が弱くなったら、できるかぎり公平な観察者の目をはたらかせよう。そうすれば、自分のほんとうの目標と関心を決めることができる。

第8章 治療にあたって

UCLA精神医学部のポーラ・W・ステッセル博士、キャロン・メイドメント登録看護師の協力を仰いだ。

強迫性障害（OCD）の治療は一九七〇年代から八〇年代に、曝露－反応妨害法と呼ばれる行動療法の技法の発達によって、画期的な進展をみせた。ここでは、現在では古典的となったこの技法が、一九九〇年代にUCLAの自分でできる認知生物学的行動療法との関係でどのような発展をしたかを簡単に説明したい。

古典的な行動療法

まず、典型的な行動療法について概観しておこう。UCLAの病院でおこなわれる場合でも、UCLAのOCD治療センターで外来患者を対象におこなわれる場合でも、OCDの患者はつぎのような段階的な治療を受ける。

1　病気についての教育を含む症状の評価
2　行動療法のセラピストと患者が協力して治療計画をたてる
3　曝露－反応妨害法
4　治療後のフォローアップ

1　評価

構造化面接を含めた徹底的な診察によって、ＯＣＤであるという診断が確立したあと、患者は序章にあるように強迫観念と強迫行為とは何なのかをはっきりと説明され、教えられる。

強迫観念と強迫行為とは何かがはっきりわかると、患者の強迫観念と強迫行為の全体像が明らかにされる。このときつくられる強迫観念のリストには、強迫観念をひきおこす内外のきっかけや、そのときの肉体的な調子、症状まで列挙する。強迫行為には洗浄や確認などのほか、不合理に拒絶したり回避したりするものや事柄、あらゆる儀式的な行為が含まれる。

この時点で、セラピストが行動療法の基本になる考え方をつぎのように説明する。曝露－反応妨害法の目的は、ふたつの習慣的な結びつきを断ちきることだ。ひとつは強迫観念と不安の結びつきであり、もうひとつは不安と不安から逃れようとしておこなう強迫行為との結びつきである。

この典型的なOCDの行動療法の説明のほかに、行動療法のセラピストは第2章に書いたOCDの神経生物学的な仕組みを説明し、患者にOCDは医学的な疾患なのだということを納得してもらう。医学的に理解できれば、患者はOCDになったことで自分を責めなくてもすむ。OCDを烙印のように感じて、恥じる気持ちを捨てることができる。UCLAでは、この障害には遺伝子的要因があると考えられるが、遺伝子的要因も生物学的原因も行動療法を実行する妨げにはならないことを強調する。じっさい、行動療法も向精神薬も（第9章で述べるとおり）OCDの基本になる生物学的アンバランスの治療に効果があることがわかっている。

2　治療計画

治療計画は行動療法のセラピストと患者が力をあわせてつくりあげる。それぞれの強迫観念と強迫行為を、主観的な動揺の程度（SUD）によって0から100までの段階に分ける。SUDが100の項目がもっとも不安が激しいということになる。それから、いちばん不安の少ない項目を底辺に、いちばん激しいものを頂点においた強迫観念と強迫行為の不安階層表をつくる（第1章で紹介したギャラガー教授は、この作業を怠っていたわけだ)。ふつうには、一〇から一五の項目の階層表ができる。治療はＳＵＤが50の項目からはじめる。

たとえば、不潔恐怖の患者の不安階層表はつぎのようになる。

ＳＵＤ	
100	尿
95	便座
85	トイレのハンドル
80	トイレットペーパーのロール
75	トイレのドアの取っ手
70	トイレの水道の蛇口
50	ゼリーのようにべとべとしたもの

確認強迫が強いＯＣＤ患者の場合は、つぎのような不安階層表が考えられる。

ＳＵＤ	
100	火元

95	電灯のスイッチ
90	台所の電化製品のプラグ
85	暖房機
80	バスルームの暖房機
70	鍵
60	ドア
50	テレビ

ただし、これらは単純化した例である。多くの患者の強迫観念や強迫行為はもっと複雑だ。だが、いくら複雑であっても行動療法の目標は同じである。

3　曝露-反応妨害法

不安階層表ができたら、治療がはじまる。治療計画を作成したときと同じように、患者とセラピストが協力して課題を決める。

曝露療法はセラピストのいる場でも、自宅でもおこなわれる。まずＳＵＤが50ぐらいの課題からはじめ、順次すべての項目についてとりくむ。強迫観念や強迫行為をひきおこす刺激に曝《さら》された患者は、一時間半ほどのうちに不安がだんだん軽減していく

(ただし、これはセラピストが患者を支えながらおこなう場合。自主的治療で四段階方式を実践するときには、課題を細分し、第3章で説明したように十五分ルールを適用する)。刺激に曝されるたびに不安のレベルは下がる。不安を感じないようなら、課題が容易すぎるのだし、不安が強すぎればそれに応じて課題を修正しなければならない。

UCLAでは、毎日少なくとも二回は曝露療法をすること、不安のレベルが下がるまで強迫行為をがまんすることを勧めている。この曝露療法は最初の項目をコントロールできるようになるまでくりかえす。それから不安階層のつぎの項目に移る。不潔恐怖の患者の不安階層表の例でいえば、手にゼリーをつけて、不安が軽減するまで手を洗わせない。患者は最初のうちのSUDは90で不安が非常に激しいと感じるが、一時間半後には30に下がっているかもしれない。そのあいだ、セラピストはそばにいるか、すぐに来られる場所にいる。二度目の曝露ではSUDは75から80ぐらいではじまり、30以下に下がるかもしれない。SUDは曝露のたびに下がっていくだろう。確認強迫の患者なら、テレビのスイッチを確認せずに治療に来て、治療がすむまでは確認しないようにと言われる。不潔恐怖の患者と同じく、この場合も最初のSUDは非常に高いかもしれないが、曝露時間が長くなるにつれて下がっていく。曝露-反応防止法をくりかえすうちに、症状はだんだんにやわらぐ。ただし、不安階層表の上の項目になるにしたがって、最初の不安のSUDが高くなるから、セラピストは援助を強化しなければならない。

強迫観念や強迫行為をひきおこす刺激に曝されながら、これに反応するのをがまんするうちに、患者の心で強迫観念と不安のつながりが断ちきられる。曝露のたびに不安が軽減していくからであり、強迫行為によって不安を軽減することができないからだ。こうして、以前には恐怖に襲われて抵抗できないと思われた強迫観念と強迫行為のつながりが切れる。言いかえれば、強迫観念と強迫行為のサイクルを断ちきるには、患者は強迫観念がひきおこす恐怖と対決し、強迫行為をがまんしなければならない。思考（強迫観念）の変化と感情（不安）の変化が行動（強迫行為）の変化をもたらす。

4 治療後のフォローアップ

不安階層表の項目をすべてクリアした患者は、その後の六カ月は外来でようすを見るか、少なくとも電話で連絡をとるように勧められる。新しい症状が出たら、治療のときと同じように一日に二回、曝露－反応妨害法を実行するように指示される。

四段階方式の適用

こうした行動療法に四段階方式を併用すると、非常に効果的である。つねにラベルの貼り替えをおこなうことで、OCDの患者は微妙な症状やOCDのために回避しようとしている事柄に敏感になる。ラベルの貼り替えをおこなっていれば、行動療法のSUD表をつくるときも見落としがない。ラベルの貼り替えと原因の見直しを日常的に実践していると、不安への対応が楽になり、曝露－反応妨害法の実践も容易になる。そして、不安階層表のSUDが高い項目に積極的にとりくめる。

セラピストに助けられながら曝露－反応妨害法をおこなっているときには、不安が軽減するのを待つあいだ、関心の焦点をセラピストとの交流や援助に移す。自主的におこなっている場合には、第3章で説明したようにほかの有意義な活動に関心を向け、十五分ルールで刺激に反応しない時間を確保する。もちろん、十五分を積み重ねていくことで、刺激に反応しない時間を延ばしていくべきだ。そのあいだも、ラベルの貼り替えと原因の見直しを怠らないこと。だいじなのは、受け身で待つのではなく、積極的に価値を見直して、強迫衝動はOCDの症状にすぎない、もうOCDに人生を振りまわされたりしないと決意することだ。刺激にたいする反応をコントロールできるようになると、脳内の生化学的な作用も改善される。不安と恐怖によって強く結びついた強迫観念と強迫行為のつながりを断ちきれば、強迫観念や強迫行為にたいする評価が変化し、やがては不安も軽減する。

SUDの不安階層表をもとにした構造的な曝露－反応妨害法の実践は、行動療法としても、四段階方式の適用法としても優れたやり方である。

覚えておくべきポイント

●行動療法の階層表をつくること。
●あまり不安が強くない症状からはじめて、克服に成功したらつぎの症状に進む。はじめから、あまり大きな課題にとりくまないこと。たゆまず着実に進歩することを目標にしよう。
●十五分ルールを活用して、その時間を積み重ねていくこと。
●つねに四段階方式を意識して実行すること。

第9章 「浮き輪」としての薬

二十年以上も生物学的、医学的側面から精神的疾患について研究してきた経験から、わたしはいまも向精神薬を効果的に利用すべきだと考えている。だが、ＯＣＤの治療における適切な薬物療法とはなんだろうか。まず言えるのは、精神科の治療としては「さあ、この薬を飲んで快《よ》くなるのをお待ちなさい」という方式にはあまり賛成できないということだ。これではあまりに受動的すぎるし、患者個人の努力の余地がなさすぎる。また、治療効果が医師の側での「適切な処方箋」の発見に左右されすぎる。

ＯＣＤと薬物療法

本書を通じて、わたしはくりかえし、「浮き輪」としての薬物療法ということを言ってきた。これは四段階方式を実践するうえで、追加的な薬物療法が効果があった患者を見て考えたことである。治療の初期の段階では、患者の多く（ほぼ半数から三分の二）が、薬で症状を緩和することで、関心の焦点を移すのが楽になった（ただし、

ＵＣＬＡで行動療法中の脳の撮影をおこなった患者は全員、薬を服用していない）。薬は、子どもに水泳を教えるときの浮き輪と同じ役割をはたす。恐怖を軽減して楽に「浮いて」いるあいだに、泳ぎを覚えるのだ。子どもが水泳を覚えるにしたがい、浮き輪の空気を抜いていって、最後にははずしてしまうという点も似ている。四段階方式を実践する患者は、行動療法が進むにしたがって、だんだん薬の量を減らしていく。最後には、多くの患者がごく少量ですむか、まったく服用しなくなる。わたしたちの研究でわかったとおり、四段階方式だけでも薬を服用したときとまったく同じに、脳の生化学作用に変化が起こる。

これまでＯＣＤの治療に使われて効果があった薬はすべて、セロトニンという脳内物質に作用する。セロトニンはたくさんの脳内神経伝達物質のひとつだ。神経伝達物質というのは、細胞から細胞への信号伝達を助ける物質である。ある細胞で神経伝達物質が分泌されたのち、その物質を不活性化する方法のひとつは、「ポンプのように汲みあげて」細胞にもう一度取りこんでしまうことだ。そこで、神経伝達物質を不活性化する高分子は「再取り込み《リアップテイク》ポンプ」と呼ばれる。現在、いちばんよく使われている処方薬は、選択的セロトニン再取り込み阻害薬（SSRI）と呼ばれているもので、セロトニンを不活性化する再取り込みポンプのはたらきだけを阻害する薬である。

現在、ＯＣＤの治療に使われるＳＳＲＩで食品医薬局（ＦＤＡ）が認可しているものには、フルオキセチン（「プロザック」）とフルヴォキサミン（「ルヴォックス」）のふたつがある。ほかにFDAが認可している薬でOCDの治療に使われるのは、クロミプラミン（「アナフラニール」）だけで、これも再取り込み阻害薬だが、向精神薬としては昔から使われていて、とくにセロトニンにだけ作用するのではなく、ほかの神経伝達物質にも作用する。研究の結果、OCDに効くのではないかと考えられているが、FDAが認可していないSSRIとして、パロキセチン（「パクシル」）とセルトラリン（「ゾロフト」）がある。OCDの治療にこうした薬を活かす際にもっとも注意すべきことは、薬の効果が出るまでに数カ月かかるということだろう。一般には、上記の薬を三カ月程度服用してみなければ治療に役立つかどうかわからない。もちろん、服用の際にはかかりつけの医師の指示にしたがわなければならない（おもしろいことに、これらのSSRIはどれも、鬱病の治療に効果的で、ふつうはOCDの半分の期間で効果があらわれる）。

薬がOCDの症状緩和に効果があるかどうか（ふつうは症状が五十パーセント程度やわらぐことを意味する）判明するまでには、三カ月待たなければならないが、四段階方式の実践が楽になるのはもっと早いかもしれない。行動療法が薬の効果を促進するという研究は残念ながらないが、行動療法と薬の両方でOCDの患者を治療してきた経験では、たしかにそう言えると思う。行動療法が薬と同じように脳の作用に変化をひきおこすことからしても、筋は通っている。精神医学の領域ではまだまだ研究しなければならないことが多い。

　FDAが不安の治療薬として認可している薬のひとつは、再取り込みポンプにはたらくのではないが、主としてセロトニンに作用する。これはブスピロン（「ブスパール」）と呼ばれる薬で、OCDの症状そのものには効かないが、行動療法を実行するときの不安をやわらげるのに役立つ。とくに、治療のなかの認知を助ける。OCDの恐怖のためにラベルの貼り替えや原因の見直しができなくなったり、関心の移動ができなくなり、「わたしではない、OCDがさせるのだ」ということを忘れてしまう場合にはとくに有効である。「ブスパール」は穏やかな薬で、副作用も少なく、ふつうは二週間から四週間で効果があらわれる。また、かかりつけの医師がSSRIと併用しようと考えた場合にも、ほとんど問題がないし、それどころかSSRIの副作用を抑えるはたらきさえある。

　したがって、OCDがあまりにも激しすぎるとか、浮き輪を使って四段階方式を実践したいと考える場合には、医師に薬の服用について相談してみるといい。だが、これだけは忘れてはならない。患者自身が努力をしなければならない。蒔かぬ種は生えないのである。

覚えておくべきポイント

●薬は浮き輪か、自転車の補助輪のようなものだ。四段階方式を身につけるまで、症状をコントロールする補助をしてくれる。

●安定した状態になるまで、数カ月はみておくこと。

●徐々に服用量を減らすこと。

●服用量が減ったら、症状は重くなるかもしれない。四段階方式を活用して、刺激への反応をコントロールしよう。

●四段階方式によって脳のはたらきに変化が起これば、ほとんどの場合、薬の必要性は低下する。

第10章

あなたは強迫性障害か？

診断リスト

1　動物や汚れたものに近づきすぎたと思ったとき、手を洗いますか？

はい　いいえ

2　テーブルクロスや敷物がきちんとしていないと思ったとき、敷きなおしますか？

はい　いいえ

3　ある言葉とかイメージが頭から離れず、ほかのことが手につかない日がありますか？

はい　いいえ

4　言った言葉を（自分の頭のなかだけでも）何度もくりかえしてやめられないことがありますか？
はい　いいえ

5　すでに終わった仕事のことを一日に何度も考えることがありますか？
はい　いいえ

6　何かをしているとき、数を数えずにはいられないことがありますか？
はい　いいえ

7　パートナーがあなたに知られたくないことをしているのではないかと、気になってならないことがありますか？
はい　いいえ

8　ある数まで数えないと、すませられない仕事がありますか？
はい　いいえ

9　自分を傷つけたいとか、自殺したいと考えている自分に気づいて、意識して打ち消そうとすることがありますか？

はい　いいえ

10　一日のうちに、ある言葉や絵、文章が何度も何度も浮かんでくることがありますか？

はい　いいえ

11　バスやタクシーなど、公共の場所の座席がきれいか、座る前に確かめますか？

はい　いいえ

12　自分ではやめようと思うのに、すでに言ったことを声に出してくりかえさずにはいられないことがありますか？

はい　いいえ

13　家を出るとき、すべてがきちんとしているか、かならず確かめずにはいられませんか？

はい　いいえ

14　服を着るとき、どうやって着るかを頭のなかで考えますか？

はい　いいえ

15　理由もないのに、何かを数えていることがありますか？

はい　いいえ

16　自分を傷つけたいとか、自殺したいという考えが頭を離れず、ほかのことが何も考えられない日がありますか？

はい　いいえ

17　新聞を読んだあと、手を洗いますか？

はい　いいえ

18　ものを使う前後に、何度かそれに触れているのに気づいたことがありますか？　はい　いいえ

19　電気製品のスイッチに何度か触れて、やめようと思うのに回数を数えていることがありますか？　はい　いいえ

20　本や雑誌のはしが折れていないか確かめて、折れているとすぐになおしますか？　はい　いいえ

21　新聞を読んだあと、もとどおりにたたみなおしますか？　はい　いいえ

22　自分が病気になるのではないか、目が見えなくなるのではないか、精神を病むのではないか、としじゅう思いますか？　はい　いいえ

23 一日中、だれかを傷つけるか殺すのではないかということばかり考えていることがありますか？
はい　いいえ

24 床についてから、電気製品がついていないか起きて確認しますか？
はい　いいえ

25 回数を数えながら電気製品のスイッチに触れるために、毎日の生活がしにくくなっていることがありますか？
はい　いいえ

26 だれもさわっていなくても、デスクや戸棚などのものを並べなおしますか？
はい　いいえ

27 手紙を投函する直前に、差し出し人の住所を確認しますか？
はい　いいえ

評価の仕方

A　3、4、5、6、7、8、9、10、13、14、15、16、22、23は強迫観念です。このうち、はいと答えた数を数えてください。はいの数が一つか二つなら、病的な強迫観念とはいえないでしょう。三から六までなら、かなり強迫観念があるといえます。七から十四までなら、病的な強迫観念です。

B　1、2、11、12、17、18、19、20、21、24、25、26、27は強迫行為です。このうち、はいと答えた数を数えてください。はいの数が一つから三つまでなら、強迫行為が病的なほどあるとはいえないでしょう。四から七までなら、かなり病的といえます。八から十三までなら、強迫行為ははっきり病的です。

資料出典——ハンブルク大学、イヴェール・ハント博士、リュディガー・クレプシュ博士

ＯＣＤについてさらにくわしく知りたい方は、非営利団体の強迫性障害協会全国本部に連絡してください。

P.O. Box 70, Milford, CT 06460, U.S.A.　Tel. (203) 878-5669／Fax. (203) 874-2826

第11章 自分で治すためのマニュアル

あなたに強迫観念や強迫行為があるなら、治療法が大きく進歩したと聞いてほっとするだろう。この二十年間に、行動療法が強迫性障害（ＯＣＤ）の治療に非常に効果があることがわかってきたのだ。

なかでも、自分でできる行動療法という考え方が生まれたのは大きかった。このマニュアルでは、どうすれば自分自身の行動療法セラピストになれるかを説明する。ＯＣＤについて基本的なことを学び、これが治療できる病気であることを知れば、強迫衝動を克服し、つらい強迫観念に対処できるようになる。

ＵＣＬＡでは、この方法を「自分でできる認知－生物学的行動療法」と呼んでいる。「認知（cognitive）」という言葉はラテン語の「知る」という言葉からきている。基本的な行動療法のテクニックを学ぶうえで、知識が重要な役割をはたすのだ。研究によって、行動療法のなかの曝露療法と反応防止法がＯＣＤの治療に非常に効果的であることがわかっている。いままでの曝露療法と反応防止法だと、患者は専門のセラピストの指導を受けながら、強迫観念や強迫行為をひきおこす刺激に自分を曝し、その刺激に抵抗して強迫行為をがまんする努力をする。たとえば、不潔恐怖がある患者なら、汚いものに触れたあと三十分は手を洗わないでいる。わたしたちは、この方法を少し変更して、自分ひとりでできるようにした。

これが反応防止法と呼ばれるのは、すぐに強迫行為に走るという習慣的になった反応を防止し、強迫行為をべつのもっと建設的な行動に置きかえようとする方法だからである。わたしたちは新しい方法を「生物学的行動療法」と呼んでいる。OCDにかんする新しい生物学的な知識を活用して、強迫観念の不安にたいする反応をコントロールし、OCDの症状に抵抗する力をつけるからである。わたしたちの治療方法は、重要な点でいままでの行動療法とちがう。わたしたちが考案した四段階方式では、セラピストなしに曝露療法と反応防止法を実践することができる。

この方法の基本は、強迫観念や強迫衝動の正体を知り、OCDがひきおこす恐怖や不安をコントロールする方法を身につけることだ。恐怖をコントロールできるようになると、OCDの症状に対応する行動もコントロールできる。生物学的な知識と自覚的な認知とを武器に、自分で曝露療法と反応防止法を実践していく。基本的な戦略はつぎの四段階にまとめられる。

第一段階――ラベルを貼り替える
第二段階――原因を見直す
第三段階――関心の焦点を移す
第四段階――価値を見直す

この四段階の方法を毎日実行することが目標である（治療の初期には、最初の三つがとくに重要）。自分でできる治療だということが、毎日の生活のなかでＯＣＤをコントロールする方法を覚えるこの治療法の眼目なのだ。

第一段階――ラベルを貼り替える

だいじな第一段階は、強迫観念と強迫衝動の正体を知ることだ。これは、表面的な知識ではすまない。うるさくつきまとってあなたを苦しめているのは、強迫観念であり、強迫衝動だということを徹底的に理解する努力が必要だ。そのためには、そうした観念や衝動がＯＣＤの症状だということを自覚的に認識することが重要である。

日常的な認識は浅くて、ほとんど意識せずにおこなわれるが、ここでいう自覚的な認識とはもっと深くて正確な、はっきりと目的を意識した努力によってのみ達成されるものである。「この考えは強迫観念だ。この衝動は強迫衝動だ」と頭のなかで強く意識しなければならない。生物学的にひきおこされて強引に意識に侵入してくる観念や衝動をコントロールする努力が必要なのである。そのためには、自分を見つめる目をつねにはたらかせておかなければならない。この目を、わたしたちは「公平な観察者」と呼んでいる。何がほんもので、何がOCDの症状なのかを見分け、病的な衝動が薄れるまでじっとがまんする能力である。

第一段階の目標は、しつこくつきまとう観念や衝動に、強迫観念、強迫衝動というラベルを貼ることだ。強迫観念、強迫衝動という名称で考えることからはじめよう。たとえば、「わたしは手が汚いと思っているのではない。手が汚いという強迫観念にかられているだけだ」あるいは、「手を洗いたいと思っているのではない。手を洗わなければならないという強迫衝動にかられているだけだ」と考えるように、自分を訓練する（このやり方は、ドアの鍵や電気製品が気になってならない確認強迫の場合も、不必要に数を数えずにはいられない数唱強迫の場合も同じ）。しつこくつきまとう観念や衝動はOCDの症状であると認識することを学ぶのだ。

ラベルの貼り替えの段階の基本は、強迫観念や強迫衝動を正しい名前で呼ぶことである。強迫的な気分の正体をはっきりと意識すれば、それがまちがった警報で、現実とは何の関係もないのだとわかる。科学的研究によって、こうした衝動は脳の生化学的なアンバランスから生じることがわかってきた。相手を強迫観念、強迫衝動とはっきり名指しすれば、そんなものは脳が送るまちがったメッセージにすぎず、中身はないのだとわかってくる。

ラベルを貼り替えただけでは、強迫観念も強迫衝動も消えてはくれないことを忘れてはならない。それどころか、強迫観念や強迫衝動を振りはらおうと努力するのは最悪だ。これは自分ではコントロールしようのない生物学的な反応なのだから、消えるわけがない。できるのは、それにたいしてどう行動するかという反応のほうをコントロールすることである。ラベルを貼り替えれば、強迫観念や強迫衝動がどれほどほんものらしく思えようと、まちがったメッセージにすぎないことが理解できる。強迫観念や強迫衝動に抵抗することを学ぶ、それが目標だ。

最近の研究によって、行動療法で強迫的な考えや衝動に抵抗していると、OCDの症状をひきおこす生化学的作用に変化が起こることがわかった。だが、OCDの原因となる生化学的作用に変化を起こさせ、衝動そのものを緩和するのには、何週間も何カ月もかかることを忘れてはならない。たゆまぬ努力と忍耐が必要なのだ。強迫観念や強迫衝動をすぐに追いはらいたいと努力してもうまくいかないから、苛立ちと不満、ストレスがたまってやる気がなくなるだけだ。しかも、そうなると症状はますます悪化する。行動療法でいちばんだいじなのは、強迫的な考えや衝動にどう対応するかは自分で決められる、自分の行動は自分でコントロールできるということだ。目標は自分の対応をコントロールすることで、強迫観念や強迫衝動そのものをコントロールすることではない。

つぎの段階では、OCDの症状への自分の対応をコントロールする新しい方法を学ぶ。

第二段階――原因を見直す

自分でできる行動療法の鍵は、「わたしではない、OCDがさせるのだ」という言葉に要約できる。これが、OCDとの闘いの鬨《とき》の声だ。OCDの強迫観念や強迫衝動には実体がないこと、脳からのまちがったメッセージにすぎないことを思い出させる合い言葉である。自分でできる行動療法は、この真実に気づかせてくれる。

なぜ、戸締まりを確認したいという衝動や「手が汚い」という思いがこれほど激しいのかはわかった。強迫的な考えや衝動には中身がないのなら、それらに振りまわされる必要などないではないか。強迫的な考えや衝動がなぜ激しくつきまとうのかを理解すること、それがOCDに抵抗する意志力を奮い起こす鍵である。

この段階の目標は、強い強迫観念や強迫衝動が脳の生化学的アンバランスから生じるという、OCDのほんとうの原因を知ることだ。これはOCDという病気だという認識、それが、OCDの症状には中身がなく、みかけとはちがうことを理解する第一歩である。OCDの症状を額面どおりに受けとってはいけない。

脳の奥には、尾状核という器官がある。世界じゅうの科学者がこの器官を研究し、OCDの患者の尾状核には異常があるらしいと考えている。尾状核を、思考や計画、理解といった活動をつかさどる脳の前部から送られる非常に複雑なメッセージを処理するセンター、あるいはフィルターと考えてみよう。隣にある兄弟分の被殻と一緒になって、尾状核は車のオートマティック・トランスミッションの役割をはたしている。尾状核と被殻をまとめて線条体と呼ぶ。線条体は、身体運動や感覚と、その運動や感覚に関係のある思考や計画をつかさどる脳の複雑な部分から送られるメッセージを受けとる。オートマティック・トランスミッションである線条体は、ある行動からべつの行動へスムーズに移行させるはたらきをする。何かの運動をしようと決めると、邪魔になる運動や場違いの感覚はここで自動的に排除されて、意図する運動が速やかに効果的に実行される。迅速なギアの入れ替えがおこなわれるのだ。

正常なときは、毎日数かぎりない行動をしていて、ギアは考えるまでもなく楽に迅速に入れ替えられている。尾状核と被殻のおかげだ。ところがOCDの場合、この尾状核のフィルターとギアの入れ替えに問題があって、ひとつの行動にはまりこんでしまうらしい。

この異常が起こると、脳の前部の活動が激しくなって過剰なエネルギーが費やされる。溝にはまった車のようなものだ。いくらエンジンをかけても、タイヤは空まわりするばかりで、溝から引っぱりだしてもらわないかぎり、前へは進めない。ＯＣＤの場合も、脳の前部の眼窩皮質というところで過剰なエネルギーが使われる。過誤検知装置である眼窩皮質のシフトレバーが動かなくなったという感じだ。このために、「何かがおかしい」という感じがつきまとって消えなくなる。シフトレバーを動かして、ここのギアを入れ替えなくてはならない。ＯＣＤの患者のシフトレバーはオートマティックというよりも手動レバーだ。しかも、この手動レバーは固くて動きにくい。脳の「シフトレバーが固くて動きにくい」から、必死に努力して動かさなければならない。ただ、車のトランスミッションは金属でできていて、自分で自分を動かすことはできないが、ＯＣＤの場合は、自分でできる行動療法でシフトレバーを動かせる。シフトレバーを動かすと、脳の壊れたシフトレバーが直る。脳の生化学作用を変化させられるのである。

ＯＣＤの症状の激しさ、しつこさには医学的な原因があるのを理解すること、それが原因の見直しの段階の鍵だ。脳の生化学作用のせいで、強迫観念や強迫衝動はこれほど激しいし、しつこくつきまとって離れないのだ。だが、自分でできる四段階方式の行動療法を実行すれば、脳の生化学作用には変化が起こる。それには、何週間も何カ月もの厳しい努力が必要だ。しかし、ＯＣＤの症状は脳に原因があるのだとわかれば、ＯＣＤの患者にありがちな無駄な苦しい試みの罠から逃れることができる――強迫的な考えや衝動を「振りはらおう」という試みである。すぐにそれらを振りはらう方法はない。だが、覚えておこう。強迫観念や強迫衝動に振りまわされる必要はない。ＯＣＤの症状を額面どおりに受けとってはいけない。耳を貸してはいけない。正体はわかっているはずだ。ＯＣＤという病気のせいで脳が送ってくるまちがったメッセージにすぎない。ＯＣＤを理解して、振りまわされないように努力しよう。長い目でみれば脳の生化学作用を変化させるいちばん良い方法は、強迫観念や強迫衝動を棚上げにして、べつの活動をすることだ。つまり、ギアを入れ替えるのである。べつの活動をすること。強迫的な考えや衝動を振りはらおうとしても、ストレスが積み重なるだけだ。ストレスが強まれば、ＯＣＤは悪化する。

原因の見直しができれば、儀式的行為によって（「落ちつき」や達成感を得て）「まちがいない」という気持ちになろうとするむなしい努力も避けられる。「まちがいないと思いたい」という衝動は、脳の生化学的アンバランスから生じるのだから、それは無視して前進しなければならない。「わたしではない。ＯＣＤがさせるのだ」ということを忘れないこと。強迫観念や強迫衝動に耳を貸さなければ、いつかは脳の生化学作用が変化し、「何かがまちがっている」という感じも薄れる。この衝動を額面どおりに受けとって行動すれば、いったんはほっとするかもしれないが、すぐにまたもっと強く「まちがっている」という気分が襲ってくる。これを忘れないことが、OCD克服のためにいちばんたいせつかもしれない。そうしないと、OCDの「カモ」になって、いちいち振りまわされてしまう。

ラベルの貼り替えと原因の見直しができると、OCDに襲われて苦しんでいるとき、ほんとうは何が起こっているのかがわかってくる。相手の正体を見きわめて、強迫観念、強迫衝動という正確なラベルを貼ること。そして、それがOCDという医学的原因から生まれた症状にすぎないことを深く理解するために、自覚的に認識する努力をすることがたいせつだ。

第三段階――関心の焦点を移す

じっさいの作業がおこなわれるのは、関心の焦点を移すという段階だ。まず、「苦しみなければ成果なし」ということを肝に銘じておいたほうがいい。精神的な訓練も肉体的な訓練も同じである。関心の焦点を移す段階では、自分で努力して訓練しなければならない。ギアを入れ替えるのだ。いつべつの行動に移るかという、ふつうなら尾状核が自動的にスムーズにすませていることを、目的を定めた自覚的な努力によって達成しなければならない。手術の前に手を洗っている外科医を考えてみよう。外科医はいつ手を洗い終えるか、タイマーで測る必要はない。しばらくすると、自動的に行動の変化が起こる。もう充分だと「感じる」のである。ところがOCDのひとは、もう充分だと感じることができない。自動操縦装置が壊れているからだが、幸い四段階方式で修理することができる。

この段階では、関心をよそへ移し、たとえ数分でも強迫観念や強迫衝動をかわすことを覚える。はじめのころは洗浄や確認行動にかわる行動を具体的に決めておいたほうがいいだろう。有意義で楽しいことならなんでもいい。趣味はとくにおすすめだ。たとえば散歩や運動、音楽鑑賞、読書、パソコンゲーム、編み物、バスケットなどだ。

OCDの症状が起こったら、それに強迫観念か強迫衝動というラベルをしっかり貼り、原因を見直して、OCDという病気のせいだと意識する。それから選んでおいたほかの活動に関心の焦点を移す。症状を額面どおりに受けとるのをやめることから、関心の移動をはじめる。「これはOCDの症状だ。ほかのことをしよう」と自分に言いきかせよう。

強迫的な考えや衝動が起こったときは、ほかの活動に方向転換して対応を変える訓練をする。治療の目標はOCDをOCDと認識し、当面は不快な気分が続いていても、それに振りまわされなくなることだ。ほかの活動によって症状を「かわす」ことからはじめる。そうすれば症状を感じていても、振りまわされる必要はないとわかるだろう。ロボットのように強迫観念や強迫衝動の言うなりになるのではなく、何をするかを自分で決めるのだ。関心の焦点を移せば、意志決定権を取りもどせる。もう、脳の生化学的異常には支配されなくなる。

十五分ルール

関心の焦点を移すのはやさしいことではない。強迫観念や強迫衝動を拒否して前進するのが簡単で、苦痛もそうないと言ったら、嘘になる。だが、ＯＣＤの症状に抵抗することを覚えれば、いつかは脳に変化を起こさせて苦痛を軽減できる。この作業をしやすくするために、十五分ルールが考えられた。強迫行為を実行するまで何分か、できれば十五分待って、反応を遅らせよう。はじめのうち、あるいは症状が激しいときには、五分でもいい。だが、原則は同じだ。すぐに強迫行為をせず、時間をおくこと。それも、ぼんやりと受け身で待つのではない。積極的にラベルを貼り替え、原因を見直し、関心の焦点を移す。不愉快な思いに自覚的にＯＣＤというラベルを貼り、脳の生化学的作用のせいだと原因を特定する。強迫観念や強迫衝動はＯＣＤがひきおこしている。見かけと実体はちがう。脳から送られるまちがったメッセージだ。

それから、べつの活動をする。楽しくて有意義な活動ならなんでもいい。あらかじめ決めた時間がたったら、強迫衝動を見直してみよう。激しさに変化があったか考え、少しでも変化があったらそれを評価しよう。わずかな変化でも評価すれば、もっと長く待ってみようという勇気が湧く。長く待てば待つほど、強迫衝動は軽減していくことがわかるだろう。目標は十五分、あるいはそれ以上だ。待つ練習をしているうちに、楽に衝動を軽減できるようになる。十五分ルールは実践すればするほど、容易になる。まもなく二十分、三十分と待てるようになるだろう。

だいじなのは自分が何をするか

関心の焦点を強迫観念や強迫衝動からべつのまともな仕事や活動に移すことがなによりたいせつだ。OCDの症状が消えるのを待っていてはいけない。すぐに消えると期待してもいけない。ぜったいに、OCDに振りまわされて強迫行為をしてはいけない。それよりも、選んでおいたほかのことをする。強迫衝動が起こっても、強迫行為の実行まで、あるいは実行を考えるまで時間をおくようにすると、衝動が薄れていくのがわかるはずだ。さらに重要なのは、たとえ衝動の強さがあまり変わらなくても(そういうこともある)、脳のまちがったメッセージへの反応を自分で変えられると気づくことだ。

自覚的に認識すること、公平な観察者の目で見ることで、自信を回復できる。説明のつかない奇妙な衝動に何年も振りまわされて苦しんだあとはとくにそうだ。もちろん、この段階の長期的な目標は、二度と強迫観念や強迫衝動に振りまわされず、強迫行為をしないことである。だが、とりあえずは強迫行為をするまでに時間をおくことを目標にする。ＯＣＤの症状に支配されないことを学ぼう。

強迫衝動が強すぎて、強迫行為をせずにはいられないこともある。だからといって、負けたと考えなくていい。覚えておこう。四段階方式を実践して行動を変化させれば、観念も気分も変化する。時間をおいて、関心の焦点を移し、ラベルの貼り替えに努力しても、やっぱり強迫行為をしてしまったら、今回はＯＣＤに圧倒されたなと認めよう。そして、「手を洗うのは汚いからではなく、ＯＣＤのせいだ。今度はＯＣＤに負けたが、つぎはもっとがんばろう」と自分に言いきかせよう。こうすれば、強迫行為をしたとしても、行動療法になる。これは、とても重要なことだ。強迫行為に強迫行為というラベルを貼ることは、行動療法の一環で、何だかわからず強迫行為をするよりもずっといい。

戸締まりや火の元、電気製品などを確認せずにはいられないという確認強迫のあるひとたちへのヒント。たとえばドアの鍵を確認したいという症状があるとしたら、最初に鍵をかけるとき、とくに自覚的に意識して鍵をかける。こうすれば、強迫衝動が起こったとき、鍵をかけたということをはっきり思い出せる。確認強迫が起こることを予想して、最初にゆっくりとていねいに、「いま、ドアに鍵をかけている。ほら、ドアに鍵がかかった」と自分に言いきかせながら鍵をかけよう。鍵のかかったドアのイメージをはっきりと焼きつけて、確認強迫が起こったときには「これは強迫観念だ。OCDだ」と考えて、すぐに正しいラベルを貼れるようにする。確認強迫が強くしつこいのは、OCDのせいだと原因をはっきり意識する。「わたしではない、OCDがさせているのだ」ということを思い出そう。

関心の焦点を移し、最初に鍵をかけるときに意識していねいに鍵をかけ、そのことをはっきりと思い出す。そうすれば、ほかの活動をして、OCDを「かわす」ことができるようになる。このことを知っていれば、予想どおり確認強迫が起こったとき、ラベルの貼り替えと原因の見直しをしつつ、積極的に関心の焦点をほかの活動へ移すことができる。

日誌をつける

関心の移動の成果を記録する行動療法日誌をつけることはだいじだ。立派な日誌である必要はない。ただ、自分でできる行動療法の成果を思い出すきっかけになればいい。日誌を見れば、どの活動がいちばん効果的だったかがわかる。それと同時に、成果が積みあがっていくのを見て自信を深められる点も有意義だ。強迫衝動と闘っているときは、どの行動が効果的だったかを簡単に思い出せるとはかぎらない。日誌をつけていれば、激しい強迫観念や強迫衝動でつらくなったときにギアを入れ替えるのに役立つ。過去にどの行動に効果があったかを記憶する訓練にもなる。成功のリストが長くなれば、やる気も高まる。

成功を記録すること。失敗を記録する必要はない。自分を元気づけてやること。OCDのひとは、もっと自分を励まし、元気づける必要がある。関心の移動がうまくいったときは、成功を自覚的に認めて、自分を励まそう。行動療法日誌に成功を書きとめて、自分にご褒美を出して力づけよう。たいへんな努力なのに、よくやったね、と自分をほめるだけでもいい。

第四段階――価値を見直す

最初の三段階の目標は、OCDは脳の生化学的アンバランスが原因で起こる病気だという知識を支えにして、強迫的な考えや衝動を額面どおりに受けとるのをやめ、強迫行為に抵抗し、有意義な活動に関心の焦点を移すことだった。ラベルの貼り替えと原因の見直しはセットで、一緒になって関心の移動に役立つといってもいい。この三段階がまとまると、各段階の効果を足しあわせたよりも成果は大きくなる。ラベルの貼り替えと原因の見直しによって、むずかしい関心の移動が促進される。その結果、強迫観念や強迫衝動にたいする評価が変化する。行動療法以前には、それらに価値があると考えて強迫行為をしていた。だが、最初の三段階の訓練をすると、そんな価値はないと感じられるようになる。

「公平な観察者」という考え方は、四段階方式の認知行動療法を理解しやすくするために、十八世紀の哲学者アダム・スミスから拝借したものだ。スミスは「公平な観察者」とはいつもそばにいて、わたしたちが何を感じ、どんな状態にあり、どんな環境におかれているかをつねに見ているひとのようなものだと言った。この公平な観察者としての目を鍛えると、いつでも呼びだして、自分の行動を眺められるようになる。言いかえれば利害関係のない第三者の目で自分の行動や気持ちを見つめられる。スミスは「自分を自分自身の行動の観察者とみなす」と言っている。スミスは、公平な観察者を心においておくこと、つまり自覚的な認識をはたらかせることは容易ではなく、とくに苦しい状況では「非常な努力を必要とする、非常に消耗する」作業だと知っていた。スミスの言葉は、四段階方式を実践するときの努力にもあてはまる。

ＯＣＤのひとたちは、生化学的にひきおこされて、意識にしつこくしのびこんでくる衝動をコントロールするために、非常な努力をしなければならない。公平な観察者の視点を忘れず、病的な衝動が薄れるまで耐える冷静な観察眼を養わなければならない。ＯＣＤの症状は脳から送られるまちがったメッセージで、無意味な信号だという知識を支えにして、関心の焦点を移し、ギアを入れ替えなければならない。「わたしではない、ＯＣＤがさせているのだ」ということをつねに意識して、精神力を奮いおこそう。短いあいだに気分を変化させることはできないが、行動は変えられる。行動を変えれば、いずれは気分も変わってくる。問題は、支配しているのは自分か、OCDか、ということだ。OCDに圧倒されて強迫行為をしてしまったとしても、それがOCDだと自覚し、つぎにはがんばろうと考えればいい。

強迫行為の場合、十五分ルールを守って、関心の焦点をほかの活動に移しているだけで、ふつうは価値の見直しがはじまる。OCDがひきおこす気分は注意に値しない、OCDという病気のせいなのだから額面どおりに受けとらないほうがいいと思い出す。そうすると価値の見直しがおこなわれる。というよりも、価値の引き下げが起こる。

強迫観念の場合には、もっと積極的に価値の見直しに努力しなければならない。ここで第二段階の原因の見直しに加えて、ふたつのAともいうべき補助ステップが役に立つ。予想（Anticipate）と受容（Accept）だ。このふたつを実践していると、価値の見直しが進む。予想とは、強迫観念が起こると考えて「心の準備をする」ことだ。待ちかまえていること。不意を打たれてはいけない。受容とは、強迫観念を抱いたからといって、自分を責めてエネルギーを無駄遣いしないことだ。何が強迫観念をひきおこしているのかも、それをかわさなければならないのもわかっている。暴力的なものでも性にかかわるものでも、あるいはその他のいろいろな内容をもつものでも、内容がどんなものであれ、強迫観念は一日に何百回も襲ってくるかもしれない。そのたびに、思いがけないはじめてのもののように反応するのはやめよう。ショックを受けたり、打ちのめされたりしないこと。具体的な強迫観念を予想していれば、襲ってきたときにすぐに気づき、ラベルを貼り替えることができる。同時に、積極的に価値の見直しをする。強迫観念が生じても、予想したことだから「これはばかげた強迫観念だ。何の意味もない。脳がさせている。関心を払う必要はない」とわかる。忘れてならないのは、強迫観念を追いはらえはしないということだ。だが、それに関心を払う必要もない。つぎの行動に移ろう。くよくよとこだわる必要はない。前進すること。ここで、第二のA、受容が役に立つ。どこかで車の盗難防止装置のアラームが鳴りだしたと考えてみよう。そのことをくよくよしてもしかたがない。「あのいまいましいアラームが鳴りやむまで、何もできない」と思ってはいけない。警報は無視して、ほかのことをすればいい。

第二段階で、強迫観念はOCDがひきおこすもので、脳の生化学作用のアンバランスのせいだということを覚えた。受容という補助段階では、真実はもっと深く精神的なものだと気づくだろう。自分を貶めてはいけない。脳の生化学作用のアンバランスのせいで、自分を批判してもしかたがない。強迫観念はいやでもあること、自分のせいではないことを受け入れれば、激しいストレスを緩和することができる。いつも「わたしではない、OCDがさせている」ことを忘れないでいよう。強迫観念を追いはらおうとして、自分をいじめてはいけない。短期的には消えるはずがないからだ。だいじなのは、強迫観念にくよくよとこだわったり、実行したらどうなるだろうと想像したりしないことだ。実行するはずはない。自分で望んでいるわけではないのだから。「こんなことを考えるなんて、なんという人間なんだろう」といった否定的な、意地の悪い判断はしないこと。強迫観念については十五分ルールを一分ルール、あるいは十五秒ルールに修正し、それ以上は考えないことと決めてもいい。強迫観念が頭から離れなくても、こだわる必要はまったくない。つぎの考え、つぎの行動へ前進すればいいし、そうしなくてはいけない。

この意味で、関心の移動は武術のようなものだ。強迫観念や強迫衝動は非常に手強いが、同時に愚かでもある。正面から立ち向かって相手の力とまともにとりくみ、相手を振りはらおうとしたら、かならず敗北してしまう。そうではなく、体をかわしてやりすごし、ほかの活動をすることだ。強力な敵を相手にしたときは、落ちついて油断なく目を配らなければいけない。この教訓はＯＣＤだけにあてはまるものではない。自分の行動に主体的になることで、自分の心にも、そして人生にも主体的になれるのだ。

結論

ＯＣＤのひとは、強迫観念や強迫衝動を額面どおりに受けとらないように、心を訓練しなければならない。それらはひとを誤った道に引きこむものだからだ。訓練すれば、ゆっくりとながら徐々に、強迫観念や強迫衝動への対応を変化させ、抵抗できるようになる。ＯＣＤについては新しい見方が生まれ、新しい真実が見えてきている。たとえ、しつこくつきまとうように思えても、ＯＣＤの症状は変化する一時的なもので、いちいち反応しないでいれば薄れていくことがわかってきた。もちろん、強迫観念や強迫衝動に負けてしまえば、相手はますます強く圧倒的になる。強迫衝動の正体を見きわめ、抵抗しなければならない。自分でできる行動療法の四段階方式を実践していくうちに、真に人間的な主体性と自律性の基礎ができあがる。ＯＣＤがひきおこす考えや衝動に前向きな態度で抵抗することで、自尊心を高め、精神的な自由を体験することができる。意識的、自主的な選択をする力も養われる。

これは、ＯＣＤと闘い、強迫観念や強迫衝動に簡単に振りまわされない心の訓練をする方法だが、この方法の意義を理解し、獲得した自主性を正しく評価すれば、どうすれば自分らしい人生を取りもどせるかという問題の奥が見えてくる。そして、自主的、積極的に人生を生きれば、幸せなことに結果として脳の生化学的作用に変化が起こる。真の自由は、ほんとうに自分らしく、自分のために生きるなかで見いだされる。

◎まとめ

第一段階——ラベルを貼り替える
強迫観念や強迫衝動はOCDの産物であると認識する。

第二段階——原因を見直す
強迫観念や強迫衝動がしつこくて激しいのは、OCDによってひきおこされるからだと理解する。これは脳の生化学的作用のアンバランスに起因していると思われる。

第三段階——関心の焦点を移す
少なくと数分間、関心の焦点をべつの活動に移すことで、OCDをかわす。なにかほかのことをする。

第四段階——価値を見直す
OCDの症状を額面どおりに受けとらないこと。強迫観念や強迫衝動そのものには意味がないのだから。

訳者あとがき

強迫性障害という病気をご存じだろうか。強迫神経症とも呼ばれる。強迫行為と強迫観念に悩まされる病気だ。強迫行為というのは、ばからしいと思いながらも同じ行動をくりかえさずにはいられないという症状である。たとえば、手を洗わずにはいられない。鍵がかかっているかどうか確認せずにはいられない。何もかも整頓せずにはいられない。粗大ゴミなどを拾ってきて溜めこまずにはいられないというのもある。強迫観念のほうは、行動はともなわないが、何らかの思いがくりかえし襲ってきて、自分で止められなくなる。そこにあるナイフを振りまわしてしまうのではないか。パートナーが浮気をしているのではないか。とんでもない場所で言ってはならないことを言ってしまうのではないか。

手を洗う、べつに悪くはないだろう。整理整頓好き、けっこうではないか。そう思われるのは、この病気の恐ろしさを知らない方だ。手を洗うといっても一日に何時間もであれば、生活に支障をきたすし、だいいち、当人がつらくてたまらない。整理整頓好きも、それだけにかかりきりになっていては、まともな暮らしができなくなる。本人が困る。まわりが困る。つまりは病気である。

この病気は、かつては治療が非常にむずかしいとされていた。薬物もあまり効き目がない。何か心の傷のせいではないかと、精神分析で過去を探ってみても解決しなかった。

本書の著者は、この病気を「脳の機能不全」だという。そして、PETスキャンでそれを証明してみせた。くわしくは本文をお読みいただきたいが、いわば、脳のギアシフトが故障していて、思考の切りかえ、行動の切りかえがうまくいかないのだ。脳はくりかえし、手が汚いぞ、洗え、手が汚いぞ、洗え、とまちがったメッセージを送ってくる。

そこで、著者は自分でおこなえる行動療法を考案した。自分の不安は強迫観念にすぎない。脳のまちがったメッセージだ。このメッセージに唯々諾々としたがってもいいことはない。それどころか、ますます強迫観念がひどくなる。強迫行為がエスカレートする。だから、負けないぞ。そう、自覚的な努力を重ねる。こうして、行動療法でこのギアシフトを最初はむりやりに動かしているうちに、だんだんなめらかに動くようになる。脳のなかの化学作用に変化が起こるのである。

強迫性障害は青年期に発症することが多いという。以前、ラジオの教育相談で、子どもが何時間も浴室にこもって手を洗っています、どうしましょう、と訴えていたお母さんがいた。そのときの回答は、当人もつらいと思いながらやっているのだから、気のすむまでやらせてあげてください、というものだったと記憶している。

しかし、本書の著者によれば、これはまずい対応だ。本書のなかにも出てくるが、強迫性障害は家族をまきこむ。本人も苦しいが、見ている家族もつらい。さらに、強迫性障害の患者は、自分で自分の行為のばからしさを知っているから、自己評価が低くなり、本来もっている能力も発揮できず、とくに人間関係がうまくいかなくなる。家族は治ろうとする患者の努力を支えるべきであって、強迫行為や強迫観念に荷担してはいけない。あの相談のお子さんが、その後無事に「困った癖」から脱却できたことを祈りたい。

本書の行動療法は、摂食障害、衝動買いや賭博癖、薬物依存症、人間関係や自己イメージにもつ不安といった「やっかいで困った癖」にも応用できる、と著者は言う。ただしそれは、当人が「困っている」場合である。本書が教えているのは、「思考や感情に対応する行動を自分でコントロールする」方法だからだ。ご本人が買い物癖を楽しんでいたり、お酒を飲むのを喜びにしていて、治す気がない場合はこのかぎりではない。

困ったな、やっかいだなと思う癖はだれにでもある。あるいは、何かが気になりだすと、自分でもいやだなと思いながら止められないことがある。そういった困った癖の解消にも、本書は役立つはずである。自分のなかに巣くっている不安、不健全な考えを解決できれば、心も軽く、のびのびと生きられる。ぜひ、みなさんも本書の行動療法を活用して、ほらほら、困った癖が出たぞ、と脳のギアシフトを入れなおしていただきたい。

終わりに、本書の翻訳にあたって医学的な説明、医薬品などについて、武蔵野病院の金川英雄先生にご教示いただいた。この場をお借りして篤くお礼を申し上げる。それから、深井彩美子さん、草思社の当間里江子さんにもいつものようにお世話になった。みなさん、ほんとうにありがとうございました。

一九九八年六月

吉田利子

訳者あとがき（二〇一六年）

「幸せってなんだろう？」先日、ふと思った。高齢者と呼ばれる歳になって、何をいまさらと笑われるかもしれない。けれど、遠くに住む子どもたちや孫たち、そして縁のある人たちがみんな幸せでありますように、と願っているとき、その幸せって具体的には何なの？ と立ち止まらされた気がしたのだ。

家族全員が健康であること、とりあえずは衣食住に困らないこと、と言ったら、控えめすぎるだろうか。現役世代なら、やりがいのある仕事がある、功績を認められる、などかもしれない。若い人たちであれば、夢や希望が叶うこと、あるいは愛する人がいて、その人に愛されることをあげるかもしれない。幸せは人それぞれ、それでもいいのだけれど。

考えるでもなく考えてたどりついた結論は、こころが穏やかで安らかなこと、だった。人間、生きていればいろいろなことがある。外の世界から襲ってくる災難もあれば、愚かにも自分で辛いこと、苦しいことを招き寄せてしまう場合もある。一生を無難に、悩みなく過ごすことなどできはしない。それでも、そのときどきにこころが穏やかであれば、安らかであれば、これ以上の幸せはないのではないか。

そうなると、本書の対象となっている「不安でたまらない」強迫性障害（OCD）の人たちは、その幸せからもっとも遠いところに置かれているのかもしれない。いつも、これではいけない、これをしなさい、あれをしなさい、そうしないと恐ろしいことが起こるぞ、と「自分の脳に」脅されるのだから。幸い、本書の著者は、その苦しみから逃れる方法がありますよ、薬物の助けを借りるにしても、基本的には、自分で自分を治せますよ（症状を軽快させられますよ）、と教えてくれる。

著者が提示している認知療法は、「マインドフルネス」の一種だ。最近、このマインドフルネスという言葉をよく聞くようになった。本来は仏教の世界の言葉で、お釈迦さまがお教えになった瞑想法だが、このごろは企業などでも取り入れられているらしい。テレビ番組でも紹介されたりした。方法はさまざまあるようだが、要は、いまここの自分の状態に客観的に気づき、自分の思考や感情に振り回されないこと、だろう。試してごらんになるとわかるが、あれ、いま自分はやたらに焦っているぞ、とか、ああ、いま怒っているなあ、とても腹をたてているなあ、などと自分のこころを眺めていると、なんとなく気持ちが落ちついてくる。焦りや怒りがすぐに消えるとは言わないが、いずれはこころが穏やかになる。つまり、マインドフルネスは「幸せへの道」

なのだ。

本書は、主として強迫性障害（ＯＣＤ）の治療法として著者たちが開発した四段階方式について書かれたものだが、この方法は、まえがきに著者も記しているとおり、「どんなひとの場合でも、『真の自分』に触れて理解する助けになる」。このたびの刊行（新装版）は原著の出版から二十年、日本でもマインドフルネスが注目されるようになったいま、まことに時宜を得た、喜ばしいことだと思う。

二〇一六年十二月

吉田利子

草思社文庫

不安でたまらない人たちへ
やっかいで病的な癖を治す

2025年4月8日　第1刷発行

著　者　ジェフリー・M・シュウォーツ
訳　者　吉田 利子
発行者　碇 高明
発行所　株式会社 草思社
〒160-0022　東京都新宿区新宿1-10-1
電話　03(4580)7680(編集)
　　　03(4580)7676(営業)
　　　https://www.soshisha.com/

本文組版　有限会社 一企画
本文印刷　株式会社 三陽社
付物印刷　日経印刷 株式会社
製 本 所　加藤製本 株式会社
本体表紙デザイン　間村俊一

ISBN978-4-7942-2777-5　Printed in Japan

ご意見・ご感想は、
こちらのフォームからお寄せください。
https://bit.ly/sss-kanso

草思社文庫既刊

平気でうそをつく人たち

虚偽と邪悪の心理学

M・スコット・ペック　森　英明＝訳

自分の非を絶対に認めず、自己正当化のためにうそをついて周囲を傷つける「邪悪な人」の心理とは？　個人から集団まで、人間の「悪」というものを科学的に究明したベストセラー作品。

良心をもたない人たち

マーサ・スタウト　木村博江＝訳

25人に1人いる〝良心をもたない人たち〟。彼らは一見魅力的で感じがいいが、平然と嘘をつき、同情を誘い、追いつめられると逆ギレする。身近にいるサイコパスをどう見抜き、対処するかを説く。

良心をもたない人たちへの対処法

マーサ・スタウト　秋山　勝＝訳

良心をもたない人（ソシオパス）たちの巧妙で執拗な攻撃から、自分と自分の家族を守るにはどうすればいいのか。臨床専門家が豊富な事例をもとに自己防衛のための具体的な対処法を示す。

草思社文庫既刊

ジョージ・サイモン　秋山　勝＝訳

他人を支配したがる人たち

身近にいる「マニピュレーター」の脅威

うわべはいい人のフリをして、相手を意のままに操ろうとする〝マニピュレーター〟たち。その脅威と、彼らによる「心の暴力」から身を守る方法を臨床心理学者が教えます。**『あなたの心を操る隣人たち』改題**

サンディ・ホチキス　江口泰子＝訳

結局、自分のことしか考えない人たち

自己愛人間への対応術

気に入らないと激怒、都合が悪いと嘘をつき、人を見下し利用する、自己愛人間の本質とは？　彼らの毒から身を守る四つの戦略を紹介。彼らに振り回され、人知れず苦しんでいる人のための必読書。

西多昌規

自分の「異常性」に気づかない人たち

病識と否認の心理

強すぎる被害妄想、執拗な他者攻撃、異様なハイテンション…。彼らはなぜ自分の異常さに気づけないのか？　精神科医が「病識無き人たち」について、その隠された心の病理と対処法を明らかにする。

草思社文庫既刊

「うつ」は炎症で起きる

エドワード・ブルモア　藤井良江＝訳

うつ病は「心」のせいだけではなかった。長年、治療法に進展のなかったこの病について、免疫に着目したアプローチが起こしつつある革命的進展の兆しと将来の展望を、世界的権威がわかりやすく解説する。

ブッダの脳

心と脳を変え人生を変える実践的瞑想の科学

リック・ハンソン　リチャード・メンディウス　菅　靖彦＝訳

「仏教」と「脳科学」の統合による新しい瞑想法を専門家がくわしく解説。「心」のメカニズムを理解したうえで、怒りや不安などの感情をしずめ、平安で慈しみのある精神状態を生み出す実践的な方法を紹介する。

他人をほめる人、けなす人

フランチェスコ・アルベローニ　大久保昭男＝訳

あなたの身近にもいる「他人を認めない人」「陰口をたたく人」「果てしなく話す人」などの深層心理を、鋭い観察と深い洞察で解き明かす。一二五万部のミリオンセラーとなった現代人のバイブル。

草思社文庫既刊

手の治癒力

山口 創

ふれる、なでる、さする——手の力で人はよみがえる。自分の体にふれ、他人とふれあうことが心身を健康へと導く。医療の原点である「手当て」の驚くべき有効性を最新の科学知見をもとに明らかにする。

人は皮膚から癒される

山口 創

ただ触れられるだけで、病気や対人ストレスが劇的に改善する！ 気鋭の身体心理学者が、介護や医療の現場でも注目されている、「スキンシップ」による知られざる癒しの効果をくわしく解説。

皮膚はいつもあなたを守ってる

不安とストレスを軽くする「セルフタッチ」の力

山口 創

皮膚へのやさしい刺激が、あなたの不安やストレスを軽減してくれる。セルフタッチやセルフマッサージなどのセルフケアを通じて、心身を健康で幸福な状態に保つための具体的な方法を提案。

草思社文庫既刊

人は成熟するにつれて若くなる

ヘルマン・ヘッセ　岡田朝雄＝訳

年をとっていることは、若いことと同じように美しく神聖な使命である（本文より）。老境に達した文豪ヘッセがたどりついた「老いる」ことの秘かな悦びと発見を綴る、最晩年の詩文集。

愛することができる人は幸せだ

ヘルマン・ヘッセ　岡田朝雄＝訳

「愛されることより愛することが重要だ」と説くヘッセの恋愛論。幼いころの初恋、壮年時の性愛、晩年の万人への愛――人生のあらゆる段階で経験した異性との葛藤と悩みを率直に綴り、読者へ助言する。

地獄は克服できる

ヘルマン・ヘッセ　岡田朝雄＝訳

自殺願望や極度のうつ症状に終生、悩まされたヘッセが地獄の苦しみともいうべき精神状態からいかにして脱出したか。親、学校、家族、社会との軋轢の中から抜け出すための思考法を体験的に綴る。